总主编简介

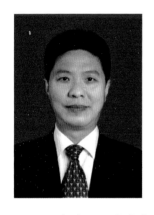

吴绪平，男，三级教授、主任医师，硕士研究生导师。现任中国针灸学会微创针刀专业委员会秘书长、世界中医药学会联合会针刀专业委员会学术顾问、湖北省针灸学会常务理事、湖北省针灸学会针刀专业委员会主任委员、湖北中医药大学针刀医学教研室主任、湖北中医药大学《针刀医学》重点学科带头人、国家自然科学基金评审专家。已收录《针刀医学传承家谱》中华针刀传承脉络第一代传承人。先后指导海内外硕士研究生 60 余名，2002 年 12 月赴韩国讲学，分别于 2003 年 3 月和 2011 年 5 月赴香港讲学。2013 年 11 月赴澳大利亚参加第八届世界针灸学术大会，并做学术报告。

40 年来，一直在湖北中医药大学从事针灸与针刀教学、临床及科研工作。主讲《经络腧穴学》《针刀医学》及《针刀医学临床研究》。研究方向：①针刀治疗脊柱相关疾病的临床研究；②针灸治疗心、脑血管疾病的临床与实验研究。先后发表学术论文 80 余篇，主编针灸、针刀专著 60 余部。获省级以上科研成果奖 6 项。主持的教学课题"针灸专业大学生最佳能力培养的探讨"，于 1993 年获湖北省人民政府颁发优秀教学成果三等奖。参加国家自然科学基金项目"电针对家兔缺血心肌细胞动作电位的影响及其机理探讨"，其成果达到国际先进水平，于 1998 年荣获湖北省人民政府颁发科学技术进步三等奖。参加的国家自然科学基金课题"电针对家兔缺血心肌细胞动作电位影响的中枢通路研究"达到国际先进水平，2007 年获湖北省科学技术进步三等奖。2005 年 10 月荣获湖北中医药大学"教书育人，十佳教师"的光荣称号。先后主编新世纪全国高等中医药院校规划教材《针刀治疗学》和《针刀医学护理学》，全国中医药行业高等教育"十二五"规划教材《针刀医学》《针刀影像诊断学》和《针刀治疗学》，新世纪全国高等中医药院校研究生教材《针刀医学临床研究》，全国高等中医药院校"十三五"规划教材《针刀医学》；主编《针刀临床治疗学》《分部疾病针刀治疗丛书》（1 套 9 部）及《专科专病针刀治疗与康复丛书》（1 套 16 部）、《针刀医学临床诊疗与操作规范》《中华内热针临床诊断与治疗》《中华内热针大型系列临床教学视听教材（12 集）》；总主编《分部疾病针刀临床诊断与治疗丛书》（1 套 10 部）；编著大型系列视听教材《中国针刀医学（20 集）》；独著出版《中国针刀治疗学》；主持研制的行业标准《针刀基本技术操作规范》于 2014 年 5 月 31 日由中国针灸学会发布，2014 年 12 月 31 日实施。

主要临床专长：擅长运用针刀整体松解术治疗各种类型颈椎病、肩周炎、肱骨外上髁炎、腰椎间盘突出症、腰椎管狭窄症、强直性脊柱炎、类风湿关节炎、膝关节骨性关节炎、神经卡压综合征、腱鞘炎、跟骨骨刺及各种软组织损伤疼痛等症。

主编简介

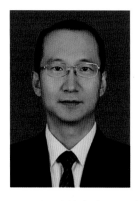

周鹏，男，医学博士，主任中医师，博士研究生导师，博士后合作指导老师，现任深圳市宝安区中医院院长，针灸学科学术带头人，广东省青年医学杰出人才，深圳市鹏城岐黄中医药领军人才，深圳市高层次人才（后备级），中国针灸学会睡眠管理专业委员会、微创针刀专业委员会副主任委员，世界中医药学会联合会骨关节疾病专业委员会副会长，世界中医药学会联合会中医外治操作安全专业委员会副会长，中华中医药学会外治分会副秘书长兼常务委员，广东省针灸学会老年病专业委员会主任委员。

主要学术成果：①主持项目"调神固本法治疗心身疾病的临床及机制研究"荣获广东省针灸学会科学技术三等奖；参与完成的项目荣获中国针灸学会科学技术奖二等奖、广东省优秀科技成果、广东省科技进步二等奖。②作为第一负责人申报成功两项经广东省药品监督管理局备案的院内中药制剂"葛根舒筋颗粒"治疗颈肩疼痛、"固腰颗粒"治疗腰腿疼痛。③主持或参与国家级课题 4 项、省部级及厅局级课题 11 项、市区级课题 10 项，发表论文 70 余篇，其中 SCI 6 篇，主编著作 2 部，参编专著多部，制定行业标准 1 项，被授权实用新型专利 5 项。

牵头成立广东省首家针灸专科医院，带领针灸科创建为广东省中医临床重点专科、深圳市中医特色专科，于 2018-2021 年连续四年荣获"中国中医医院优秀区县临床专科、最佳临床型专科"称号；创新服务模式，牵头成立深圳市首个立足于服务全院各临床病区的针灸亚专科，荣获国家卫计委颁发的"2017 年改善医疗服务优质服务岗"，受到广大老百姓的认可。在临床诊疗中强调"辨体－辨病－辨证"诊疗模式的运用，治疗疾病尤重"调神固本"并倡导"多维外治"疗法，擅长运用针灸、针刀等结合中药治疗脑卒中病、颈椎病、腰椎间盘突出症、肩周炎、膝关节骨性关节炎、咳嗽、失眠、头痛、更年期综合症、慢性疲劳综合征等临床常见病、多发病。

专科专病针刀整体松解治疗与康复丛书

总主编　吴绪平

脑卒中后痉挛性瘫痪针刀整体松解治疗与康复

主　编　周　鹏

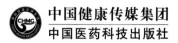

中国健康传媒集团
中国医药科技出版社

内 容 提 要

全书共分十一章，第一章介绍上肢部针刀应用解剖；第二章介绍下肢部针刀应用解剖；第三章介绍骨与软组织的力学系统——人体弓弦力学系统；第四章介绍脑卒中后痉挛性瘫痪针刀病因病理学理论；第五章介绍脑卒中后痉挛性瘫痪的临床表现与康复评估；第六章介绍针刀操作技术；第七章介绍脑卒中后痉挛性瘫痪针刀整体松解治疗；第八章介绍脑卒中后痉挛性瘫痪针刀术后针灸与现代康复治疗；第九章介绍脑卒中后痉挛性瘫痪针刀临证医案精选；第十章介绍脑卒中后痉挛性瘫痪针刀临床研究进展；第十一章介绍脑卒中后痉挛性瘫痪针刀术后康复训练。

全书内容丰富，资料翔实，图文并茂，言简意赅，实用性强。适用于广大针刀临床医师，全国高等中医药院校针灸骨伤、针刀及中医专业大学生、研究生阅读参考。

图书在版编目（CIP）数据

脑卒中后痉挛性瘫痪针刀整体松解治疗与康复/周鹏主编. — 北京：中国医药科技出版社，2024.1

（专科专病针刀整体松解治疗与康复丛书）

ISBN 978-7-5214-4413-1

Ⅰ.①脑…　Ⅱ.①周…　Ⅲ.①脑病—偏瘫—针刀疗法　Ⅳ.① R245.31

中国国家版本馆 CIP 数据核字（2023）第 233204 号

美术编辑　陈君杞

版式设计　也　在

出版　**中国健康传媒集团** | **中国医药科技出版社**

地址　北京市海淀区文慧园北路甲 22 号

邮编　100082

电话　发行：010-62227427　邮购：010-62236938

网址　www.cmstp.com

规格　787 × 1092mm $\frac{1}{16}$

印张　19 $\frac{1}{4}$

字数　446 千字

版次　2024 年 1 月第 1 版

印次　2024 年 1 月第 1 次印刷

印刷　三河市万龙印装有限公司

经销　全国各地新华书店

书号　ISBN 978-7-5214-4413-1

定价　**79.00 元**

获取新书信息、投稿、为图书纠错，请扫码联系我们。

《专科专病针刀整体松解治疗与康复丛书》

编 委 会

总主编 吴绪平

编 委（以姓氏笔画为序）

石 笋　朱其彬　张 平　张 娟

张仕玉　陈贵全　周 鹏　周定军

秦保和　唐宏图　彭树刚　彭勋超

裴久国　镇树清　薛 莲

《脑卒中后痉挛性瘫痪针刀整体松解治疗与康复》

编委会

序

　　针刀医学发展至今，已具备较完整的理论体系，治疗范围也已由慢性软组织损伤和骨质增生类疾病扩展到内、妇、儿、五官、皮肤、美容与整形等临床各科疾病。针刀医学事业要不断发展壮大，需确立个人的研究方向，做到专科、专家、专病、专技。把针刀治疗的优势病种分化为多个专病或专科。从事针刀医学的各位中青年人才，应该走先"专而精"，后"博而广"的道路，这样才能为针刀医学的繁荣发展打下坚实的基础，才能为针刀医学走出国门、面向世界，"让针刀医学为全世界珍爱健康的人民服务"成为现实。

　　得阅由湖北中医药大学吴绪平教授总主编的《专科专病针刀整体松解治疗与康复丛书》，甚感欣慰。该套丛书提出了人体弓弦力学系统和慢性软组织损伤病理构架——网眼理论的新概念，进一步阐明了慢性软组织损伤和骨质增生类疾病的病因病理过程及针刀治疗的作用机制，将针刀的诊疗思路发展到综合运用立体解剖学、人体生物力学等知识来指导操作的高度上来，将针刀治疗从以痛为腧的病变点松解提升到对疾病病理构架进行整体松解的高度上来，发展和完善了针刀医学的基础理论，从不同的角度诠释了针刀医学的创新，这将极大地提高针刀治疗的愈显率，让简、便、廉、验的针刀医学更加深入人心。

　　该套丛书按专病和专科分为16分册，每分册详细地介绍了相关疾病的病因、临床表现以及针刀整体松解治疗的全过程。将每一种疾病每一支针刀的具体操作方法淋漓尽致地展现给读者，做到理论与实践紧密结合，提高临床医师学习效率。该丛书是一套不可多得的针刀临床与教学专著，将对针刀医学的推广应用起到重要作用。故乐为之序。

中国工程院院士

天津中医药大学教授

2018 年 3 月

前　言

　　《专科专病针刀治疗与康复丛书》（一套16本）由中国医药科技出版社于2010年出版以来，深受广大针刀临床医师和全国高等中医药院校本专科大学生的青睐，该套丛书发行量大，社会反响强烈。在近10年的临床实践中，针刀治疗的理念不断更新、诊断技术不断完善、治疗方法不断改进，有必要将上述优秀成果吸收到本套丛书中来。应广大读者的要求，我们组织全国针刀临床专家编写了《专科专病针刀整体松解治疗与康复丛书》。本套丛书是在《专科专病针刀治疗与康复丛书》的基础上，对针刀医学基础理论、针刀整体松解治疗方法进行了修改与补充，增加了针刀影像诊断、针刀术后康复及针刀临床研究进展的内容，以适应针刀医学的快速发展和广大读者的需求。

　　《专科专病针刀整体松解治疗与康复丛书》包括《颈椎病针刀整体松解治疗与康复》《腰椎间盘突出症针刀整体松解治疗与康复》《强直性脊柱炎针刀整体松解治疗与康复》《脊柱侧弯针刀整体松解治疗与康复》《痉挛性脑瘫针刀整体松解治疗与康复》《脑卒中后痉挛性瘫痪针刀整体松解治疗与康复》《股骨头坏死针刀整体松解治疗与康复》《肩关节疾病针刀整体松解治疗与康复》《膝关节疾病针刀整体松解治疗与康复》《类风湿关节炎针刀整体松解治疗与康复》《关节强直针刀整体松解治疗与康复》《常见运动损伤疾病针刀整体松解治疗与康复》《神经卡压综合征针刀整体松解治疗与康复》《常见内科疾病针刀整体松解治疗与康复》《常见妇儿科疾病针刀整体松解治疗与康复》《常见美容减肥与整形科疾病针刀整体松解治疗与康复》。各分册分别介绍了针刀临床应用解剖、生物力学、骨与软组织的力学系统——人体弓弦力学系统、慢性软组织损伤的病因病理学理论及骨质增生的病理构架、疾病的诊断与分型、针刀操作技术、针刀整体松解治疗、针刀术后现代康复治疗与护理、针刀临证医案精选、针刀治疗的临床研究进展及针刀术后康复保健操等内容。

　　本套丛书以人体弓弦力学系统和慢性软组织损伤的病理构架理论为基础，从点、线、面的立体病理构架分析疾病的发生发展规律。介绍临床常见病的针刀基础术式，如"T"形针刀整体松解术治疗颈椎病，"C"形针刀整体松解术治疗肩周炎，"回"字形针刀整体松解术治疗腰椎间盘突出症及"五指定位法"治疗膝关节骨性关节炎等。将针刀治疗从"以痛为腧"病变点的治疗提升到对疾病的病理构架进行整体治疗的高度上来，提高了针刀治疗的临床疗效。同时，以人体解剖结构的力学改变为依据，着重介绍了针刀闭合性手术的术式设计、体位、针刀定位、麻醉方法、针刀具体操作方法及其疗程，并按照局部解剖学层次，描述每一支针刀操作的全过程，将针刀医学精细解剖学和立体解剖学的相关知识充分应用到针刀的临床实践中，提出了针刀术后整体康复的重要性和必要性，制定了针刀术后的康复措施及具体操作方法。

本套《专科专病针刀整体松解治疗与康复丛书》共计 300 余万字，插图 3000 余幅，图文并茂，可操作性强。成稿后，经丛书编委会及各分册主编多次修改审定后召开编委会定稿，突出了影像诊断在针刀治疗中的指导作用，达到了针刀基础理论与针刀治疗相联系、针刀治疗原理与针刀术式相结合、针刀操作过程与局部解剖相结合的目的，强调了针刀术后护理及现代康复治疗的重要性，反映了本时期针刀临床研究的成果。由于书中针刀治疗原则、术式设计及操作步骤全过程均来源于作者第一手临床资料，可使读者直接受益，本套丛书适用于广大针刀临床医师，全国高等中医药院校的针灸推拿学、针刀、骨伤及中医学专业大学生和研究生阅读参考。

丛书编委会非常荣幸地邀请到中国工程院院士、国医大师、天津中医药大学石学敏教授为本套丛书作序，在此表示诚挚的谢意！

尽管我们做出了很大努力，力求本套丛书全面、新颖、实用，但由于针刀医学是一门新兴的医学学科，我们的认识和实践水平有限，疏漏之处在所难免，希望广大中西医同仁及针刀界有识之士多提宝贵意见。

丛书编委会

2020 年 9 月

编写说明

随着社会的飞速发展，临床诊疗技术日新月异，针刀整体松解治疗疾病的思路不断拓展。临床医学进一步明确针刀整体松解术治疗脑卒中后痉挛性瘫痪的新理念、新技术和新操作方法，提高临床疗效；强化了现代康复治疗理念，重视针刀治疗与术后康复相结合，拍摄针刀术后患者主动与被动康复训练方法，大大提高了针刀治疗脑卒中后痉挛性瘫痪的治疗效果。本书编委会反复酝酿讨论，认真总结临床经验，组织针刀临床专家撰写《脑卒中后痉挛性瘫痪针刀整体松解治疗与康复》。

全书共分十一章，第一章介绍上肢部针刀应用解剖；第二章介绍下肢部针刀应用解剖；第三章介绍骨与软组织的力学系统——人体弓弦力学系统；第四章介绍脑卒中后痉挛性瘫痪针刀病因病理学理论；第五章介绍脑卒中后痉挛性瘫痪的临床表现与康复评估；第六章介绍针刀操作技术；第七章介绍脑卒中后痉挛性瘫痪针刀整体松解治疗；第八章介绍脑卒中后痉挛性瘫痪针刀术后针灸与现代康复治疗；第九章介绍脑卒中后痉挛性瘫痪针刀临证医案精选；第十章介绍脑卒中后痉挛性瘫痪针刀临床研究进展；第十一章介绍脑卒中后痉挛性瘫痪针刀术后康复训练。

本书的特色在于以骨与软组织的力学系统为主线，详细阐述脑卒中后痉挛性瘫痪的力学病因、发病机制，论述脑卒中后痉挛性瘫痪立体网络状病理构架与临床表现之间的联系，并根据骨与软组织的力学系统平衡失调，设计出一套全新的针刀整体松解术式治疗脑卒中后痉挛性瘫痪的方法。本书的另一个特色在于重视针刀术后运用现代康复治疗增强针刀治疗效果；通过临床实践观察，自行设计针刀术后多种康复训练方法供针刀康复医师在临床上指导和帮助患者进行康复训练，有利于患者早日康复。

全书内容丰富，资料翔实，图文并茂，言简意赅，实用性强。适用于广大针灸针刀康复医师在临床上运用，也适合全国高等中医药院校针灸骨伤、针刀及中医专业大学生、研究生阅读参考。

本书编委会
2023 年 3 月

目　　录

第一章　上肢部针刀应用解剖 ………………………………………………………… 1

　第一节　肩部针刀应用解剖 …………………………………………………………… 1

　　一、肩部体表解剖定位 ……………………………………………………………… 1

　　二、肩部肌肉 ………………………………………………………………………… 1

　　三、肩部骨骼 ………………………………………………………………………… 6

　　四、肩部关节结构 ………………………………………………………………… 11

　　五、腋窝 …………………………………………………………………………… 17

　第二节　肘部针刀应用解剖 ………………………………………………………… 21

　　一、肘部体表解剖定位 …………………………………………………………… 21

　　二、肘部的软组织结构 …………………………………………………………… 22

　　三、肘部骨骼的正常形态 ………………………………………………………… 28

　　四、肘部韧带及囊结构 …………………………………………………………… 32

　　五、肘部神经 ……………………………………………………………………… 34

　　六、肘部血管 ……………………………………………………………………… 42

　第三节　腕手部针刀应用解剖 ……………………………………………………… 44

　　一、腕部针刀应用解剖 …………………………………………………………… 44

　　二、手部针刀应用解剖 …………………………………………………………… 61

　　三、腕手部神经 …………………………………………………………………… 74

　　四、腕手部血管 …………………………………………………………………… 75

第二章　下肢部针刀应用解剖 ………………………………………………………… 77

　第一节　髋部针刀应用解剖 ………………………………………………………… 77

　　一、髋部体表解剖定位 …………………………………………………………… 77

　　二、髋部肌肉 ……………………………………………………………………… 82

　　三、髋部的骨骼 …………………………………………………………………… 90

　　四、髋关节的稳定装置 …………………………………………………………… 95

　　五、髋部神经 ……………………………………………………………………… 98

　　六、髋部血管 …………………………………………………………………… 102

　第二节　膝部针刀应用解剖 ……………………………………………………… 106

一、膝部体表解剖定位·····································106

二、膝部软组织···107

三、膝部骨骼···117

四、膝部稳定装置···121

五、膝部滑膜腔与滑膜囊·······························130

六、膝部神经···132

七、膝部血管···135

第三节 踝足部针刀应用解剖·····························137

一、踝部针刀应用解剖···································137

二、足部针刀应用解剖···································146

三、踝足部肌肉···154

四、踝足部神经···160

五、踝足部血管···163

第三章 骨与软组织的力学系统——人体弓弦力学系统··········169

第一节 人体与力学的关系·····························169

一、人类的基本属性与力的关系·····················169

二、人体内的 3 种基本力学形式·····················170

三、人体对异常应力的 3 种自我调节方式···········171

四、人体是一个复杂的力学结构生命体···········171

第二节 骨杠杆力学系统·································171

第三节 人体弓弦力学系统·······························172

一、单关节弓弦力学系统·······························174

二、颈部弓弦力学系统···································175

三、脊柱弓弦力学系统···································175

四、脊－肢弓弦力学系统·······························176

第四章 脑卒中后痉挛性瘫痪针刀病因病理学理论···········179

一、脑卒中后痉挛性瘫痪针刀医学病因···········179

二、脑卒中后痉挛性瘫痪针刀医学病理机制——网眼理论·····181

三、慢性软组织损伤病因病理学理论对针刀治疗的指导作用··········184

第五章 脑卒中后痉挛性瘫痪的临床表现与康复评估··········186

第一节 脑卒中后痉挛性瘫痪的临床表现···········186

第二节 脑卒中后痉挛性瘫痪的康复评估···········187

第六章 针刀操作技术·····································194

第一节 针刀手术室的设置·······························194

第二节 针刀手术的无菌操作·······························195

第三节　常用针刀刀具……………………………………………………………196

第四节　患者的体位选择与术前麻醉………………………………………………198

第五节　常用针刀刀法………………………………………………………………200

　　一、持针刀姿势………………………………………………………………200

　　二、进针刀方法 ………………………………………………………………201

　　三、常用针刀刀法……………………………………………………………202

第六节　针刀术后处理………………………………………………………………203

　　一、针刀术后常规处理………………………………………………………203

　　二、针刀意外情况的处理……………………………………………………204

第七章　脑卒中后痉挛性瘫痪针刀整体松解治疗……………………………………209

第一节　脑卒中后痉挛性瘫痪头颈部针刀整体松解定点与治疗…………………209

　　一、"T"形针刀整体松解术 …………………………………………………209

　　二、针刀松解颈椎两侧关节突关节囊及关节突韧带…………………………212

第二节　脑卒中后上肢痉挛性瘫痪针刀整体松解定点与治疗……………………214

　　一、脑卒中后肩部痉挛针刀整体松解定点与治疗……………………………214

　　二、脑卒中后肘部痉挛针刀整体松解定点与治疗……………………………216

　　三、脑卒中后腕、指（除拇指外）痉挛针刀整体松解定点与治疗…………219

　　四、脑卒中后拇指痉挛针刀整体松解定点与治疗……………………………225

第三节　脑卒中后下肢痉挛性瘫痪针刀整体松解定点与治疗……………………227

　　一、脑卒中后下肢痉挛性瘫痪足下垂和足内翻针刀松解术…………………227

　　二、脑卒中后下肢痉挛性瘫痪膝关节僵直针刀松解术………………………230

　　三、脑卒中后下肢痉挛性瘫痪髋关节内收、外旋针刀松解术………………232

　　四、脑卒中后下肢痉挛性瘫痪足下垂和足外翻针刀松解术…………………234

　　五、脑卒中后下肢痉挛性瘫痪膝关节屈曲针刀松解术………………………236

　　六、脑卒中后下肢痉挛性瘫痪髋关节屈曲针刀松解术………………………238

　　七、脑卒中后下肢痉挛性瘫痪趾过伸针刀松解术……………………………239

第八章　脑卒中后痉挛性瘫痪针刀术后针灸与现代康复治疗………………………240

第一节　脑卒中后痉挛性瘫痪针刀术后针灸治疗…………………………………240

　　一、目的………………………………………………………………………240

　　二、原则………………………………………………………………………240

　　三、方法………………………………………………………………………240

第二节　脑卒中后痉挛性瘫痪针刀术后现代康复治疗……………………………249

　　一、目的………………………………………………………………………249

　　二、原则………………………………………………………………………249

　　三、方法………………………………………………………………………249

第九章 脑卒中后痉挛性瘫痪针刀临证医案精选·············257

　一、脑卒中后肘关节痉挛性瘫痪临证医案精选···········257

　二、脑卒中后腕、指关节痉挛性瘫痪临证医案精选········259

　三、脑卒中后下肢痉挛性瘫痪临证医案精选············261

第十章 脑卒中后痉挛性瘫痪针刀临床研究进展·········268

　一、对病因病理的探讨······················268

　二、影像学研究与诊断······················268

　三、治疗机制··························269

　四、临床疗效观察·······················269

第十一章 脑卒中后痉挛性瘫痪针刀术后康复训练······280

　第一节 脑卒中后上肢痉挛针刀术后康复训练·········280

　第二节 脑卒中后下肢痉挛针刀术后康复训练·········285

第一章

上肢部针刀应用解剖

第一节　肩部针刀应用解剖

一、肩部体表解剖定位

1. 体表标志

在人体，锁骨全长均可扪及。肩峰位于锁骨外侧端，为肩部最突出的部位。肩胛冈为沿肩峰向后、内方可触及的骨性嵴。喙突为锁骨中、外 1/3 交界处下方可触及的骨性突起。腋前襞为腋窝前壁下缘的皮肤皱襞，其深处有胸大肌下缘；腋后襞为腋窝后壁下缘处的皮肤皱襞，其深处有大圆肌及背阔肌下缘。

2. 对比关系

正常情况下，在肩部与肘部的一些体表标志之间，能够形成固定的比例关系。若这些关系发生改变，即可视为该部的病理性表现。如在肩部，肩峰、肱骨大结节和喙突之间可形成一等腰三角形；在肘部，屈肘时肱骨内上髁、外上髁和尺骨鹰嘴之间可形成一等腰三角形。当肩、肘关节脱位时，这种正常比例关系会发生改变。检查时应注意与健侧进行比较。

二、肩部肌肉

肩关节的活动有赖于肩部肌肉的相互作用。根据肩部的解剖特点可将肩部的肌肉按区分为腋区、肩胛区和三角肌区三个部分。

（一）腋区肌肉

1. 腋区前壁肌肉

（1）胸大肌（$C_5 \sim T_1$）

胸大肌为浅层肌肉，位于肩关节前方，是胸前壁较为宽厚的一块肌肉。胸前的外形很大程度上取决于胸大肌的形状。经过锻炼发育良好者，肌肉收缩时不仅上、下界明显可见，而且可见到单个肌束的方向。胸大肌呈扇形，肌肉宽大，起端分三部分：锁骨部起于锁骨近端上面前部 1/3；胸肋部起于胸骨前面及与其相连的上 6 个肋软骨前面；腹部最窄，起自腹直肌鞘的前层。锁骨部与胸肋部在胸锁关节外会合，这两部之间有一清楚的裂隙。全部肌纤维向外聚合并增粗，扭转并移行于一短粗而扁平的总腱。止端扭转成 90° 似扇柄样，即起点越靠上，止点就越低。止点分二层，前面为锁骨部及胸肋部上部纤维，后面为胸肋部下部及腹部纤维。胸大肌止于肱骨大结节嵴，其深面可有滑液囊（图 1-1）。

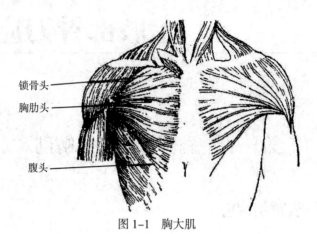

锁骨头
胸肋头

腹头

图 1-1 胸大肌

胸大肌的血供主要由胸肩峰动脉供应。另一部分血供来自胸外侧动脉、胸背动脉、肩胛下动脉及胸廓内动脉的肋间支。胸大肌由胸前内、外侧神经支配。

胸大肌的主要作用是使上臂内收和内旋，锁骨部还可使上臂外展。锁骨部与三角肌共同作用可使肩关节屈曲，而其他各部分对肩关节屈曲不起作用。呼吸困难时，其止点作为定点，能上提肋前端，协助呼吸。

（2）胸小肌（$C_7 \sim T_1$）

胸小肌起于第 3~5 肋骨，向上外斜行成一腱，止于肩胛骨的喙突。大多数附着于喙突水平部上面与内缘，也有的仅附着于水平部上面（图 1-2）。胸小肌还可以有附加止点，止于盂上粗隆。

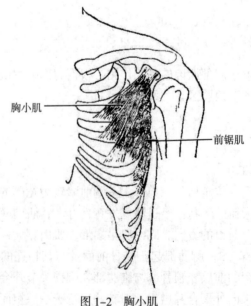

胸小肌

前锯肌

图 1-2 胸小肌

胸小肌的血供主要由胸肩峰动脉发出的 1~2 条胸肌支供给，另外还有一部分血供来自胸外侧动脉的分支及相应肋间动脉穿支。胸小肌的神经由胸前内侧神经支配。

胸小肌的主要作用是使肩胛骨下降，并使其外侧角旋下。呼吸极度困难时，在肩带固定的情况下，能上牵肋骨帮助呼吸。

2. 腋区后壁肌肉

肩胛下肌（C_5~C_7）起自肩胛骨外侧缘和前面粗糙肌附着线。肌纤维斜向外上，移行呈一短宽的扁腱，经肩关节囊前面，止于肱骨小结节、肱骨小结节嵴的上部及肩关节囊前壁。腱与关节囊前面之间，有一肩胛下肌腱下囊，常与肩关节囊交通。

肩胛下肌的血供来自肩胛下动脉的分支，肌支可有 3~5 条，上方者也可直接来自腋动脉或肩胛下动脉。其由肩胛下神经支配，发自臂丛后束的分支。

腋区后壁肌肉的主要作用是能使上臂内收及内旋。

3. 腋区内侧壁肌肉

前锯肌（C_5~C_8）宽而扁平，肌齿起于上 8~9 肋骨的外侧面，纤维向后，广阔地贴附于胸廓侧面、前面和后面一部分，止于肩胛骨脊柱缘的前唇、肩胛骨的内侧角及下角的肋面（图 1-3）。前锯肌的上 4~5 个肌齿前方为胸大肌所覆盖，仅下部 3~4 个肌齿接近表面，前锯肌各肌束之间有疏松蜂窝组织，解剖时易于分开。

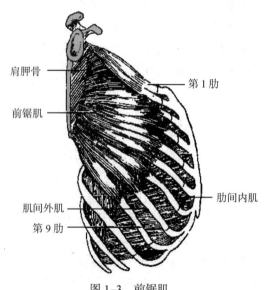

图 1-3　前锯肌

前锯肌的血供主要来自胸外侧动脉，另外还有一部分来自相应肋间动脉的胸背动脉的分支。其神经支配来自胸长神经。

前锯肌下部肌纤维向前拉肩胛骨的下角，与斜方肌配合，可使肩胛骨外侧角（关节盂）旋上，还可使肩胛骨向前移动。

（二）肩胛区肌肉

肩胛区肌肉较多，覆盖于肩胛骨及其周围，不但对肩胛骨及胸后壁起到保护作用，而且对盂肱关节及肩胛骨的运动也起到十分重要的作用。肩胛区肌肉根据部位分为肩背部浅层肌、肩后部肌及椎肩胛肌。

1. 肩背部浅层肌肉

（1）斜方肌（C_3~C_4）

斜方肌呈扁平三角形，位于颈部及肩背部，起点很宽，起自枕外隆凸和颈、胸、腰椎棘突及棘上韧带，止于锁骨的肩峰端、肩峰和肩胛冈。斜方肌可分为三部分：上斜部较薄，肌束斜向外下；中横部最厚，肌束横行；下斜部肌束长，斜向上外。

斜方肌血供主要由颈横动脉供应。斜方肌受副神经及 C_3~C_4 神经前支支配。

斜方肌各部位的收缩可产生不同的作用。上部收缩可提肩带，并使肩胛骨下角外旋；下部收缩可使肩胛骨下降；上下部同时收缩可使肩胛骨外旋；两侧同时收缩则可使肩胛骨向中线靠拢。

（2）背阔肌（C_6~C_8）

背阔肌被认为是全身最大的阔肌，位于腰背部和侧胸部。一侧几乎呈直角三角形，以腱膜起自下第6胸椎棘突，全部腰、骶椎棘突，棘上韧带、髂嵴外缘后 1/3 及胸腰筋膜后层，并以 4 个肌齿起自下 4 肋，与腹外斜肌肌齿相交错。肌纤维向外上聚合为扁平腱，覆盖肩胛下角，且有纤维起自下角，继而绕过大圆肌下缘，止于小结节嵴的下部；下部的肌束纤维延续止于小结节嵴的上部。

背阔肌的血液供应主要来自胸背动脉。也有部分血供来自肋间动脉和腰动脉及颈横动脉的降支。背阔肌受胸背神经支配。

其主要作用是使肩关节内收、内旋和后伸；使上臂固定，可上提躯干，为主要攀援肌。起自肋的部分还参与胸腔扩大而助吸气。

2. 肩后部肌肉

（1）冈上肌（C_5~C_6）

冈上肌位于肩胛骨冈上窝内，斜方肌的深面，呈长三角形双羽状。起自冈上窝及冈上筋膜，肌末斜向外上方，经肩峰及喙肩韧带的深面，止于肱骨大结节，并和肩关节囊愈着。冈上肌与肩峰深面有肩峰下滑液囊，有时与三角肌下滑液囊相交通。

冈上肌的血供来自肩胛上动脉。受肩胛上神经支配。

冈上肌主要作用是使肱骨外展，牵拉肩关节囊，并使肱骨轻微外旋。

（2）冈下肌（C_5~C_6）

冈下肌为三角形的扁肌，位于肩胛骨背面的冈下窝内，部分被三角肌和斜方肌遮盖，较冈上肌发达。起自冈下窝及冈下筋膜，肌纤维向外逐渐集中，经肩关节囊的后面，止于肱骨大结节和关节囊。其腱与关节囊之间可能有一滑膜囊，即冈下肌腱下囊。冈下肌被包绕于冈下骨性纤维鞘中，该鞘由肩胛骨冈下窝及附着于其边缘的冈下筋膜所构成。

冈下肌的血供来自肩胛上动脉及旋肩胛动脉分支。受肩胛上神经支配，该神经与肩胛上动脉并行。

冈下肌可使肱骨外旋并牵引关节囊。

（3）小圆肌（C_5）

小圆肌位于冈下肌的下方，大部分被三角肌所遮盖，为圆柱形的小肌肉。起自肩胛骨外侧缘的上 2/3 的背面，肌束向外移行于扁腱，止于肱骨大结节和肩关节囊。小圆肌亦包绕于冈下骨性纤维鞘中，与冈上间隙相交通，肌肉后方蜂窝组织在外侧沿肌腱走行，可通过冈下筋膜而与三角肌下间隙相交通。

在冈下骨性纤维鞘中，通行的血管较多，其中除肩胛上动脉供应冈下肌上段外，还有相当大的旋肩胛动脉，由腋神经支配。

小圆肌能外旋及内收上臂，尤其在上臂外展时，其外旋作用增大。

（4）大圆肌（$C_5 \sim C_6$）

大圆肌有时和肩胛下肌并成一块肌肉，位于冈下肌和小圆肌的下侧，其下缘被背阔上缘遮盖，整体呈柱形。起自肩胛骨外侧缘下部和下角的背面及冈下筋膜。肌束向上外方集中，经肱三头肌长头的前面，移形于扁腱，于背阔肌腱的下方，附着于肱骨小结节嵴。背阔肌囊夹于两腱之间。在大圆肌与肱骨内侧之间有大圆肌下囊。

大圆肌的血供来自旋肩胛动脉、胸背动脉和旋肱后动脉等分支，由肩胛下神经分支或胸背神经分支支配。

大圆肌其作用是使肱骨后伸、旋内及内收，与背阔肌相似。

3. 椎肩胛肌

椎肩胛肌包括肩胛提肌、大菱形肌及小菱形肌，大、小菱形肌皆在斜方肌覆被下。

（1）肩胛提肌

肩胛提肌起自上位 3~4 颈椎横突，附着于肩胛骨内侧角及脊柱缘的最上部，能上提肩胛骨，若止点固定，一侧肌肉收缩，可使颈屈曲，头部向同侧旋转。

（2）大菱形肌和小菱形肌

大、小菱形肌与肩胛提肌位于同一肌层。小菱形肌呈窄带状，起自下位两个颈椎的棘突，同时附着于肩胛骨脊柱缘的上部，在大菱形肌上方。大菱形肌薄而扁宽，呈菱形，起自上位 4 个胸椎的棘突，向外下方，几乎附着于肩胛骨脊柱缘的全长。大、小菱形肌的作用是内收及内旋肩胛骨，并上提肩胛骨，使之接近中线。

肩提胛肌及大、小菱形肌的血供均来自颈横动脉降支，此支由锁骨下动脉发出，沿肩胛骨脊柱缘全长下行，介于菱形肌（后方）与后上锯肌（前方）之间，由此血管发出至冈上、下窝的分支，至冈下窝的分支与肩胛上动脉及旋肩胛动脉在肩胛骨后面形成丰富侧支吻合。上述三组肌肉均由肩胛背神经支配，该神经发自第 5 颈神经，沿肩胛骨脊柱缘下降。

椎肩胛肌与斜方肌、前锯肌起拮抗作用，前者使肩胛骨下角向后向内，后者使肩胛骨下角向前外。

（三）三角肌区

三角肌为锥形，覆盖盂肱关节，纤维起自锁骨外 1/3 前缘、肩峰尖与其外侧缘及肩胛冈嵴，自下缩窄成为一腱，止于肱骨三角肌粗隆（图 1-4）。三角肌肌束分为前、中、后三部，三角肌前部肌束较长，从前方走向后下方，与结节间沟的外侧唇在一线上；中部纤维构成较复杂，肌束较短，似羽毛状，由肩峰下行，三五束肌纤维与由下部止点向上的腱索彼此镶嵌，腱性组织在近侧部伸展到整个肌肉的起始处，在远侧部则附着于不大的区域中；后部肌束较长，从后方斜向前方，形成桡神经沟的上界，向上与肱三头肌外侧头的起点在一线上。在三角肌的深面，三角肌筋膜深层与肱骨大结节之间，有一恒定的较大的黏液囊，为三角肌下囊，该囊为胚胎期最早出现的滑膜囊，由于此囊膨出许多突起，尤其是突入肩峰下面的最明显，因此也有人称它为肩峰下滑膜囊。

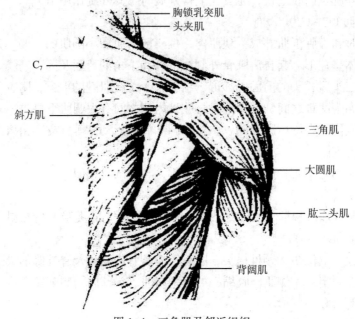

图 1-4　三角肌及邻近组织

三角肌的血供主要来自旋肱后动脉，与腋神经伴行。动脉分支从周围进入肌肉，发出纵支，其与旋肱前动脉的分支、胸肩峰动脉的肩峰支及三角肌支及肩胛上动脉的分支相吻合。

肩外侧区皮肤受腋神经的外侧上皮神经、锁骨上外侧神经及脊神经后支的皮支支配。腋神经在喙突水平起自臂丛后束，位于肩胛下肌之前及腋动脉之后，其向外环绕肩胛下肌外下缘，大约在肌腹、肌腱交界处内侧 3~5mm 与旋肱后动脉穿入四边孔，恰在穿出前分出 1~2 个关节支至盂肱关节前面，再走行至邻近关节囊下内侧及肱三头肌长头。腋神经经四边孔穿出以后，绕行于肱骨外科颈的后方，移行于三角肌下间隙，正好在小圆肌腱下缘的下方及三角肌后缘中点，距肩峰后角约 6cm。

三、肩部骨骼

（一）锁骨

锁骨位于胸廓前上部两侧，是一根横向的支柱，呈水平位。锁骨全长皆位于皮下，成人锁骨长度约 14.95cm（11.00~17.8cm），其前有颈阔肌覆盖，居第一肋上方，从上面或下面观均似横位 "~" 状，有两个弯曲，内侧凸向前，约占全长 2/3~3/4；外侧凸向后，约占全长 1/4~1/3（图 1-5）。

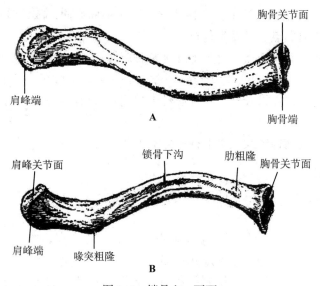

图 1-5　锁骨上、下面

A 上面观　B 下面观

　　内侧端，也称胸骨端，呈圆柱形与胸骨相连，较粗大，其末端近似三棱形的关节面与胸骨柄的锁骨切迹相关节。外侧端，也称肩峰端，扁宽，有明显的上、下面，末端有卵圆形的关节面与肩峰相关节。中间部的内侧部分似圆柱体，前凸而后凹，前上缘有胸锁乳突肌锁骨部附着，前下缘有胸大肌锁骨部附着，其下面有肋粗隆，为肋锁韧带附着。外侧部分的前上缘有斜方肌附着，前下缘有三角肌附着；下面向后缘处有喙突结节，有喙锁韧带附着，其对稳定肩锁关节有重要意义（图 1-6）。

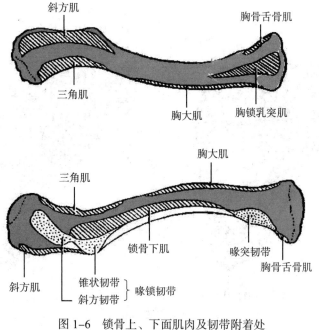

图 1-6　锁骨上、下面肌肉及韧带附着处

锁骨是肩带与躯干联系的唯一骨性桥梁，其干细而弯曲，故锁骨中、外1/3，正当两个弯曲交界处为薄弱点，易发生骨折。

锁骨血供丰富，其主要来自肩胛上动脉及胸肩峰动脉。骨滋养动脉多在锁骨中、外1/3进入骨中，而滋养孔多在锁骨中段，一般为2~3个，也可在1~7个之间；骨膜动脉从锁骨两端进入骨中，数目较多，在松质骨中彼此吻合成网。由于锁骨血供丰富，其骨折愈合较快。

锁骨的神经由胸前神经及锁骨上神经分支支配。

（二）肩胛骨

肩胛骨属于扁骨，形似三角形，位于胸壁背侧上部，介于第2~7肋骨之间，有三缘、二面、三角、二突。

肩胛骨上缘薄而短。上缘近外端一般有一小而深的肩胛切迹，呈半圆形，但其深浅不一，浅者几乎不成切迹，约3%几乎成孔。肩胛切迹多呈U字形，其次为大弧形，少数呈V字形或W字形。肩胛切迹的边缘可光滑可粗糙。肩胛切迹平均口宽13mm，深度约6.4mm。肩胛切迹之上横有一条短而坚韧的肩胛上横韧带，使切迹合为一孔，其间有肩胛上神经通过。有时肩胛上横韧带可骨化形成骨桥，从而使肩胛切迹变成骨孔。

肩胛骨内缘（脊柱缘）薄而长，稍凸向脊柱，有大、小菱形肌止于此。其下沿内侧缘有前锯肌附着，收缩时可使肩胛骨贴于胸壁并向外摆动。前锯肌瘫痪时，可使肩胛骨向后外突出形成翼肩。肩胛骨外缘（腋缘）向下向前最厚，其上有大、小圆肌附着。肩胛冈将肩胛骨背面分为冈上、下窝，分别有冈上、下肌附着。在肩胛骨顶部，肩胛提肌附于其上角，为连结颈肩部的深层肌肉；肩胛骨下角钝而粗糙，有大圆肌、菱形肌及前锯肌附着其上（图1-7，1-8）。

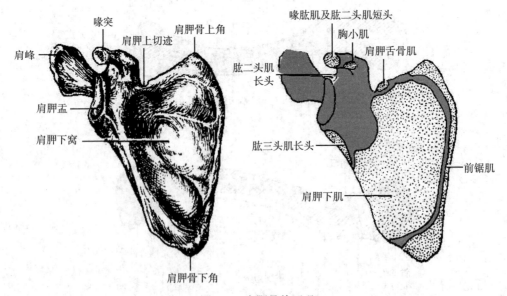

图1-7　肩胛骨前面观

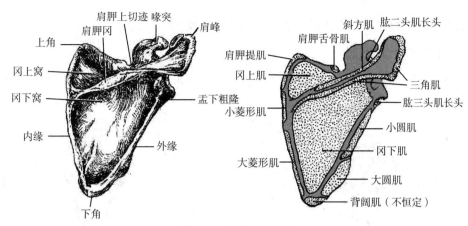

图 1-8　肩胛骨背面观

肩胛骨内侧角与第 2 肋相当，几乎呈直角，由上缘和脊柱相交而成，有肩胛提肌止于此；下角相当于第 7 肋或第 7 肋间，呈锐角，易触摸，有大圆肌起于此；外侧角有一卵圆形的关节盂，向外、前、下，与肱骨头相关节。关节盂下稍缩小称肩胛颈，其与关节盂的边缘形成冈盂切迹。

肩峰是肩胛冈的外侧端向前外方伸展，突出于肩胛盂之上所形成的"肩的顶峰"，易触摸，是肩关节脱位、测量上肢及确定肩宽的标志。肩峰呈扁平状，有上、下二面及内、外二缘。上面凸而粗糙，有三角肌附着其上，下面凹而光滑，外侧缘肥厚而隆凸，内侧缘有一卵圆形锁骨关节面与锁骨肩峰端形成关节，峰尖有喙肩韧带附着。肩峰较长，男性 4.7~4.8cm，女性 4.0~4.1cm。

喙突是肩胛上缘向前外较为坚固的骨突，是肩关节内侧作弧形切口的标志。喙突有胸小肌附着其上，为喙肱肌、肱二头肌短头起始处，并借喙锁韧带固定锁骨于正常位置。喙突长，男性 4.3~4.4cm，女性 3.9~4.0cm。

肩胛骨血供来源丰富，主要有如下 4 条动脉。

①起自肩胛上动脉的骨滋养动脉在喙突基底和肩峰之间进入冈上窝。

②旋肩胛动脉的分支在肩胛冈基底进入冈下窝。

③肩胛下动脉或旋肩胛动脉的分支在肩胛颈处进入肩胛下窝。

④颈横动脉降支（图 1-9）。

这些血管在肩胛骨周围彼此吻合成网，在松质骨比较发达的部位，如肩峰、喙突和关节盂、颈处，较稠密；但在松质骨缺少的部位，如冈上、下窝，仅有骨膜动脉供应。

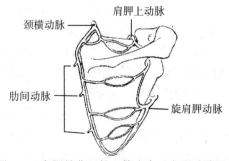

图 1-9　肩胛骨背面的血管吻合（肩胛动脉网）

肩胛骨的神经由肩胛上神经、肩胛下神经分支支配。

（三）肱骨上端

肱骨是上肢最粗长的管状骨，其上端较粗壮，有肱骨头、解剖颈、大小结节和外科颈四个部分（图 1-10）。

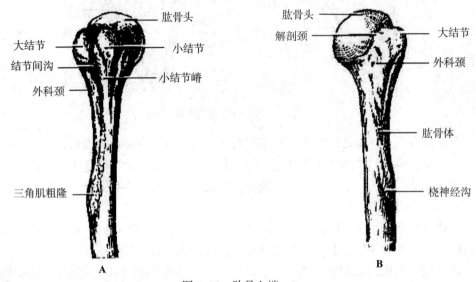

图 1-10　肱骨上端
A 前面观　B 后面观

肱骨头呈半球形，朝向上内并稍向后，覆盖有一层关节软骨，与肩胛骨的关节盂相关节。肱骨头横径，男性平均为（4.20±0.01）cm，女性平均为（3.88±0.03）cm。肱骨头纵径，男性平均为（4.50±0.02）cm，女性平均为（4.17±0.03）cm。肱骨头周长，男性平均为（13.58±0.04）cm，女性平均为（12.60±0.07）cm。肱骨头与肱骨干之间约有 130°~135° 的内倾角，肱骨头内翻时，内倾角可减少至 100° 以下。肱骨头对冠状面还有后倾角，15°~30°。肱骨头轴与肱骨下端滑车的轴形成一扭转角，为 28°。

在肱骨头的关节面边缘有一缩窄的浅沟，即解剖颈，与水平面约 45°，关节囊止于此。解剖颈的下方为外科颈，相当于圆形的骨干与肱骨头交接处，此处骨皮质突出变薄，是骨折易发部位。

肱骨头的前外为大、小结节。大结节粗大而不显著，向外侧突出超过肩峰，因而使肩部呈圆形，是肩部最靠外的骨点，转动上肢可以触摸到该结节。大结节由上而下依次有冈上肌、冈下肌和小圆肌附着。小结节较小而显著，当上肢处于解剖位置时，它位于正前方，适在喙突的外下侧约 3.75cm 处，内旋或外旋肱骨时可触到小结节，有肩胛下肌附着，因小结节位于肱二头肌长头腱弯曲的内侧，当屈前臂时可起到滑车作用。大结节向下移行为大结节嵴，有胸大肌附着；小结节向下移行为小结节嵴，有背阔肌及大圆肌附着。结节间沟（二头肌沟）是位于大小结节之间的沟，其沟长约 3.2cm，深度约 0.4cm。结节间沟的内侧壁与沟底所形成的角度可有很大变异，为 15°~90°，多数在 45° 以上。中年以后，结节间沟可因骨质增生而变窄，易引起肱二头肌长头肌腱炎。

肱骨头的主要血供来自旋肱前动脉发出的前外侧动脉，可在结节间沟的上端，或由其几个分支经大、小结节进入头内，向后内弯行。肱骨头另一部分血供来自旋肱后动脉发出的后内侧动脉，在旋转袖的前、后侧，有不恒定支进入头内。

四、肩部关节结构

肩关节从狭义上讲指盂肱关节，从广义上来讲则包括盂肱关节、肩锁关节、胸锁关节、肩胛胸壁肌性结合、肩峰下滑囊（肩峰下关节），有时还包括喙锁关节。它们之间协同作用，完成复杂的、和谐的肩部运动。任何一个环节出了故障，都会影响肩部的正常活动，其中以盂肱关节最为重要。

（一）盂肱关节

由肩胛骨的关节盂和肱骨上端的肱骨头构成，是全身最灵活的关节，这主要决定于它的解剖特点：一是两个相对关节面很不相称，关节盂浅，而肱骨头的关节面要比关节盂大 3 倍，肱骨头关节角度约为 135°，而关节盂的角度仅约 75°；二是关节稳定性较差，关节韧带装置薄弱，关节囊松弛。这也是盂肱关节易脱位的原因。

1. 骨端结构

（1）肩胛骨的关节盂

关节盂呈梨状，上窄下宽，关节面浅小，向前、外、下，与肱骨头的关节面很不相称。关节盂的表面覆以一层透明软骨，中央较边缘为薄，其边缘镶以一层纤维软骨，为盂唇，以增加关节盂的深度。关节盂唇切面呈三角形，在儿童，此结构的基底与关节盂的边缘紧紧相附着，且与透明软骨相混，而在关节囊边缘则与纤维性关节囊相续，因此盂缘和盂唇界线并不明显；在成人，盂唇的上部游离似软骨盘。关节盂唇前缘如脱落、缺损，或关节囊从关节盂边缘撕破，则引起习惯性肩关节脱位。关节盂的上下各有一突起，为盂上、盂下粗隆，分别是肱二头肌长头及肱三头肌长头附着处。

正常关节盂后倾 7°，即关节盂平面与矢状面呈 83°。如小于 83°，即为过度后倾，青少年如关节盂过度后倾可发生肩后不稳，约占肩部脱位的 20%。

（2）肱骨头

呈球状，占圆球面积的 1/3，关节面向上、内、后，较肩胛关节盂为大，故仅有一部分与其接触。肱骨头的后外部如有缺损，则会引起习惯性肩关节脱位。

2. 关节囊和支持韧带

（1）关节囊

关节囊比较松弛，由斜行、纵行及环行的纤维构成纤维层。于肩胛骨处附着于关节盂的周缘、喙突的根部和肩胛骨颈，还包绕肱二头肌长头的起始部，并与肱三头肌长头的起始处相愈合，于肱骨处则包绕解剖颈，其内侧可达外科颈。关节囊的边缘呈桥状横跨结节间沟之上。纤维层又有冈上肌肌腱及肱三头肌长头肌腱加入；前、后部分别有肩胛下肌肌腱及冈下肌腱和小圆肌腱加入；而其前下部只有盂肱韧带的中部加入，此处最为薄弱，故肩关节脱位往往易发生在此处。

其纤维层的内面，被覆一层滑膜层，上方起自关节盂的周缘，向下至肱骨的解剖颈，由此返折向上至肱骨头关节软骨的边缘。滑膜层分别于结节间沟和喙突根部附近向外膨出；前者形成结节间滑液鞘，鞘内有肱二头肌长头肌腱；后者构成肩胛下肌囊，位于肩胛下肌腱与关节囊之间。

（2）支持韧带

①喙肱韧带为宽而强的韧带，位于盂肱关节的上面，自喙突根部的外侧缘斜向外下方，到达肱骨大结节的前面，与冈上肌腱愈合。其前缘和上缘游离，后缘和下缘与关节囊愈合，与关节囊之间有黏液囊相隔。此韧带加强关节囊的上部，并有限制肱骨向外侧旋转和防止肱骨头向上方脱位的作用。

②盂肱韧带位于关节囊前壁的内面，可分为上、中、下三部。上部起自喙突根部附近的关节盂边缘，斜向外上方，止于肱骨小结节的上方。中部连结关节盂前缘与肱骨小结节之间，该部缺损时，关节囊的前下壁便形成薄弱点，易导致肩关节脱位。下部起自关节盂下缘，斜向外上方，到达肱骨解剖颈的下部。该韧带有加强关节囊前壁的作用。

③肱骨横韧带为肱骨的固有韧带，它横跨结节间沟的上方，连结大、小结节之间，其一部分纤维与关节囊愈合。韧带与结节间沟之间围成一管，其内有肱二头肌长头肌腱通过。该韧带对肱二头肌长头肌腱有固定作用。

3. 盂肱关节其他支持结构

盂肱关节的稳定性除了依赖于关节囊及韧带外，还需要关节周围的众多肌肉的参与。肩袖能使肱骨头与关节盂密切接触，而三角肌、肱二头肌长头腱使关节更加稳定。

（1）肩袖

肩袖又称旋转袖、肌肩袖或腱板，由起自肩胛骨，止于肱骨大结节的冈上肌、冈下肌、小圆肌和肩胛下肌的肌腱所组成，临床上称肩关节肌肉群。肌腱彼此交织，以扁宽的腱膜形成一个半圆形呈马蹄状的结构，牢固地由前、上、后附着于关节囊，腱膜厚约5mm，表面光滑。在肩胛下肌止端上缘与冈上肌腱之间有一肩袖间隙，有一薄层带弹性的膜，此处有喙肩韧带及关节囊加强（图1-11）。

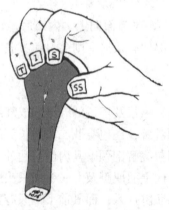

图1-11　肩袖结构示意图

SS 肩胛下肌　S 冈上肌　I 冈下肌　T 小圆肌

（2）肱二头肌长头腱

在喙肩韧带内下方，位于结节间沟内，起自盂上结节，上覆以肱横韧带，完全被滑膜包围，滑膜反折形成支持带，挂于关节囊上，肌腱虽在关节内，却仍在滑膜外（图1-12）。肱二头肌长头在外展时可将肱骨头压向关节盂，起到限制肱骨头的作用。

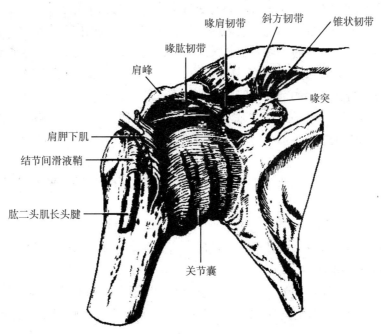

图1-12　肱二头肌长头腱

（3）三角肌

三角肌起点广泛，自肩胛冈、肩峰、锁骨外1/3，从前、后、外覆盖盂肱关节，对该关节有保护及加强稳定的作用。

4. 盂肱关节的运动

盂肱关节为球窝关节，因其有关节囊比较松弛、关节窝较平浅等特点，运动范围较广，是人体运动最灵活的关节之一。主要依据以下三个运动轴进行运动。

（1）沿额状轴（横贯肱骨头与关节窝的中心）运动

上臂可做屈伸运动。

①前屈参加的肌肉有三角肌前部纤维、胸大肌锁骨部、喙肱肌及肱二头肌。前屈运动的范围约为70°。

②后伸主要有三角肌后部纤维及背阔肌参与。后伸时因受到关节囊的前壁与肱骨头及喙突相互接触的限制，运动范围较小，约为60°。

（2）贯穿肱骨头的矢状轴运动

上臂可作内收与外展的运动。此时肩胛骨固定不动，而肱骨头在关节窝内做上下滑动运动。

①外展只有三角肌中部纤维及冈上肌参与，前者虽系强有力的外展肌，但需冈上肌的协助，否则最初外展时肱骨头将上升，顶于喙肩弓之下，而当外展90°以后，肱骨头

13

易向下半脱位。外展时，肱骨头向内下方滑动，其运动范围为 100°~120°。

②内收除了胸大肌（主要为胸肋部）及背阔肌，还有大圆肌，三角肌前、后部纤维，喙肱肌及肱三头肌长头参与。在内收时，肱骨头滑下上方，因受到躯干的阻碍，其运动范围仅约为 20°。

（3）沿垂直轴（该轴为肱骨头中心与肱骨小头中心之连线）运动

其上臂可做旋内与旋外运动。旋内时，肱骨头在关节盂内向后滑动，肱骨大结节和肱骨体向前方转动；旋外时，肱骨头在关节盂内向前滑动，肱骨大结节和肱骨体向后方转动。当上肢下垂时，旋转运动的范围最大，可达 170°；而当上肢垂直上举时，运动范围最小。女性旋转运动的范围一般较男性略大。

①内旋主要有肩胛下肌参与，尚有大圆肌、三角肌前部纤维、胸大肌及背阔肌参与，可能还有冈上肌参与。但三角肌、胸大肌及背阔肌只有同时有其他运动时才具有内旋作用。

②外旋有冈下肌、小圆肌及三角肌后部纤维参与。肩关节除可做上述运动外，还可做环转运动。

5. 盂肱关节的血供

主要来自肩胛上动脉，旋肱前、后动脉，肩胛下动脉和旋肩胛动脉等。

6. 盂肱关节的神经

主要为肩胛上神经的分支、腋神经和胸前神经的外侧支。肩胛上神经分布至关节囊的上壁和后壁，腋神经分布至关节囊的前壁和下壁，胸前神经的外侧支分布至前壁和上壁。

（二）肩锁关节

肩锁关节位于皮下，为滑膜关节，由肩胛骨的肩峰关节面和锁骨外侧的肩峰关节面构成。锁骨的肩峰端为扁平结构，关节面呈卵圆形，向外并微朝下，肩峰关节面位于肩峰内缘，也呈卵圆形，朝向内上。

肩锁关节有完整的关节囊，但关节囊较松弛，附着点仅离关节面数毫米。关节囊的上下壁借坚韧的肩锁韧带加强，韧带与斜方肌及三角肌的腱纤维相混，而后二者对肩锁关节前方有部分加强的作用。此外，喙锁韧带分为斜方韧带及锥状韧带两部分。斜方韧带稍偏外，呈四边形，起于喙突基底内侧和上面，向外上行走于矢状面内，止于锁骨肩峰端向前外的粗糙骨嵴，其上内面为锁骨下肌，下外面为冈上肌，前方游离。其纤维可防止肩胛骨向下内滑移。锥状韧带呈弯三角形，起于喙突基底的内侧面，向上行于冠状面内，止于锁骨喙突粗隆下面，位于斜方韧带内后方。它形成半个锥体，包围斜方韧带。喙锁韧带两部分隔以脂肪或滑囊（图 1-13）。

喙锁韧带对肩锁关节的稳定起着重要的作用。在严重肩锁关节脱位时，韧带可被撕脱，手术时应予以修补以维持肩锁关节的稳定性。

肩锁关节是一个不典型的球窝关节，其活动范围如下。

1. 轴向的旋前与旋后活动

肩峰在锁骨外侧端上的旋前与旋后角度之和一般约为 30°，由于肩锁关节的喙锁韧带的协同作用，肩胛旋前时锁骨长轴与肩胛冈之间夹角增大，肩胛旋后时两者之间夹角减小。

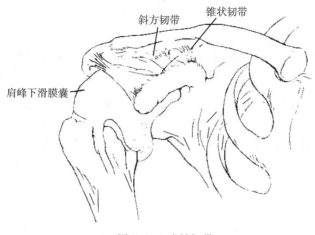

图 1-13　喙锁韧带

2. 肩锁关节的外展和内收活动

因肩锁关节和喙锁韧带处于同一平面内，所以肩锁关节的外展活动常常受到喙锁韧带限制。内收运动则因喙突碰撞锁骨外端而受到限制。肩锁关节的内收和外展活动范围之和一般约为 10°。

3. 钟摆样运动

指在肩胛骨表现为自后内向前外的旋转和摆动，范围 60°~70°，其运动轴心恰好与肩锁关节面相垂直，此活动受到肩关节周围肌肉的良好控制，以及肩锁关节囊、韧带和喙锁结构的限制。

（三）胸锁关节

由锁骨的胸骨关节面、胸骨柄锁骨切迹及第一肋软骨所形成的关节。锁骨的胸骨端较大，呈球形，而胸骨的锁骨切迹与第一肋骨形成的关节面呈鞍形。此关节是唯一连接上肢与躯干的结构，其坚韧的韧带能维持锁骨胸骨端与胸骨上部的浅凹相连。胸、锁骨的关节面大小很不相称，锁骨的胸骨端有一半突出于胸骨柄上缘之上，故必须靠关节囊和支持韧带来加强（图 1-14）。

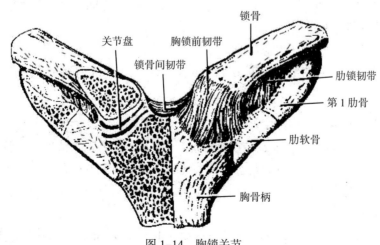

图 1-14　胸锁关节

1. 结构

（1）关节囊及支持韧带

胸锁关节的关节囊附于锁骨胸骨端及胸骨柄关节面。其下部较弱，至第1肋软骨下面，其他部分则较强，为前、后胸锁韧带及锁间韧带所加强。

①胸锁前韧带起自锁骨胸骨端关节面之前，附于胸骨柄关节面前缘。韧带上部纤维近乎平行，下部垂直，中部近乎垂直，最为坚韧。

②胸锁后韧带起自锁骨胸骨端后角至胸骨柄关节面周缘，较薄，短而坚韧。

③胸锁上韧带起自锁骨胸骨端上部，横行至胸骨柄，与锁骨间韧带相混。

④锁间韧带连结两侧锁骨胸骨端的上后面，横越胸骨切迹上，上缘游离凹进，下缘与胸骨锁切迹相连。

⑤肋锁韧带呈菱形，起自第1肋软骨上面及第1肋骨，附于锁骨胸骨端下面。韧带有前、后二部，其间有滑囊。该韧带虽不直接附于胸骨，但具有维持胸锁关节稳定的作用，可防止锁骨胸骨端向前、后、上、外移位。

（2）关节盘

在胸锁关节内有一扁圆的坚厚纤维软骨性关节盘，周围较厚，中心较薄，关节盘的上部附着于锁骨胸骨关节面的上缘和后缘，其下部附着于第1肋软骨贴近胸骨处，大小与锁骨的胸骨端相适应，与关节囊韧带相融合。关节盘约半数不完整，有时老年人关节盘可穿孔。

2. 胸锁关节的运动

胸锁关节的运动主要随肩带的活动协同完成。它的活动范围主要包括以下几种形式。

（1）锁骨轴向的旋转活动

上臂从下垂位到最大上举位时，锁骨轴可向后旋转，最大度数约为30°，胸锁关节的鞍状结构对旋转活动起到限制作用。旋转活动的范围取决于胸锁韧带的松弛及两关节面的吻合程度。此外，锁骨旋转需肩胛、胸壁和肩锁关节联合运动。

（2）锁骨的上升和下降活动（矢状轴）

胸锁关节的上升和下降约为60°，其上下关节囊和锁骨间韧带、肋锁韧带是锁骨下降和上升的限制性结构。

（3）锁骨前后方向活动（垂直轴）

胸锁关节前后方向的活动范围为25°~30°，其活动时，常伴随有锁骨远端的下降与上升。

（四）喙锁关节

正常肩胛喙突与锁骨之间仅存在喙锁韧带，偶尔也会出现喙锁骨条，但有时也可形成喙锁关节，其结构不一，有的两者均具关节面，属平面关节；有的两者之间仅为软骨韧带连结；也有的仅锁骨上有关节软骨面而喙突无。喙锁关节一般运动幅度不大，与肩锁关节和胸锁关节共同组成联合关节。

喙锁关节可能从少年时期开始逐渐形成，此时喙突尚未完全骨化，原来锁骨只有两端有固定点横架于喙突之上，因肩部长期负重，锁骨对喙突根部长期的摩擦和压迫，使锁骨中外段成为支持点，遂形成喙锁关节，其关节软骨由邻近结缔组织转变而成。

（五）肩峰下关节

肩峰下区上为喙肩弓，包括肩峰、喙突及其间的喙肩韧带；下为肩袖及肱骨结节。肩峰下区虽不具典型的关节结构，但从功能上应视为一个关节，其间大的肩峰下（三角肌下）滑膜囊可视为关节腔，故有人称此为"第二肩关节"。其作用一是协助盂肱关节周围肌肉的运动，二是保证肱骨大结节在外展时能顺利通过肩峰下。在此结构中最为重要的是喙肩弓，它是防止盂肱关节向上脱位的装置。同时因喙突和肩峰都低于肱骨头的顶端，故也可防止肱骨头向前、后移位。

五、腋窝

腋区位于肩关节下方，臂与胸上部之间。上肢外展时，向上呈穹窿状的凹陷，其深部的腋窝呈四棱锥体形腔隙，由四壁、一顶、一底围成。腋窝是肩部的重要解剖部位，内有重要的神经、血管及淋巴结、腋窝蜂窝组织等。

（一）腋窝的构成

1. 顶

由锁骨中1/3、第1肋和肩胛骨上缘围成，是腋窝的上口，与颈根部相通。可看作腋窝的入口或胸廓出口，颈部的锁骨下动、静脉及臂丛各神经由此进入上臂。

2. 底

由浅入深为皮肤、浅筋膜及腋筋膜。皮肤借纤维隔与腋筋膜相连。腋筋膜中央部较薄弱，且有皮神经、浅血管及淋巴管穿过而呈筛状，故称为筛状筋膜。

3. 四壁

有前壁、外侧壁、内侧壁及后壁。

（1）前壁

由胸大肌、胸小肌、锁骨下肌和锁胸筋膜构成。锁胸筋膜呈三角形，位于锁骨下肌、胸小肌和喙突之间。胸小肌下缘以下的筋膜，连于腋筋膜，称为腋悬韧带。

腋窝前壁有如下3个三角。

①锁骨胸肌三角：上界为锁骨和锁骨下肌，下界为胸小肌上缘，基底朝向胸骨。

②胸肌三角：与整个胸小肌大小相当。

③胸肌下三角：上界为胸小肌下缘，下界为胸大肌的游离缘，基底朝向三角肌。

（2）外侧壁

由肱骨结节间沟、肱二头肌短头和喙肱肌构成。

（3）内侧壁

由前锯肌及其深面的上4个肋与肋间隙构成。

（4）后壁

由肩胛下肌、大圆肌、背阔肌与肩胛骨构成。

腋窝后壁肌肉之间构成如下两个孔。

①三边孔：上界为肩胛下肌和小圆肌，下界为大圆肌，外侧为肱三头肌长头，有旋肩胛动脉通过。

②四边孔：上界为肩胛下肌和小圆肌，下界为大圆肌，内侧为肱三头肌长头，外侧为肱骨外科颈，有腋神经和旋肱后血管通过。

（二）腋窝的内容

腋窝内有神经血管束，位于由腋鞘形成的管中，附于锁骨下肌后下，由覆盖前斜角肌的筋膜衍生而形成，为颈前后脊柱颈筋膜的延伸部分。

血管神经束在腋窝内从内壁至外壁斜行，经过喙肱肌内侧及肱二头肌短头之下，肌皮神经从喙肱肌内面穿出，在喙突下二指走行。

1. 腋动脉

腋动脉自锁骨中点向外下行走，以胸小肌为标志分为以下 3 段（图 1–15）。

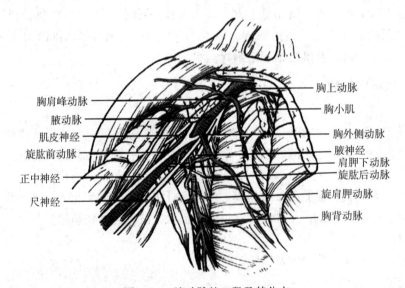

图 1-15　腋动脉的三段及其分支

（1）第一段：位于锁骨及胸小肌上缘之间

腋静脉在其内侧，臂丛外侧束在其外侧，内侧束则在动脉之后经过。腋动脉行经肋面及其上覆盖的前锯肌肌齿，前覆盖以胸大肌锁骨头及锁胸筋膜。腋动脉在此段分出胸上动脉及胸肩峰动脉。胸上动脉不常存在，供应上二肋间隙。胸肩峰动脉在胸小肌上缘发出，穿锁胸筋膜分为 4 支：胸肌支供应胸肌；肩峰支朝向肩峰上面，经三角肌深面；三角肌支与头静脉均位于三角肌胸大肌三角内；锁骨支朝向胸锁关节。

（2）第二段：位于胸小肌后方的胸肌三角内

其前方有皮肤、浅筋膜外，还有胸大、小肌及其筋膜；后方为臂丛后束及肩胛下肌；外侧为臂丛外侧束；内侧有腋静脉及臂丛内侧束。胸外侧动脉从第二段发出，与其伴行静脉于腋中线前方沿前锯肌下行，营养该肌。女性有分支至乳房。胸长神经于腋中线后方下行，支配前锯肌。

（3）第三段：位于胸小肌下缘至大圆肌下缘之间

其末段位置表浅，仅覆盖以皮肤及浅、深筋膜，是腋动脉最易剖露的部位。其前方有正中神经内侧根及旋肱前血管越过；后方有腋神经、桡神经及旋肱后血管；外侧有正中神经、肌皮神经、肱二头肌短头和喙肱肌；内侧为尺神经和腋静脉。

腋动脉第三段的主要分支为肩胛下动脉和旋肱前、后动脉。肩胛下动脉平肩胛下肌下缘发出，其分支为旋肩胛动脉和胸背动脉，胸背动脉与胸背神经伴行入背阔肌。旋肱后动脉先向后穿四边孔，然后与旋肱前动脉分别绕过肱骨外科颈的后方和前方，相互吻合并分布于三角肌和肩关节。

2. 腋静脉

在腋窝，每个腋动脉分支均有 2 个伴行静脉，朝向腋静脉。腋静脉由 2 个肱静脉及贵要静脉靠近胸大肌下缘会合而成，头静脉在上臂内侧向上走行，位于三角肌、胸大肌三角间，靠近锁骨时在胸大肌深面走行，覆盖胸肩峰动脉，穿经锁胸筋膜而汇入腋静脉。

3. 腋鞘及腋窝蜂窝组织

腋鞘，又称颈腋管，是由椎前筋膜延续包绕腋血管及臂丛而成。锁骨下臂丛麻醉，需将药液注入腋鞘内。腋血管、臂丛及腋淋巴结之间，有蜂窝组织填充，并沿血管、神经鞘与邻近各区相通。向上经腋鞘达颈根部；向下达臂前、后区；向后经三边孔与肩胛区相交通，经四边孔与三角肌区相交通；向前通胸肌间隙。

4. 臂丛神经

臂丛由下位 4 个颈神经（$C_5 \sim C_8$）的前支与第 1 胸神经前支的大部分组成。臂丛的 5 个神经根，先经椎动脉后侧及前后横突间肌之间向外侧行，再从前斜角肌与中斜角肌间的斜角肌间隙穿出。在此第 5、6 颈神经于中斜角肌外侧缘处合成上干，第 7 颈神经单独成中干，第 8 颈神经与第 1 胸神经在前斜前肌后侧合成下干。这三干向外下方从锁骨后侧经过，每干又分前后 2 股，共分为 6 股。根据与腋动脉第 3 段的位置关系，上干与中干的前股合成一束，叫外侧束，位于腋动脉的外侧。上、中、下三干的后股后成一束，叫后束，位于腋动脉的下侧。而下干的前股独自成为一束，叫内侧束，此束先在腋动脉后侧，然后转到它的内侧（图 1-16）。

臂丛从斜角肌间隙穿出时，锁骨下动脉位于臂丛的前侧；至颈外侧三角的颈根部，其表面覆盖有颈阔肌、锁骨上神经及颈固有筋膜；另外，颈外静脉的下部、锁骨下神经、颈横静脉、肩胛上静脉、肩胛舌骨肌下腹及颈横动脉，均在臂丛的浅面越过。当臂丛经腋窝入口进入腋窝，在锁骨下肌的后侧时，有肩胛上动脉横过臂丛的前面。入腋窝后，三束包围腋动脉，在胸小肌下缘，三束分出终末支进入上肢，臂丛支配肩带及上肢所有肌肉。

臂丛神经根有以下 3 条分支。

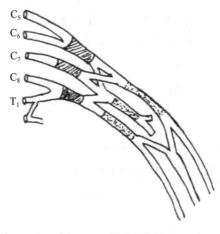

图 1-16　臂丛的组成

①肩胛上背神经：起自 C_5 支配肩胛提肌及大小菱形肌。

②胸长神经：起自 C_5~C_7 支配前锯肌。

③膈神经：由 C_5 发出的支与由颈丛 C_3-C_4 发出的支共同组成，主要神经纤维来自 C_4。（图 1-17）

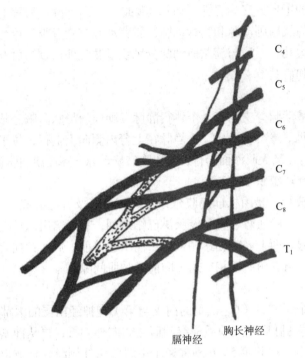

C₄

图 1-17　臂丛根部分支

臂丛神经干中只有上干在前斜角肌外缘有两个分支。

①肩胛上神经：起自 C_5~C_6，支配冈上、下肌。

②锁骨下神经：起自 C_5，支配锁骨下肌。

臂丛各神经干分出的前后股都没有分支。在神经束部分支最多，主要有如下 3 组。

（1）由外侧束发出者

①肌皮神经：支配肱二头肌、肱肌及喙肱肌。

②正中神经外侧头：支配旋前圆肌、桡侧腕屈肌及掌长肌。

③胸前外侧神经：支配胸大肌锁骨头及胸肋骨头上部纤维。

（2）由内侧束发出者

①尺神经：支配尺侧腕屈肌，指深屈肌尺侧半，小鱼际肌，骨间肌，第 3、4 蚓状肌，拇收肌及拇短屈肌深头。

②正中神经内侧头：支配指浅屈肌，指深屈肌桡侧半、拇长屈肌，旋前方肌，大鱼际肌及第 1、2 蚓状肌。

③胸前内侧神经：支配胸大肌胸肋头下部纤维及胸小肌。

④臂内侧皮神经：分布于臂内侧掌面和背面皮肤。

⑤前臂内侧皮神经：分布于前臂内侧掌面和背面的皮肤。

（3）由后束发出者

①腋神经：支配三角肌和小圆肌。

②胸背神经：支配背阔肌。

③上肩胛下神经：支配肩胛下肌。

④下肩胛下神经：支配肩胛下肌及大圆肌。

⑤桡神经：支配肱桡肌、桡侧腕长、短伸肌、尺侧腕伸肌、旋后肌、指总伸肌、小指固有伸肌、拇长展肌及拇长、短伸肌等。

在区分臂丛各束主要分支时，最粗者为正中神经，由内、外侧头合成，位置较浅，在腋窝作切口时容易受到损伤。肌皮神经靠外，发出不久即穿入喙肱肌肉。尺神经与前臂内侧皮神经同自内侧束发出，均被腋静脉所遮盖，容易混淆，两者之中以尺神经较大，且靠后。臂内侧皮神经沿腋静脉内侧而列，有时会被误认为前臂内侧皮神经，前者较短，后者粗大。

第二节　肘部针刀应用解剖

肘部介于上臂与前臂之间，由肱骨内、外上髁的连线向上、下各两横指的界线处作两条环行线，即肘部的上、下两界。肘关节属复合型关节，其主要由肱骨下端和尺、桡骨上端的关节面所构成，其中包括3个相对独立的关节：由肱骨滑车与尺骨半月（或称为滑车）切迹构成的肱尺关节、由肱骨小头头状隆起与桡骨小头凹陷构成的肱桡关节、由桡骨小头环状关节面与尺骨桡切迹构成的尺桡近侧关节。

人体借助韧带和肌肉的共同作用，使肘关节得以稳定，并实现了肘关节的伸屈运动及前臂的旋前与旋后运动，从而大大地扩展了手和腕部的功能活动半径及功能效率，使人类从爬行状态向站立状态的转变中，上肢能够逐渐完善各种运动功能并进一步完成各种生产实践活动，进而使人类在劳动中完善了上、下肢的功能分工。

一、肘部体表解剖定位

（一）肘前区

1.肘关节的定位

在肘关节伸直位时，肱骨外上髁下1cm到肱骨内上髁下2.5cm的连线，即代表肘关节（肱骨与桡、尺骨之间的间隙）的位置。

2.肘关节前的3个肌性隆起

（1）上正中隆起

为肱二头肌肌腱，该肌腱向深处止于桡骨粗隆的后部，其深面为肱肌，在该肌腱内侧可触摸到肱动脉的搏动及与其伴行的正中神经。

（2）下外侧隆起

为肱桡肌和桡侧诸伸肌。

（3）下内侧隆起

为旋前圆肌和尺侧诸肌。

上述3个隆起围成一个三角形凹陷，即肘窝。

肘窝是指肘前区的一个三角形的凹陷性结构，其尖端朝向前臂的远端。上界为肱骨内外上髁的连线，下外侧界为肱桡肌，下内侧界为旋前圆肌。顶由浅层向深层依次为皮肤、浅筋膜、深筋膜及肱二头肌腱膜。底由肱肌、旋后肌及肘关节囊构成。

肱二头肌肌腱位于肘窝的中心，为寻找神经血管的重要标志。肱动脉即位于该肌腱的内侧，至肘窝的远端，约平对桡骨颈水平面处分为桡动脉与尺动脉两条终支。桡动脉于起始段约1cm以内发出桡侧返动脉，之后于肘窝尖端处进入肱桡肌与桡侧腕屈肌之间的区域内，向下移行至前臂。尺动脉较桡动脉略粗大些，其于起始段远侧约2cm处发出尺侧返动脉，之后经由旋前圆肌的深面进入前臂浅、深层肌肉之间的区域。肱静脉主要与肱动脉伴行，该静脉主要由桡静脉与尺静脉于肘窝内汇合而成。正中神经于肘窝的上部走行于肱动脉的内侧，行程中在尺动脉的前方穿过旋前圆肌浅、深两头之间，进入前臂。前臂外侧皮神经于肱二头肌肌腱的外侧穿出深筋膜。桡神经于肱肌与肱桡肌之间的区域内走行，于肱骨外上髁的前方分为浅、深两支。而桡侧副动脉则与桡神经相伴随，行于同一区域内。

（二）肘后区

1. 肘后区的3个骨性隆起

即肱骨内上髁、外上髁及尺骨的鹰嘴突，为肘后区3个明显突出的骨性结构（图1-18）。三者的关系会随着肘关节的屈曲或伸直等运动变化而改变。

在正常情况下，当肘关节处于伸直位时，这3个隆起位于同一条直线上；而当肘关节屈曲至90°时，这3个隆突则构成尖朝下的等腰三角形，该三角称为肘后三角。在肱骨内上髁与尺骨鹰嘴之间的皮下可触及尺神经，在肱骨外上髁与尺骨鹰嘴之间的皮下可触及肘后肌。

2. 肘后窝

当肘关节处于伸直位时，尺骨鹰嘴、桡骨头及肱骨小头之间可形成一个小的凹陷样结构，称肘后窝，窝的深面恰对肱桡关节，当前臂作旋转运动时，可于此处触到活动的桡骨头（即肱桡关节）。

3. 肘外侧三角

肘关节屈曲90°时，由桡侧进行观察，可见肱骨外上髁、桡骨头及尺骨鹰嘴突3个骨性突起形成一等腰三角形，称为肘外侧三角（图1-19）。该三角的尖端指向前方，而该三角的中点常作为临床上肘关节穿刺的进针点。

二、肘部的软组织结构

（一）肘前区

1. 浅层结构

肘前区的皮肤较薄而柔软，浅筋膜则薄而松软，脂肪少，浅静脉和皮神经直接行于皮下。在外侧有行于肱二头肌外侧的头静脉及前臂外侧皮神经，后者为肌皮神经的分支；在内侧有行于肱二头肌内侧的贵要静脉及前臂内侧皮神经（图1-20），后者在肘部分为前支和后支，前支行于贵要静脉的外侧，后支行于该静脉的内侧。

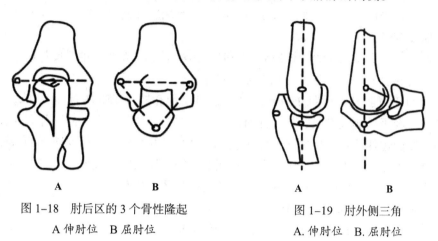

图1-18　肘后区的3个骨性隆起　　　图1-19　肘外侧三角
A 伸肘位　B 屈肘位　　　　　　　A.伸肘位　　B.屈肘位

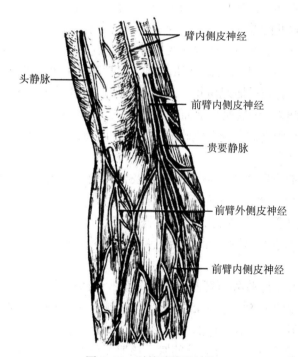

图1-20　肘前区浅层结构

2. 深层结构

（1）深筋膜

肘前区的深筋膜由臂筋膜延续而成，并向下延续为前臂筋膜。在肱二头肌腱的内侧有肱二头肌腱膜斜向内下方走行并与深筋膜愈着，使得深筋膜增厚。

（2）肘前肌群

肘前肌群可分为中间群、外侧群及内侧群三群。

23

①中间群：肱二头肌位于臂部前方，该肌的起点分为两头：一头起自肩胛骨的盂上粗隆，称为肱二头肌长头；另一头起自肩胛骨的鹰嘴窝，称为肱二头肌短头。两条肌束的肌纤维向下方移行，并于肱骨前方的上段处融合为一整块肌肉，继续向下移行为粗大的肌腱，最终止于桡骨粗隆。肱二头肌收缩时，具有屈肘并同时使前臂旋后的作用。肱二头肌受肌皮神经支配。

肱肌位于肱二头肌的深面。该肌起自肱骨前面的下半段骨面，止于尺骨粗隆。肱肌收缩时，具有屈肘的作用。肱肌受肌皮神经支配。

拇长展肌于肘肌及旋后肌止点处的下方起自尺骨和桡骨中部的背面及邻近的骨间膜，肌纤维行经于尺侧腕伸肌、指总伸肌的深面，在拇短伸肌上方，向下外方移行为长肌腱，与桡侧腕短伸肌腱及桡侧腕长伸肌腱斜行交叉，并行于上述两块肌肉的深面，最后经腕背韧带深处行至手部，止于第一掌骨底的外侧。拇长展肌收缩时，具有外展拇指及全手的作用，并具有使前臂旋后的作用。拇长展肌受桡神经支配。

②外侧群：肱桡肌起自肱骨外上髁上方和外侧肌间隔。于此肌内侧，自上而下分别为肱肌、旋前圆肌和桡侧腕屈肌，其深层为桡侧腕长伸肌。肱桡肌肌腹向下移行为肌腱，肌腱末端的外侧部分被拇长展肌与拇短伸肌腱所掩盖，止于桡骨茎突的基部。肱桡肌跨越了肘关节，因此能够起到良好的屈肘作用；当前臂旋前时该肌有旋后作用；而当前臂旋后时该肌又有旋前作用。肱桡肌受桡神经支配。

旋后肌起自肱骨外上髁及指总伸肌腱，与尺骨腕伸肌起点愈着，并且该肌肌腱还与桡骨环状韧带及尺骨旋后肌肌嵴相连。该肌肌纤维斜向下外方移行，绕桡骨上端，止于桡骨上 1/3 段的前缘。旋后肌自前而后被肱桡肌、桡侧腕长伸肌、桡侧腕短伸肌、指总伸肌及尺侧腕伸肌所遮盖。旋后肌收缩时，具有使前臂旋后的作用。旋后肌受桡神经支配。

桡侧腕长伸肌起自肱骨外上髁、外侧髁及臂外侧肌间隔。该肌肌纤维向下移行为长腱，于拇长展肌腱，拇长、短伸肌腱的深面与上述肌腱斜行交叉，并经腕背韧带的深面行至手背，止于第 2 掌骨底的背侧。桡侧腕长伸肌收缩时，主要起伸腕的作用，还可协助相关的肌肉进行屈肘、手外旋及使前臂旋后等运动。桡侧腕长伸肌受桡神经支配。

桡侧腕短伸肌起于肱骨外上髁和前臂骨间膜，该肌肌束向下移行为长而扁的肌腱，于桡侧腕长伸肌背面的内侧，止于第 3 掌骨底的背侧。桡侧腕短伸肌收缩时，主要起伸腕和外展手部的作用。桡侧腕长伸肌受桡神经支配。

指总伸肌起于肱骨外上髁及前臂筋膜，该肌肌纤维向下移行，并分裂为 4 条长肌腱，于腕背韧带的上方与示指固有伸肌腱共同通过腕背韧带深面的骨性纤维管行至手背，分别抵止于第 2~5 指末节指骨底的背面。指总伸肌收缩时，具有伸指和伸腕作用。指总伸肌受桡神经支配。

小指固有伸肌起自肱骨外上髁的指总伸肌腱上，该肌在指总伸肌腱的内侧，于腕背韧带深面穿过，止于小指中节及末节指骨底的背面。小指固有伸肌收缩时，具有伸小指的作用。小指固有伸肌受桡神经支配。

尺侧腕伸肌起自肱骨外上髁、前臂筋膜及尺骨的后缘，该肌肌纤维向下移行为长肌腱，行经尺骨的后面及前臂背面最内侧的皮下，最后穿经腕背侧韧带的深面，止于第 5 掌骨底的背侧。尺侧腕伸肌收缩时，具有伸腕及使手内收的作用。尺侧腕伸肌受桡神经支配。

拇长屈肌起自桡骨前中部的指浅屈肌的起点与旋前方肌的止点之间及邻近的骨间膜，有时还可有一束肌肉起自肱骨内上髁和尺骨。该肌肌纤维向远侧移行为长腱，并经腕管行至拇指末节指骨基底的掌侧。拇长屈肌收缩时，具有使拇指屈曲的作用，并能协助相关肌肉使腕关节做屈曲运动。拇长屈肌受正中神经支配。

拇短伸肌起自桡骨背面上拇长展肌起点的下方及邻近的骨间膜，该肌肌纤维紧贴拇长展肌腱的外侧向下方移行，并与拇长展肌腱同行，止于拇指近节指骨底的背侧。拇短伸肌收缩时，具有伸拇指近节及外展拇指的作用。拇短伸肌受桡神经支配。

③内侧群：旋前圆肌的起点分为两头：一头起自肱骨内上髁、臂内侧肌间隔和前臂固有筋膜，称为旋前圆肌的肱骨头（图 1-21）；另一头起自尺骨鹰嘴窝，称为旋前圆肌的尺骨头。在两头之间有正中神经通过，而两头继续向下移行，并在正中神经的前面汇合，其肌束斜向外下方，先于肱肌和肱二头肌腱的浅面走行，后于桡骨的掌侧面移行为扁平的肌腱，止于桡骨中 1/3 段的背侧缘及外侧缘。旋前圆肌收缩时，前臂作旋前运动而肘关节作屈曲运动。同时该肌还参与构成肘窝的内侧界的构成。旋前圆肌受正中神经支配。

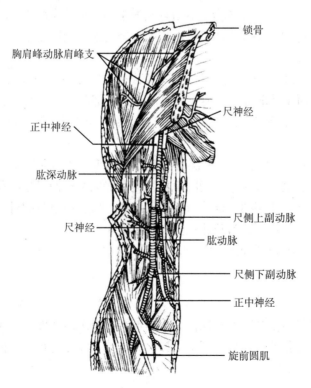

图 1-21　旋前圆肌起点及其周围结构

桡侧腕屈肌起自肱骨内上髁和前臂筋膜，该肌的肌纤维斜向外下方移行为细长的肌腱。此腱穿经腕横韧带下面，并沿大多角骨沟移行至手掌，止于第2~3掌骨基底部的掌侧面。桡侧腕屈肌除有屈腕作用外，因其止点略向外侧偏斜，故还可使前臂作旋前运动及使手作外展运动。桡侧腕屈肌受正中神经支配。

尺侧腕屈肌的起点分为两头：一头起自肱骨内上髁和前臂筋膜，称为尺侧腕屈肌的肱骨头；另一头起自尺骨鹰嘴和尺骨上2/3段的背侧缘，称为尺侧腕屈肌的尺骨头。尺神经恰通过两头之间。该肌肌纤维向下方移行为短肌腱，并经腕横韧带深面，止于豌豆骨，继续移行为豆钩韧带和豆掌韧带。尺侧腕屈肌收缩时，主要使腕关节作屈曲运动，此外，还可使肘关节作屈曲运动。尺侧腕屈肌受尺神经支配。

掌长肌起于肱骨内上髁和前臂筋膜，该肌肌腹较小，其肌纤维斜向下方移行为细长的肌腱，并经腕横韧带，止于掌腱膜。掌长肌的主要功能是协助相关的肌肉作屈腕的运动，但也有使前臂旋前的作用。掌长肌受正中神经支配。

指浅屈肌的起始端宽大，分为两头：一头起自肱骨内上髁和尺骨鹰嘴窝，称为指浅屈肌的肱骨头；另一头起自桡骨上1/2的掌侧面区域，称为指浅屈肌的桡骨头。两头的中间相互融合形成一腱弓。正中神经、尺动脉、尺静脉通过该腱弓的深面，该肌肌纤维向下移行为4条肌腱，分别附着于第2~5指的中节指骨底。指浅屈肌收缩时，除可屈指外，还可协助相关的肌肉作屈肘和屈腕运动。指浅屈肌受正中神经支配。

指深屈肌的起点与旋前方肌的起点相同，即尺骨下1/4的前缘部和尺骨前缘、内侧面和邻近的骨间膜，止于第2~5指末节指骨底的掌侧。指深屈肌收缩时，具有屈指和屈腕的作用。指深屈肌的第2~3指的肌腹由正中神经支配，而第4~5指的肌腹则由尺神经支配。

旋前方肌起自尺骨下1/4段前缘，该肌肌纤维斜向外侧，并微向下方止于桡骨掌面的下1/4段的骨面及其前缘。旋前方肌虽然不是肘部肌肉，但其具有使尺桡近侧关节旋转的作用，因此，旋前方肌收缩时，具有使前臂旋前的作用。旋前方肌受正中神经支配。

拇长伸肌起自尺骨中1/3段的后缘及邻近的骨间膜，该肌肌纤维在指总伸肌腱的外侧向下方移行为长肌腱，并跨过桡侧腕短伸肌腱和桡侧腕长伸肌腱的浅面，最后经腕背韧带深处斜向拇指面，止于拇指末节指骨底的背侧。拇长伸肌收缩时，具有使拇指内收伸直以及使前臂旋后的作用。拇长伸肌受桡神经支配。

肘前区部分肌肉分布图如图1-22所示。

（二）肘后区

1. 浅层结构

肘后区皮肤较厚而松弛，移动性很大，皮下结缔组织不甚发达。在皮肤深面，相当于尺骨鹰嘴高度，有黏液囊，称鹰嘴皮下囊，囊与关节腔并不相通，在炎症或有出血性损伤时可肿大（图1-23）。

2. 深层结构

（1）深筋膜

肘后区的深筋膜在肱骨内、外上髁及尺骨上端的后缘处，与骨膜紧密结合。

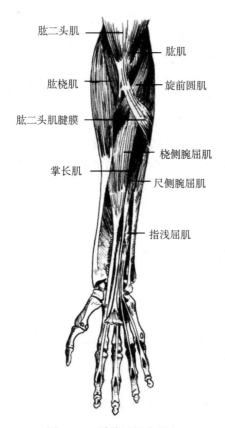

肱二头肌

肱肌

肱桡肌

旋前圆肌

肱二头肌腱膜

桡侧腕屈肌

掌长肌

尺侧腕屈肌

指浅屈肌

图 1-22 肘前区部分肌肉

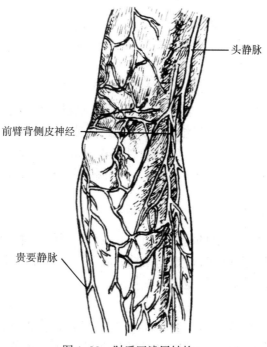

头静脉

前臂背侧皮神经

贵要静脉

图 1-23 肘后区浅层结构

（2）肘后肌群

①肱三头肌因具有近侧的长头、外侧头及内侧头而得名。长头位于该肌肉的中间，起自肩胛骨的盂下粗隆，沿其肌束下行，经小圆肌的前面、大圆肌的后面，在外侧头的内侧与之相融合，并掩盖部分内侧头；外侧头起自肱骨后上方外侧桡神经沟以上的区域及外侧肌间隔的上部，其上部居于长头的外侧，其下部遮盖了内侧头的一部分；内侧头起自肱骨后面桡神经沟以下的区域及内、外侧两个肌间隔。肱三头肌的3个头中，以内侧头的位置最深，仅其下部在长头的内侧和外侧头的内侧居于皮下。3个头向下移行而相互融合，并于肱骨后面的下1/2段移行为扁肌腱，止于尺骨鹰嘴上缘和两侧缘，在肌腱与鹰嘴之间有鹰嘴腱下囊，肌腱的外侧有起于外上髁的前臂伸肌群。

肱三头肌的内侧头深面的少量肌纤维抵止于肘关节囊，而正是基于此结构，该肌才可起到伸肘的作用。又因其长头越过肩关节的后面，故肱三头肌还可以同时使肱骨后伸及内收。

肱三头肌受桡神经支配。

②肘肌位于肘关节后面的外侧皮下，系一三角形的短肌，上缘与肱三头肌的内侧头相结合。肘肌起自肱骨外上髁及桡侧副韧带，该肌肌纤维呈扇形向内移行，止于尺骨上端（上1/4）的背面及肘关节囊处。

肘肌收缩时，具有协助伸肘及牵引肘关节囊的作用。肘肌受桡神经支配。

肘部各肌肉于各骨面上的附着区域见图1-24。

三、肘部骨骼的正常形态

1. 肱骨

肱骨位于臂部，分为一体和两端。其上端在肩部疾病中有详细的描述，在此不再赘述。肱骨下端前后略显扁平而稍向前倾，并略带卷曲。其向内外侧突出，形成肱骨髁部（图1-25）。

（1）肱骨内上髁

位于肱骨下端的内侧，其形态大而显著，髁部的前下面粗糙，为旋前圆肌、桡侧腕屈肌、掌长肌、指浅屈肌、尺侧腕屈肌及尺侧副韧带的附着部。其后面光滑，但在后下方有一从后向前走行的骨性沟槽，称为尺神经沟，沟的内、外、前侧有纤维组织衬垫，滑润并加深此沟，沟深一般为0.3~0.5cm，其内有同名神经通过，在体表常可触及此沟及沟内的神经。

（2）肱骨外上髁

位于肱骨下端的外侧，髁的后部稍凸起。在外上髁的外侧面有一压迹，为前臂浅层伸肌如桡侧腕长伸肌、桡侧腕短伸肌、指总伸肌、小指固有伸肌、尺侧腕伸肌等肌肉的附着处。此外，肱桡肌与旋后肌也起于肱骨外上髁部。

（3）肱骨滑车

在肱骨内、外上髁之间，有一形如滑车样的结构，称为肱骨滑车，其形态呈线轴样，主要与尺骨近端的半月切迹构成关节（即肱尺关节）。滑车的中部较细；内侧缘肥厚，突向下方；外侧缘较薄，与肱骨小头之间有细沟相隔。位于滑车上方的前、后面，各有一个窝状凹陷。前方的呈卵圆形，称为冠突窝，屈肘时，尺骨的冠状突恰陷压于此窝内；后方的窝状凹陷，称为鹰嘴窝，在伸肘时，尺骨的鹰嘴前端恰陷压于此窝内。两窝之间仅有一层薄的骨板相隔。

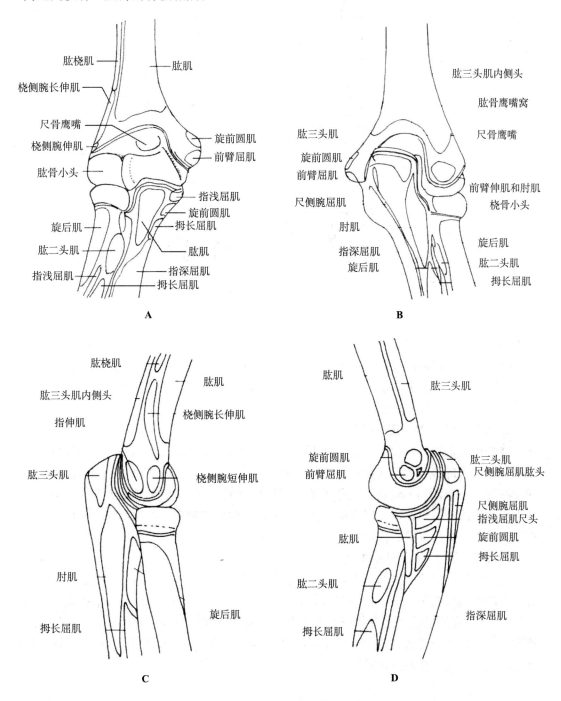

图 1-24　肘部各肌肉的附着情况

A 肘前区　B 肘后区　C 肘外侧区　D 肘内侧区

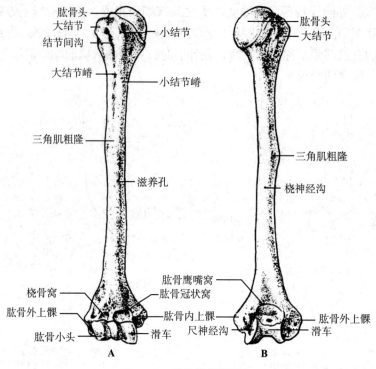

图 1-25　肱骨的解剖形态

A 前区　B 后区

（4）肱骨小头

位于肱骨下端的前外侧，为半球形的突起，在肱骨滑车的外侧部与之相接，与桡骨小头的凹陷相关节（即肱桡关节）。肱骨小头上方有一浅窝，称为桡骨窝，当肘全屈时，桡骨小头的前缘恰与此窝相接。

2. 桡骨（图 1-26、图 1-27）

桡骨位于前臂外侧部，分为一体两端。桡骨体呈三棱柱形，上端细小，下端粗大。上端有稍膨大的桡骨头，头上面有关节凹陷与肱骨小头相关节（即肱桡关节）；在头的周围有环状关节面与尺骨桡切迹相关节（即尺桡近侧关节）；小头部稍膨大，其关节面以下较细的部分为桡骨颈，桡骨颈、桡骨体相连处的后内侧有一卵圆形隆突，称为桡骨粗隆，系肱二头肌肌腱的止点处。

3. 尺骨（图 1-26、图 1-27）

尺骨位于前臂的内侧部，分为一体两端。尺骨体呈三棱柱形，上端较为粗大，前面有一大的凹陷性的关节面，称为半月切迹（或称为滑车切迹），与肱骨滑车相关节（即肱尺关节）。在切迹的后上方与前下方各有一突起，分别称为鹰嘴和冠状突，冠状突外侧面的关节面为桡切迹，与桡骨头的环状关节面相关节（即尺桡近侧关节），冠状突前下方的粗糙隆起，称为尺骨粗隆。

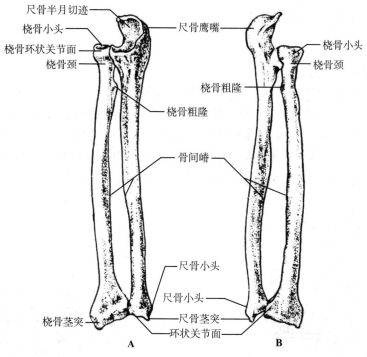

尺骨半月切迹

桡骨小头

桡骨环状关节面

桡骨颈

尺骨鹰嘴

桡骨小头

桡骨颈

桡骨粗隆

桡骨粗隆

骨间嵴

尺骨小头

尺骨小头

桡骨茎突

尺骨茎突

环状关节面

A　　　　B

图 1-26　桡骨与尺骨的解剖形态

A 前区　B 后区

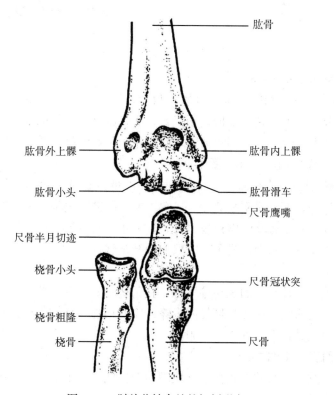

肱骨

肱骨外上髁

肱骨内上髁

肱骨小头

肱骨滑车

尺骨鹰嘴

尺骨半月切迹

桡骨小头

桡骨粗隆

尺骨冠状突

桡骨

尺骨

图 1-27　肘关节结合处的解剖形态

四、肘部韧带及囊结构

（一）肘部韧带

1. 尺侧副韧带（图 3-28）

尺侧副韧带又称内侧副韧带，呈三角形，系关节囊的增厚部分。该韧带相当肥厚，以肱骨内上髁的前面和下面为起点，放射形向下分为前、后及横三束。前束呈条索状，起自内上髁的前下方，止于尺骨冠状突的尺侧缘；后束呈扇形，起自肱骨内上髁下方略偏后，向前方止于半月切迹中后部及鹰嘴的内侧面；横束（亦称横韧带）起自尺骨粗隆后方与半月切迹，止于鹰嘴突与半月切迹后部（即冠状突和鹰嘴突之间）。

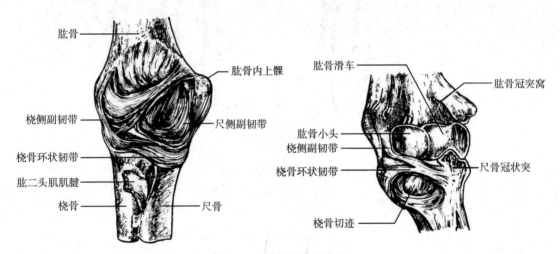

图 1-28　肘部的韧带装置

2. 桡侧副韧带（图 1-28）

桡侧副韧带又称外侧副韧带，也呈三角形，该韧带亦较厚韧，起于外上髁的粗糙面，呈扇形，分为 3 束，它并不抵止于桡骨，而是围绕桡骨头的前、外、后三面，该韧带连接着肱骨外上髁的下部与环状韧带之间，止于尺骨的旋后肌嵴。

3. 桡骨环状韧带（图 1-28、图 1-29）

桡骨环状韧带为环绕桡骨小头的强韧的纤维带，起自尺骨的桡骨切迹前缘，止于尺骨桡骨切迹后缘，该韧带对桡骨小头 4/5 的关节面进行包绕，并附着于尺骨桡侧切迹的前、后缘，其内侧面有软骨作衬里，并且该韧带中有少部分纤维紧贴于桡骨切迹的下方，而继续环绕桡骨，从而构成了一完整的骨纤维软骨环。

4. 方形韧带

方形韧带起于尺骨上端的桡切迹下缘，止于桡骨颈。其被覆在关节下端的滑膜层表面，薄而松弛，其两侧缘由环状韧带的上缘纤维所加强。该韧带连接在桡骨颈与尺骨桡切迹的下缘之间，具有支撑滑膜的作用。

5. 肱二头肌腱膜（图 1-28）

肘前浅层有肱二头肌的下止腱，该肌腱向肘内侧呈扇形扩展，而固定于肘内侧的骨膜上，从而形成了坚韧的肌膜层，即肱二头肌腱膜。

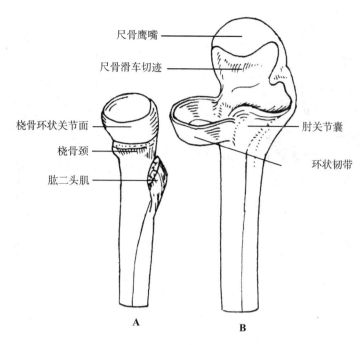

图 1-29 桡骨环状韧带及邻近解剖结构
A 桡骨 B 尺骨

图中标注：尺骨鹰嘴、尺骨滑车切迹、桡骨环状关节面、桡骨颈、肱二头肌、肘关节囊、环状韧带

（二）肘部囊结构

1. 肘关节囊

肘关节囊有时可称为肘关节滑膜囊。肘关节由肱尺、肱桡及桡尺关节 3 个关节联合构成，由一个共同的肘关节囊所包被，故该关节常被视为一个关节。

肘关节囊的前壁，上方起自肱骨内上髁的前面、桡骨窝及鹰嘴窝的上方（图13-30），向下止于尺骨冠突的前面及桡骨环状韧带，并向两侧逐渐移行于桡、尺侧副韧带；肘关节囊的后壁上起自肱骨小头的后面、肱骨滑车的外侧缘、鹰嘴窝及内上髁的后面，向下止于鹰嘴的上缘和外侧缘、桡骨头环状韧带及尺、桡骨切迹的后面（图1-30）。正常肘关节内的润滑液为 3~4ml。

2. 肘部滑膜囊

在肘关节囊的内层，滑膜遍布于关节囊纤维层内面、鹰嘴窝、冠状窝及桡骨颈等处，但并不完全占满，凡面向关节而不覆以软骨的骨才有滑膜覆盖，如在冠状窝内与鹰嘴窝内的非软骨的部分，均有滑膜及脂肪组织覆盖；另在桡骨头与肱骨小头的非软骨的部分亦同样如此，在关节腔内，可见滑膜皱襞，分别位于肱桡部、肱尺部、鹰嘴窝及冠状窝等处（图1-31）；在肘关节腔的外侧，滑膜层向下方有囊状膨出，达桡骨环状韧带的下方并包绕桡骨颈。

关节有了滑膜的存在，便可维持关节内压力的平衡，并有缓冲与散热的作用；另外，在桡骨头处的滑膜的一部分向下延续至环状韧带以下，形成袋状隐窝，此结构对桡骨头的旋转运动有协助的作用。

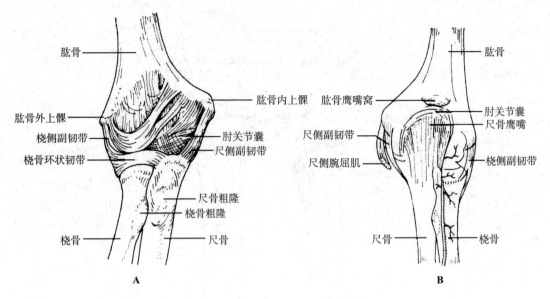

图 1-30　肘部关节囊及邻近结构
A 前区　B 后区

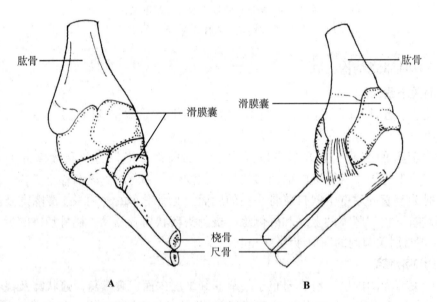

图 1-31　肘部滑膜囊
A 前区　B 后区

五、肘部神经

经过肘关节的神经多为臂丛神经的终末分支，依其走行部位将其分为皮神经与深层神经两个部分。

（一）臂丛神经

臂丛的组成与分支（详见"肩部针刀应用解剖的臂丛神经"）。

（二）肘部皮神经（图1-32）

1. 臂内侧皮神经（C_8，T_1）

臂内侧皮神经主要由内侧束发出，此神经由腋动、静脉之间的区域内穿过，并行于腋静脉的内侧，而移行至上臂的中点处，穿过固有筋膜到达浅筋膜内，分布于臂内侧下1/3区域内的皮肤，其末梢支可到达肱骨内上髁及尺骨鹰嘴区域处的皮肤。

2. 前臂内侧皮神经（C_8，T_1）

前臂内侧皮神经主要由内侧束发出，其经腋动、静脉之间的区域而到达上臂中、下1/3的交界处。

前臂内侧皮神经与贵要静脉共同穿越上臂固有筋膜，而移行至浅筋膜，并分为前、后2支：前支于肘窝的上方发出，并沿肘前正中区域的皮肤移行至位于前臂掌侧区域的皮肤；后支于前支所发出的部位沿肘窝的内侧（即肱骨内上髁部）而下行至位于前臂区域的皮肤。另有上臂皮支参与对肱二头肌表面皮肤的支配。

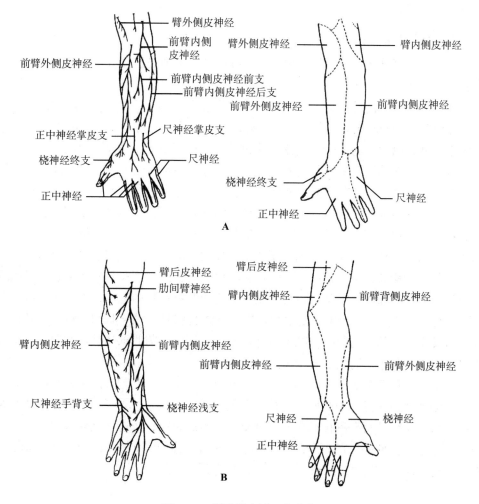

图1-32 肘臂部皮神经的分布

A 前区 B 后区

3. 前臂外侧皮神经（ $C_4 \sim C_6$ 或含 C_7 ）

前臂外侧皮神经主要由肌皮神经分出。该神经于肱二头肌与肱肌之间的区域内发出分支以支配两肌，并到达臂外侧缘，而沿肱二头肌的外侧沟向远侧移行。该神经于肘关节稍上方及肱二头肌腱的外侧缘穿过固有筋膜，并继续向下移行于前臂，而因此得名为前臂外侧皮神经。

前臂外侧皮神经于肘关节部还发出肘关节支，并发出细小分支与肱骨的滋养动脉相伴随，而进入肱骨。

前臂外侧皮神经分为前、后两支：前支主要分布于臂外侧及该部区域内的皮肤；后支则转向后下方，而行经于肱骨外上髁的前方，其主要分布于前臂后部外侧区域处的皮肤并到达腕背部。

4. 臂后皮神经（ $C_5 \sim C_8$ ）

臂后皮神经主要由桡神经于肱骨外上髁的前面分为浅、深两终支。其一穿过固有筋膜于臂后内侧，相当于三角肌以下区域内的皮肤，并移行至位于肘关节后方区域处的皮肤，以上区域均有此神经参与支配；另有肘关节支进入此关节。

（三）肘关节的深层神经

肘关节的深层神经，主要按正中神经、桡神经及尺神经三部分来介绍。

1. 正中神经

正中神经由颈丛的外侧束及内侧束发出，主要由 $C_6 \sim C_8$ 及 T_1 神经根纤维共同构成，有时 C_5 神经也参与该神经的构成。于起始处，正中神经走行于肱动脉的外侧，并于喙肱肌的止点处，以锐角的形式斜过肱动脉的浅面，有时会于肱动脉的深面，移行至肱动脉的内侧，并沿该动脉向下移行至肘窝部，于此处，该神经由肘正中静脉及肱二头肌腱膜所覆盖，该神经与肘关节之间以肱肌相隔，其向下方穿过旋前圆肌，移行至前臂，并发出分支进入旋前圆肌。之后，正中神经继续向下方走行，并与骨间掌侧动脉的分支正中动脉相伴行。在前臂上 2/3 的区域内，正中神经的位置较深，主要位于指浅、深屈肌之间的区域内；当该神经移行至前臂下 1/3 区域时，位置又变得较表浅，只有皮肤及固有筋膜对其进行覆盖，位于正中神经的桡侧为桡侧屈腕肌，而尺侧则为掌长肌及指浅屈肌。于腕横韧带的深面至手掌、指浅屈肌腱的浅面及该韧带的远侧缘处，正中神经分为 3 条指掌侧总神经。于行程中，正中神经进入桡侧腕屈肌、掌长肌和指浅屈肌及旋前方肌，之后又发出一关节支分布于腕关节部。当其行至肘部前侧到达旋前圆肌后，该神经另发出 1~2 支，分布于肘关节及桡尺近侧关节处。

当正中神经移行至前臂骨间膜掌侧时，发出一分支，即前臂骨间掌侧神经，该神经与骨间掌侧动脉相伴行，于此处，该神经在起始部发出肌支进入指深屈肌的桡侧半及拇长屈肌全部。前臂骨间掌侧神经在发出分支进入指深屈肌，与进入该肌肉尺侧半的尺神经肌支相互结合。此外，前臂骨间掌侧神经还分布于前臂骨间膜及骨间掌侧动脉等处，以参与对这些动脉及桡骨、尺骨、腕骨骨膜的营养。（图 1-33 ）

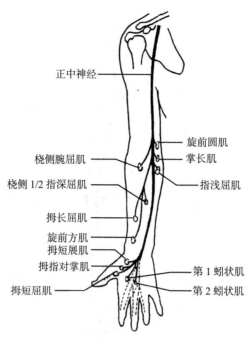

正中神经————
桡侧腕屈肌————
桡侧 1/2 指深屈肌————
拇长屈肌————
旋前方肌————
拇短展肌————
拇指对掌肌————
拇短屈肌————

————旋前圆肌
————掌长肌
————指浅屈肌

————第 1 蚓状肌
————第 2 蚓状肌

图 1-33　正中神经的走形与肌肉支配情况

当正中神经移行至腕横韧带近侧时，会发出掌皮支分布于该韧带的浅面，并穿出固有筋膜，而分为内侧支与外侧支。内侧支主要分布于手掌中部区域的皮肤，并与尺神经的掌皮支相吻合；外侧支则主要分布于大鱼际区域处的皮肤，并与桡神经的浅支及前臂外侧皮神经的前支相吻合。

正中神经的体表投影：自肱动脉起始端的搏动处至肘部肱骨内、外上髁间线的中点处稍内侧，再由此处腕掌侧横纹的中点处作一连线，上述连线即为正中神经的体表投影。

当正中神经损伤时，会出现相应肌肉的萎缩及某区域皮肤的感觉障碍。运动障碍主要表现为前臂旋前运动（主要由旋前肌瘫痪所致）障碍；屈腕功能减弱，拇、示指屈曲功能障碍（主要由屈腕、屈指肌的瘫痪所致）；拇指对掌功能障碍（主要由鱼际肌瘫痪所致）。感觉障碍则以桡侧三指远节最为明显。

2. 尺神经（图 1-34）

尺神经由臂丛的内侧束发出，主要由 $C_7 \sim C_8$ 及 T_1 神经根纤维共同组成。尺神经自胸小肌下缘，经腋窝于腋动、静脉之间的区域下行。至上臂上段，于肱动脉内侧的喙肱肌止点处，而与尺侧上副动脉相伴行，穿过臂内侧肌间隔，并由该肌间隔的前方行至其后方，再沿肱三头肌内侧头前面下降至肘后区，于肱骨内上髁与尺骨鹰嘴之间的区域，经肱骨内上髁后下侧的尺神经沟，由尺侧腕屈肌两头间穿过，移行至前臂。随后，尺神经沿前臂的内侧，下降至指深屈肌浅面并发出分支，经尺侧腕屈肌的深面穿过。当尺神经移行至前臂远段时，该神经则走形于尺侧腕屈肌的桡侧，且仅有皮肤与固有筋膜对其覆盖。

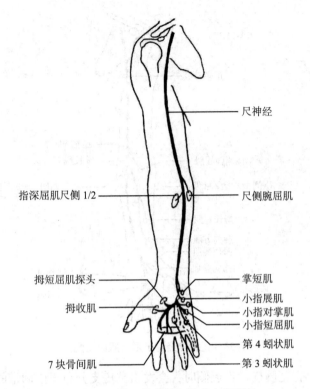

尺神经

指深屈肌尺侧 1/2 —————————— 尺侧腕屈肌

拇短屈肌探头 —————————— 掌短肌
　　　　　　　　　　　　　　　小指展肌
拇收肌 —————————— 小指对掌肌
　　　　　　　　　　　　　　　小指短屈肌
　　　　　　　　　　　　　　　第 4 蚓状肌
7 块骨间肌 —————————— 第 3 蚓状肌

图 1-34　尺神经的走形与肌肉支配情况

　　当尺神经行经肘关节时，会发出分支进入肘关节，该分支称为肘关节支；当尺神经由尺神经沟穿出，行进数厘米后，于前臂上段近肘关节的地方发出分支，分别进入尺侧腕屈肌及指深屈肌的尺侧部。尺神经于前臂中点处，发出掌皮支下降，并分布于手掌小鱼际区域的皮肤，有时该神经还参与掌短肌的支配，并与正中神经的掌皮支及前臂内侧皮神经相吻合。

　　于腕横韧带附近数厘米处，尺神经发出手背支，经由尺侧腕屈肌腱与尺骨之间的区域转至背侧，而向下移行至手背处，并发出数条细小分支移行至手背，与桡神经的浅支臂及内侧皮神经相吻合；尺神经移行至腕关节背侧处，分为 3 支指背神经。其中一支移行至小指尺侧缘处；其他两支分别分布于小指与环指背侧的相对缘处及环指与中指的相对缘处。其中，分布于小指背侧的神经可移行至末节指骨的基底部；而分布于环指背侧的神经则可移行至中节指骨的基底部；小指与环指背侧的其余部分，则主要由尺神经的指掌侧固有神经进行支配；而环指中节及末节背侧的桡侧半，则主要由正中神经的分支——指掌侧固有神经进行支配。

　　当尺神经由腕横韧带的浅面穿过，并经由豌豆骨的桡侧进入手掌时，分为掌浅、深 2 支。

　　（1）掌浅支

　　分为两支，一支为指掌侧固有神经，主要分布于第 5 指掌侧的尺侧缘；另一支为指掌侧总神经，于掌腱膜的深处再次分为 2 支，并移行至小指与环指掌侧的相对缘处，转至背侧，主要分布于小指和环指的中、末两节背侧区域的皮肤。此外，掌浅支还发出分支分布于掌短肌，并与正中神经相吻合。

（2）掌深支

与尺动脉的深支相伴行，发出分支进入小指展肌、小指短肌及小指对掌肌内，并于此处形成神经弓。由神经弓发出细小分支移行至4块背侧骨间肌及3块掌侧骨间肌内，并有细小分支进入第3、4蚓状肌及拇收肌与拇短屈肌的深头；第3蚓状肌除可接受尺神经的支配外，还可接受正中神经分支的支配。此外，于该神经弓处，还可发出分支进入腕关节内。

尺神经的体表投影：自肱动脉的搏动处至肱骨内上髁的后方作一连线，再由肱骨内上髁至豌豆骨的外侧缘作一连线，上述两条连线即尺神经的体表投影。

当尺神经损伤时，同样会出现相应肌肉的萎缩及某区域皮肤的感觉障碍。主要表现为屈腕功能障碍（主要由屈腕、屈指肌的瘫痪所致）；拇指内收功能障碍（主要由拇收肌的瘫痪所致）；各指相互间不能并拢，第4、5指的掌指关节可出现过伸，而指间关节会出现屈曲（主要由骨间肌及第3、4蚓状肌的瘫痪所致），以上变化可使手掌形似鹰爪样，故又称其为"爪形手"。

3. 桡神经

桡神经由臂丛后束发出，主要由 $C_5 \sim C_8$ 及 T_1 神经根纤维组成。桡神经于腋窝内走行于腋动脉的背侧，并走行于肩胛下肌、背阔肌及大圆肌前面。但当桡神经沿上臂向下走行时，其主要与肱深动脉相伴行，并移行至肱骨后面，循桡神经沟向下移行，经肱骨与肱三头肌内、外侧头间所围成的肱骨肌管穿出，而转至臂外侧，并穿过臂外侧肌间隔，移行至肘前外侧沟，之后继续下降。

于肘前外侧沟内，肱深动脉所发出的分支——桡侧副动脉与桡神经相伴行，桡神经于肱骨外上髁前面分为浅、深两支。桡神经在行程中会发出细小的分支进入肱三头肌长头及内侧头。除此之外，该神经还会发出分支进入肘肌。当穿过臂外侧肌间隔后，桡神经于肘前外侧沟内发出肌支，进入肱肌、肱桡肌及桡侧腕长伸肌。

桡神经于腋窝内发出臂后皮神经，并绕经肱三头肌长头下行，穿过固有筋膜移行至臂后内侧，分布于臂后三角肌以下，直达肘关节区域的皮肤。

当桡神经穿经肱骨肌管时，发出前臂背侧皮神经，而分为上、下两支，以支配肱三头肌的内、外侧头，并分布于肘关节的前面，及臂下半部外侧区域的皮肤，下支经肱骨外上髁后侧，移行至前臂背侧，分布于前臂后部直至腕关节区域的皮肤，并与前臂内侧皮神经及前臂外侧皮神经的后支相吻合。当桡神经行至肱骨外上髁上方时，其发出分支进入肘关节，该分支称为关节支。

桡神经主要终末支可分为浅、深两支（图1-35）。

（1）桡神经浅支

该分支又称为前臂掌侧骨间神经，于肘关节前面下降，并由肱桡肌所覆盖，经过旋后肌与桡侧返动脉的掌侧、旋后肌的下缘，逐渐向桡动脉靠近并走行于该动脉的桡侧，与之并排继续下降，移行至旋前圆肌、指浅屈肌及拇长屈肌的掌侧面，在距肘上约7cm处，由肱桡肌腱的深侧转向前臂背侧，穿固有筋膜，越过腕背韧带，分为4~5支指背神经。

（2）桡神经深支

该分支又称为前臂骨间背侧神经，桡神经于肱骨外上髁的前侧，桡骨颈部分出浅、深两支。深支由肘关节及桡侧返动脉的前侧经过，穿过旋后肌，并发出分支进入该肌，再经桡骨外侧向后移行，到达前臂背侧动脉附近，并与之伴行。随后，向下方移行至拇短伸肌的下缘，而穿入其深层，向拇长伸肌发出分支，移行至其内侧，且沿前臂骨间膜背侧向下移行，与骨间掌侧动脉相伴行，最后当达腕背处时，形成如神经节样的膨大，于此处，其发出分支进入腕关节。于行程中，深支发出分支，以支配深层指总伸肌、小指固有伸肌、尺侧腕伸肌、拇长伸肌及示指固有伸肌，另发出分支参与对拇长展肌及拇短伸肌的支配。

桡神经浅、深支于经旋前圆肌与指浅屈肌穿出时，会因受压而出现麻痹。

桡神经的走形与肌肉支配情况如图1-36。

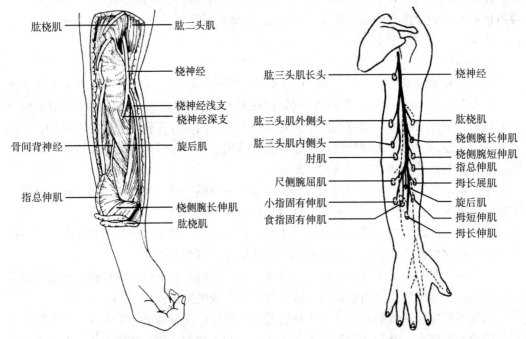

图1-35 桡神经及其临近结构　　　图1-36 桡神经的走形与肌肉支配情况

（四）肘关节囊的神经分布

分布于肘关节囊附近的神经主要为桡神经、正中神经、肌皮神经、尺神经及骨间掌侧神经的分支，其中桡神经的分支主要分布至关节囊的后壁及前外侧壁；正中神经的分支分布于关节囊前内侧壁和前壁；而肌皮神经的分支分布于关节囊前壁的浅层，与正中神经的分支互为补充；尺神经的分支则分布于尺侧副韧带上。图1-37为肘前下区的血管、神经与肌肉组织。

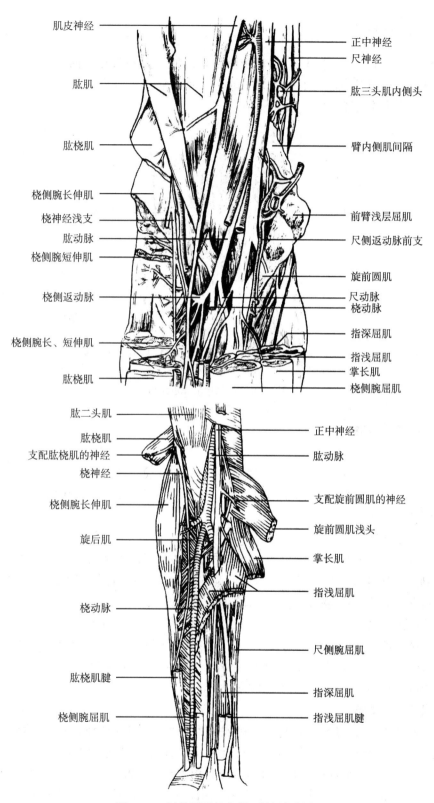

图 1-37　肘前下区的血管、神经与肌肉

肌皮神经

肱肌

肱桡肌

桡侧腕长伸肌

桡神经浅支

肱动脉

桡侧腕短伸肌

桡侧返动脉

桡侧腕长、短伸肌

肱桡肌

正中神经

尺神经

肱三头肌内侧头

臂内侧肌间隔

前臂浅层屈肌

尺侧返动脉前支

旋前圆肌

尺动脉

桡动脉

指深屈肌

指浅屈肌

掌长肌

桡侧腕屈肌

肱二头肌

肱桡肌

支配肱桡肌的神经

桡神经

桡侧腕长伸肌

旋后肌

桡动脉

肱桡肌腱

桡侧腕屈肌

正中神经

肱动脉

支配旋前圆肌的神经

旋前圆肌浅头

掌长肌

指浅屈肌

尺侧腕屈肌

指深屈肌

指浅屈肌腱

六、肘部血管

肘部动脉基本走行，在上方，自肱动脉搏动处，经肘部发出后向前臂行进，其与肱二头肌及正中神经等在肘部的关系如图1-38。而静脉主要收集肘部回流的血液及通过前臂与手部回流的血液。

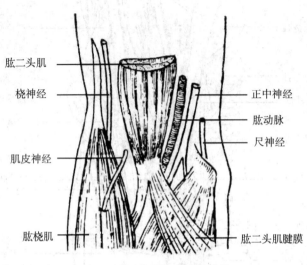

图1-38 肱动脉及邻近结构

（一）肘部动脉

1. 中副动脉

该动脉为肱深动脉在经过肱三头肌的内、外侧头之间后所发出的一条终支，该终支穿过肱三头肌的内侧头，然后沿肱骨后缘下降至肘关节附近。在行程中，该动脉与支配肘肌的桡神经相伴行。

2. 桡侧副动脉

该动脉为肱深动脉所分出的另一条终末支。该动脉在桡神经下分为掌侧支和背侧支。掌侧支与桡神经一起穿过臂外侧肌间隔，并在肱桡肌和肱肌之间下降至肘关节附近；背侧支沿臂外侧肌间隔的背侧下降至肘关节附近。

3. 尺侧上副动脉

该动脉一般起于肱动脉的稍下方（或与肱深动脉共干）。自肱动脉发出后，伴随尺神经由臂内侧肌间隔穿过，沿其背侧面下降，抵于肱骨内上髁与尺骨鹰嘴之间的区域，并与尺侧返动脉的后支及尺侧下副动脉相吻合。

4. 尺侧下副动脉

该动脉于肘窝上约5cm处自肱动脉发出，并沿肱肌的前内侧下行，然后分为前、后二支。前支沿肱肌的前面下降，并行至肘关节附近，而与尺侧返动脉的掌支相吻合；后支经由臂内侧肌间隔穿过，而行至肱骨内上髁的后方，并与尺侧返动脉的背侧支及尺侧上副动脉相吻合。肌支系由肱动脉发出，并穿入肱肌、喙肱肌及肱二头肌等肌肉内。

5. 桡侧返动脉

桡动脉于桡骨颈水平稍下方处自肱动脉分出，并在旋前圆肌与肱桡肌之间的区域内走行。桡侧返动脉经桡动脉起始部分出后，向外上方移行，走行于肱桡肌的尺侧及旋后肌与肱肌的掌侧，并与桡神经伴行。肌支是由桡动脉在沿途发出的，其主要走行至前臂的桡侧诸肌，如桡侧腕长、短伸肌及指总伸肌等。

6. 尺侧返动脉

肱动脉于桡骨颈水平稍下方处发出桡动脉的同时，于同一水平发出另一条分支，即尺动脉。尺动脉在浅屈肌群与深屈肌群之间的区域内走行，并在下行 2~3cm 后，发出第一个分支，即尺侧返动脉。尺侧返动脉在肱肌与旋前圆肌之间的区域内上升，并分为两支，即掌侧支和背侧支。掌侧支在旋前圆肌与肱肌之间的区域内，向内上方斜行上升，抵于肱骨内上髁的掌侧，并另发一条分支走行至旋前圆肌与肱肌处；背侧支向上走行至肱骨内上髁的背侧，穿过尺侧腕屈肌的两头之间，与尺神经相伴行，并发出小支走行至附近诸肌。其终末支与尺侧下副动脉相吻合。

（二）肘部静脉

此处主要介绍肘部的深静脉（肘部的浅静脉已在"肘部的软组织结构"中做过介绍，不再赘述）。肘部的深静脉多与同名的动脉相伴行，一般分为两支，行于同名动脉的两侧。在两侧静脉之间又有多条小静脉相互吻合，以使得两侧的静脉血管能够相互沟通。肘部的深静脉主要有如下两条。

1. 桡静脉

该静脉起自背部的深静脉网，行至肘部时分为两支，并沿桡动脉的两侧上行至肘窝稍上处，然后与尺静脉汇流，从而组成臂静脉。

2. 尺静脉

该静脉一般较桡静脉略粗，系由掌深静脉弓的各属支汇合而成，除此之外，其还在肘部收纳骨间掌、背侧静脉的回流血液，并以较大的交通支与肘前部的正中静脉汇聚。有时在一些正常人体上，肘前正中静脉会发育得很粗，因此，其可将头静脉的全部或大部分的静脉血引流至贵要静脉，而使得头静脉的上段变得很细甚或消失。其他静脉多伴随各动脉行进于肌肉内或肌间隙中。

（三）肘部骨骼的血液供应

1. 肱骨的血液供应（图 1-39）

为肱骨体供应血液的动脉主要来自肱深动脉的分支，这些分支经滋养孔进入髓腔后分为升支与降支。升支迂曲上升，与副滋养动脉及骨膜动脉相吻合；而降支又分出许多分支并下降。因此，肱骨体的上 1/3 段存在固有副滋养动脉，使得此处的血供较好；而骨干的下段一般无副滋养动脉，使得此处的血供较差（故进行针刀治疗时，应注意保护主要的滋养动脉）。肱骨上端的血供动脉主要来自旋前、旋后动脉，旋前动脉发出分支，经肱骨大、小结节之间进入骨内后，向后内侧移行，并发出分支而分布于骨骺部；旋后动脉则与肩胛下动脉的分支相吻合，并发出分支分布于肱骨颈的内侧面。因此，肱骨外科颈血管比较丰富，而肱骨下段血供不如上段丰富。

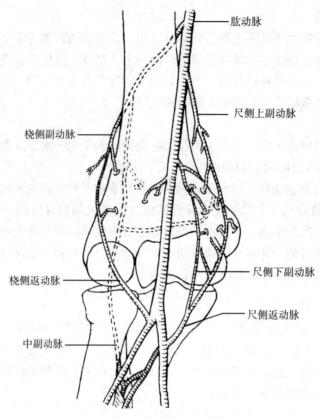

图 1-39　肘部骨骼的血液供应

2. 尺骨的血液供应（图 1-39）

尺骨近端主要接受来自肱动脉所发出的尺侧返动脉及尺动脉细支的营养，其中有 6~7 支滋养动脉进入尺骨的近段、鹰嘴及冠突部。

3. 桡骨的血液供应（图 1-39）

桡骨近段主要接受来自桡侧返动脉及由骨间总动脉发出的骨间返动脉的营养，其中有 2~3 支滋养动脉由环状韧带远端 3~5cm 处进入，而桡骨结节处亦有 1~2 支滋养动脉进入。

第三节　腕手部针刀应用解剖

一、腕部针刀应用解剖

（一）腕部体表解剖定位

1. 腕关节的皮肤横纹

当强力握拳屈腕时，腕前呈现 3 条纵行皮肤隆起。其中位于中线的是掌长肌腱，正中神经位于其下方；桡侧隆起则为桡侧腕屈肌腱；最内侧隆起的为尺侧腕屈肌腱，沿此肌腱可触及豌豆骨。在桡侧腕屈肌腱与桡骨茎突之间，可触摸到桡动脉的搏动。尺动脉和尺神经则介于指浅屈肌腱与尺侧腕屈肌腱之间，由于尺动脉表面有一层坚韧的筋膜覆盖，所以较难触到动脉搏动。腕关节的前面有 2~3 条横行皮肤皱纹。

（1）近侧横纹

比较恒定。此横纹与尺骨小头相平行，又同时与桡腕关节线的最近点相对应。

（2）中间横

纹较不恒定。两端分别与桡、尺骨茎突的连线，即桡腕关节线的桡侧端与尺侧端相对应。

（3）远侧横纹

最明显。此横纹约与腕横韧带的远侧缘对应，在相当于腕掌关节的部位。在该纹外、中 1/3 交界处，可以摸到舟骨结节；向远侧约 1cm 处，可触及大多角骨结节，在大多角骨远端可触及桡侧腕屈肌腱。此横纹尺侧端的突起为豌豆骨，为腕关节掌侧的重要标志之一。桡侧可摸及尺动脉的搏动，尺动脉的尺侧为尺神经，两者相互伴行；向上可连接尺侧腕屈肌，向下则为钩骨的钩突，正对环指的尺侧缘。

2. 骨性标志（图 1-40）

（1）大多角骨结节

位于舟骨结节远侧 1cm 处。

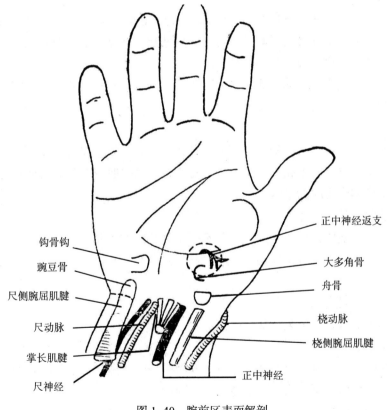

图 1-40　腕前区表面解剖

（2）舟骨结节

位于腕远纹外、中 1/3 交点处。

（3）豌豆骨

是位于腕远纹尺侧端的突起，其为腕前区的重要标志之一，桡侧可摸到尺动脉的搏动；向上连尺侧腕屈肌；向下外方为钩骨钩，适对环指的尺侧缘。

（二）腕前区结构

1. 浅层结构（图 1–41）

腕前区的皮肤和皮下组织，都比较薄而松弛，其中有前臂正中静脉的分支、掌皮支和尺神经，以及前臂内、外侧皮神经的末支分布。

腕后区的皮肤和皮下组织，都比掌侧要厚。桡神经浅支与头静脉起始部相伴行。腕正中有前臂背侧皮神经的末支分布。

2. 深筋膜

腕前区深筋膜，其上与前臂筋膜相续，其下与掌深筋膜相连。

（1）腕掌侧韧带

位于 3 条腕横纹的深面，其解剖位置较为表浅，两侧的远端与腕背侧韧带（伸肌支持带）相连，与腕横韧带相融合。

（2）腕横韧带

又名屈肌支持带，长、宽各约为 2.5cm，厚为 0.1~0.2cm，居于腕掌侧韧带的远侧。

①腕桡侧管为腕横韧带的桡侧端，可以分成两层，分别附着于舟骨结节及大多角骨结节所构成，其内有桡侧腕屈肌腱通过。

②腕尺侧管为腕横韧带的尺侧端，分别附着于豌豆骨和钩骨钩，其与浅层的腕掌侧韧带共同构成，其内有尺神经和尺血管通过。

（3）腕管

由腕横韧带与腕骨沟共同构成，管的中部比较窄，其后壁是附着于腕关节囊前面的筋膜，向上与旋前方肌筋膜相续。管内分别有屈指、屈拇肌的 9 条长腱通过。

3. 通过腕横韧带浅层的结构

（1）桡动脉及其伴行静脉

位于肱桡肌与桡侧腕屈肌之间。桡动脉平桡骨茎突发出掌浅支，向下入手掌部。桡动脉本干首先绕过桡骨茎突的远侧，再经腕桡侧副韧带和拇长展肌之间，最后达于腕后区。

（2）桡侧腕屈肌腱

经腕桡侧管下行，止于第 2 掌骨底。

（3）掌长肌腱

位置表浅而细，其掩盖正中神经下行，经腕横韧带掌侧，与掌腱膜相连续。极少数人可单侧缺如。临床上应注意与正中神经相鉴别。

（4）尺血管和尺神经

尺血管位于尺神经的桡侧端，在尺侧腕屈肌的掩盖下经腕尺侧管向下行，尺动脉和尺神经均发深支进入手掌。尺动脉本干与尺神经浅支伴行，经钩骨钩的尺侧，弯向下后再进入手掌，并参与掌浅弓的构成。尺神经在腕部解剖位置表浅，较易受伤，伤后临床可表现为小鱼际和骨间肌麻痹；各指不能内收，第2~5指不能外展；第4、5指掌指关节过伸，形如"爪形手"；手掌尺侧1/3及尺侧一个半指掌侧皮肤和两个半指背侧的皮肤感觉丧失。

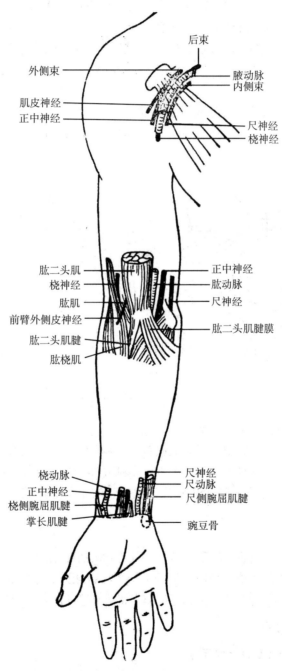

图 1-41　肘前区、腕前区的血管、神经

4. 通过腕管的结构（图1-42）

管内有指浅、深屈肌和拇长屈肌的9条肌腱穿过，其分别被屈肌总腱鞘和拇长屈肌腱鞘所包绕。由于肌腱断裂时近端回缩比较少，故当修复时，易于牵拉缝合。但是，拇长屈肌腱断裂时，近端回缩较大，常缩至腕部以上。通过该管的结构详述如下。

（1）正中神经

正中神经位于指浅屈肌腱的深面，向下行于该肌腱的桡侧，再通过二屈肌腱鞘，浅面仅有掌长肌腱，解剖位置较表浅，较易被锐器损伤。

正中神经在腕部受伤后的表现为拇指不能对掌，呈内收位；鱼际萎缩；示、中指掌指关节过伸，其手势如"猿掌"；手掌桡侧2/3及桡侧3个半指的皮肤感觉丧失。

（2）指浅屈肌腱

指浅屈肌在前臂的下部已分成4条肌腱，故具有使第2~4指单独屈曲的作用。4条肌腱在腕管内的排列是中、环指肌腱位于示、小指的掌侧端，到达手掌后四腱并列。

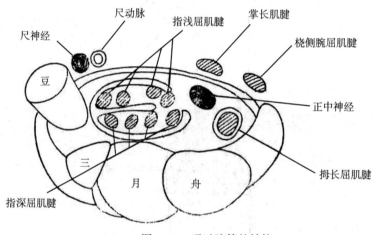

图1-42　通过腕管的结构

（3）拇长屈肌腱和指深屈肌腱

拇长屈肌腱和指深屈肌腱的5条肌腱都通过腕管的深部，并紧贴关节囊下行。拇长屈肌腱位于桡侧；指深屈肌腱则位于尺侧，该肌在达腕部之前就先分出至示指的肌腱；至中、环、小指的肌腱向远侧逐渐分开，故该肌较不易完成第3、4、5指的单独屈曲运动。

（4）屈肌腱鞘

拇长屈肌腱由拇长屈肌腱鞘所包绕；屈肌总腱鞘则包被指浅、深屈肌4对肌腱。两鞘的近侧端与远侧端分别越过腕横韧带的上、下缘各2.5cm左右的距离。拇长屈肌腱鞘的远侧端与拇长屈肌腱同样长。指总屈肌腱鞘的尺侧部与小指的腱鞘相连通。

（三）腕后区结构

1. 桡骨背侧结节（Lister结节）

位于桡骨下端背侧中部；其桡侧面有桡侧腕短伸肌腱，尺侧面有拇长伸肌腱从其下方越过。

2. 解剖学"鼻烟壶"

解剖学"鼻烟壶"位于腕后区的外侧，当伸、展拇指的时候，会呈现尖向拇指的三角形凹陷，其桡侧面为拇长展肌和拇短伸肌的肌腱，尺侧则为拇长伸肌腱，三角的近侧界为桡骨茎突。窝底为舟骨及大多角骨，可触及桡动脉搏动。当出现舟骨骨折时，因肿胀导致鼻烟壶消失，窝底有压痛感出现。

3. 桡骨茎突、尺骨茎突

在桡骨茎突和掌长肌腱之间都可摸到桡动脉的搏动。

4. 第一骨间背侧肌隆起

当拇指内收时，可见其内侧的肌隆起，在其近侧端为桡动脉入掌处。

5. 腕背侧韧带

腕后区的深筋膜增厚，可形成一个伸肌支持带，对伸肌腱起到约束的作用。

腕背侧韧带（伸肌支持带）两侧分别附着于桡、尺骨的茎突和腕骨。在此韧带的深面有从前臂来的 12 条肌腱通过。

腕背侧韧带（伸肌支持带）的深面发出 5 个筋膜间隔，分别附着于尺、桡骨远侧端的背面。来自前臂的 3 条伸腕肌、3 条伸展拇指肌以及 3 条伸指肌，共 12 条肌腱，分别被 6 个腱鞘所包绕，通过上述的 6 个管道，到达手背和手指的部位。各腱鞘分别超过腕背侧韧带的近侧端和远侧端各 2.5cm 左右。从桡侧到尺侧，各管道通过的肌腱及腱鞘，依次为拇长展肌与拇短伸肌腱，桡侧腕短、长伸肌腱，拇长伸肌腱，食指固有伸肌腱与指伸肌，小指伸肌腱，尺侧腕伸肌腱。有的人拇长伸肌腱鞘与桡腕关节腔是彼此相交通的。此外，拇长展肌常有副腱，约占 80% 以上。因此拇长展肌与拇短伸肌腱鞘相对较为狭窄，两腱绕过桡骨茎突，并形成一定的角度。由于拇指的活动度较大，故该腱鞘易受劳损，形成狭窄性腱鞘炎（图 1-43）。

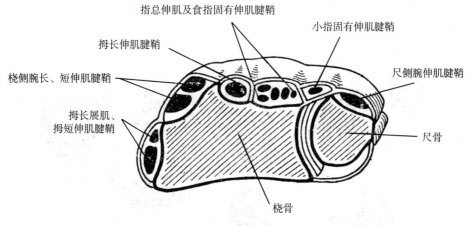

图 1-43 腕后区横断面示 6 个腱鞘

（四）腕关节背侧区

1. 尺桡骨下端

腕背侧的尺桡骨下端均可在皮下触及，其中桡骨远端占腕横径的 2/3，尺骨头仅占 1/3。

2. 腕掌关节

第 1、3、5 掌骨基底部在腕背很容易触及，腕关节在掌屈时特别明显，它们的连线即代表腕掌关节线。

3. 桡腕关节线

连接两茎突尖画一线，在腕部背侧从该线中点，向上作一长约 1cm 之垂直线，通过两茎突线端及该垂直线端的弓形成，即代表该关节的投影。

4. 尺桡骨远端的中点有一结节（Lister 结节）

其为外科手术的标志。拇长伸肌腱由此结节的尺侧绕过，其桡侧为桡侧腕短伸肌腱。由该结节向远侧延伸则相当于舟月关节。

5. 腕背桡侧

其桡侧界为拇长展肌腱和拇短伸肌腱，尺侧界为拇长伸肌腱，远侧为第 1 掌骨基底，近侧为桡骨茎突。该窝底有舟骨结节的背面与大多角骨背面四结节。其内容物有几根浅静脉与桡动脉的深支，由腕前经此处及第 1 掌骨间隙；另有前臂皮神经终末支和桡神经至拇指的分支。在临床上进行舟骨手术时，注意勿损伤桡动脉及神经分支。此处也是切开拇长伸肌腱鞘、结扎桡动脉以及到达中腕关节的合理途径。

（五）腕部骨骼

1. 腕骨

共有 8 块，排成两行。所有腕骨除掌、背两面有骨膜、关节囊及韧带附着外，其余都构成关节面，很少有肌腱附着。所以，腕部血液供应较差，手术时应尽量避免损伤韧带和关节囊的附着处，以保障血管的分布，否则在临床上极易出现无菌性骨坏死。

这 8 块腕骨其大致分成远近两排，舟骨为连接两排的骨（图 1-44、图 1-45）。

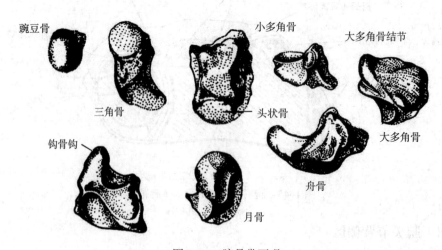

图 1-44 腕骨掌面观

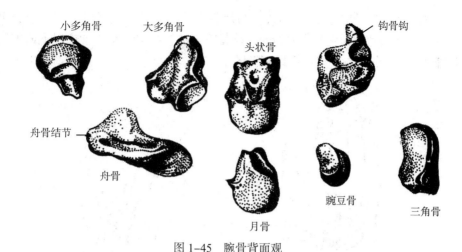

图 1-45　腕骨背面观

（1）头状骨

位于远排腕骨中心，为腕骨中最大的一块，是腕骨的枢石。

（2）大多角骨

有 4 个关节面：第 1、2 掌骨，小多角骨及舟骨。

（3）小多角骨

紧密地附着于大多角骨上，深埋于第 2 掌骨基底关节面中。

（4）钩骨

外观上呈三角形，三角形之尖在近侧，参与构成远排腕骨的尺侧边缘。钩骨分体、沟和钩 3 个部分。

（5）舟骨

不论在解剖形状还是在各种关节活动方面，都是腕骨中最为复杂的结构。其形状似船，表面的 80% 为软骨所覆盖。舟骨远端掌侧隆起为舟骨结节，桡侧腕屈肌腱有部分止于此。舟骨的血液供应主要从舟骨结节处进入舟骨。

（6）月骨

是腕骨中唯一的掌侧大背侧小的骨头。外形上呈半圆形，侧面观为半月状。

（7）三角骨

形似三角形，呈锥状，位于月骨与钩骨之间，并与两骨形成关节。

（8）豌豆骨

呈圆形，实则为尺侧腕屈肌腱的籽骨，位于三角骨的掌侧端。

2. 桡骨下端

桡骨下端骨质疏松膨大，向上 3~3.5cm 为坚硬皮质骨的桡骨干，松质骨与皮质骨之交界处为力学结构薄弱区，较易发生骨折。桡骨下端呈方形，有掌、背、桡、尺 4 个面。掌侧面光滑，有旋前方肌附着，背面稍突起，有 4 个骨性腱沟，伸肌腱也由此通过。桡侧为桡骨茎突，是肱桡肌的止点。尺侧面有尺骨切迹，与尺骨环状面构成下尺桡关节，为前臂下端活动的枢纽关节。桡骨下端前面平坦有旋前方肌附着于其上，背面则为隆凸，尤以桡骨背侧结节最为突出，形成 3 条纵沟通向肌腱，沟间纵嵴有腕背侧韧带附着。内侧面有一凹面为尺骨切迹，与尺骨头形成关节。其外侧末端较为突出，为桡骨茎突，该茎突比尺骨茎突长 1.5cm。桡骨下端的桡腕关节在正常情况下向掌侧倾斜 10°~15°，尺侧倾斜 20°~25°。（图 1-46、图 1-47）。

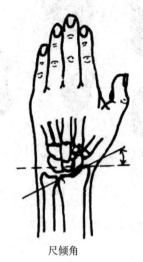

尺倾角

图 1-46　桡腕关节尺倾角

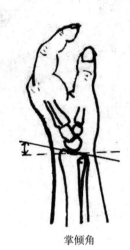

掌倾角

图 1-47　桡腕关节掌倾角

3. 尺骨下端

尺骨下端狭小，呈圆柱形，末端较为膨大，称尺骨头，其前、外、后缘的环状关节面与桡骨的尺骨切迹相关节。头的下面与关节盘相贴，尺骨的背内侧向下突起为尺骨茎突。尺骨头的桡侧有半环状关节面，与桡骨下端的尺骨切迹构成下尺桡关节，当桡骨围绕尺骨作 150° 旋转时，尺、桡骨茎突在皮下均可以摸到，桡骨茎突比尺骨茎突长 1~1.5cm。

（六）腕部关节及其韧带

1. 腕部关节

腕关节为复合关节，它是由尺桡下关节、桡腕关节、中腕关节、腕掌关节和腕骨间关节所共同组合而成的（图 1-48）。

（1）尺桡下关节

尺桡下关节是由尺骨小头的环状关节面和桡骨远端的尺侧切迹共同组成的车轴关节。其内有一个三角纤维软骨盘（或称软骨板）相连结。三角形的底部附着于桡骨的尺侧切迹下缘，与桡骨远端关节面相移行；三角形的尖部则附着于尺骨茎突的桡侧基底小窝部，与腕关节尺侧副韧带相连，它的前后缘增厚，其中止于尺骨处最厚（5~6mm），中央薄（约 2mm），上下呈双凹状，并被前后关节囊韧带所加强，关节囊较薄弱且松弛，其滑膜面近侧突出于尺桡下关节面 6~7mm，形成囊状隐窝，便于前臂进行回旋运动，并避免受损伤。尺、桡骨远端骨骺线位于关节囊内，当骨骺分离时，可波及关节囊，从而影响到旋转活动。尺桡下关节为双枢轴滑膜关节，外形呈倒 "L" 形，垂直部分位于尺桡下关节之间，横形部分则位于三角软骨盘与尺骨头下方的中间。三角软骨盘是连接尺桡骨下端的主要纽带，由于它的前后均与关节囊有纤维相连，故当前臂旋前或旋后时，该纤维既起到了固定三角软骨盘的作用，又可以将桡腕关节和尺桡下关节腔完全隔开，从而也铺平了桡腕关节。

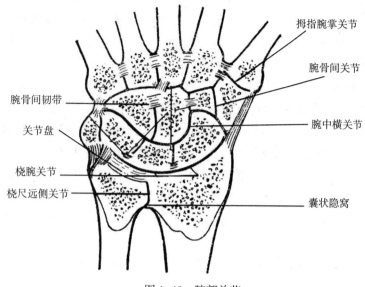

图 1-48　腕部关节

（2）桡腕关节

桡腕关节是腕部的主要关节，由桡骨下端关节面以及三角纤维软骨与腕舟骨、三角骨和月骨组成，呈椭圆形关节，其关节腔较大，关节囊松弛。桡腕关节为一典型的二轴性椭圆形关节。它是由近侧和远侧两个面共同组成。该关节在体表的投影为通过桡、尺骨茎突凸向近侧 1cm 的弧线，桡骨下端的关节面和关节盘共同围成关节窝；月骨、舟骨和三角骨共同构成的关节头，借助关节囊和侧副韧带相互连结而成。关节头主要与桡骨接触，与桡、尺远侧关节间有关节盘相隔。

（3）腕骨间关节

腕间关节由远、近排腕骨所组成。关节腔呈"Z"形。近排腕骨中的豌豆骨属于关节外骨，是尺侧腕屈肌腱的籽骨，并不参与构成桡腕和腕间关节。在近侧腕骨间关节中，舟骨与月骨和二角骨之间并没有独立的关节囊，在相邻的骨之间借助 3 种韧带相连。远侧腕骨间关节中的大小多角骨及头状骨和钩骨，相邻骨间亦借助 3 种韧带相连。

（4）中腕关节

该关节也可称为腕横关节，位于远近两排腕骨之间，为一个变形的平面滑膜关节。它仍是腕骨间关节的一个组成部分。其位于近、远侧的腕骨之间，关节呈"〜"形，桡侧面半凸向远侧，尺侧面半凸向近侧，活动灵活多样。但是，豌豆骨并不参与构成该关节。各列腕骨之间有韧带相连，所以腕中横关节与桡腕关节、腕掌关节都互不相通。

（5）腕掌关节

腕掌关节即掌骨基底关节，由远侧腕骨的远侧关节面与 5 个掌骨基底关节面所形成。其可以分为两个部分。

53

　　它由远侧列腕骨与 1~5 节掌骨底所构成。拇指腕掌关节属于鞍状关节，它使拇指和其余四指在功能上处于对立统一的地位，完成对掌功能，其担负一半手的功能。小指腕掌关节也属于鞍状关节，关节囊松弛，因此其运动范围比第 2~4 腕掌关节要大。而第 2~4 腕掌关节则是由第 2~4 掌骨底与远侧腕骨镶嵌交错而成，故其运动范围较小，能适应手的握取功能。腕掌关节线在掌背侧相当于第 1、3、5 掌骨底的连线，在掌侧则正对腕横韧带的远侧缘处。

　　2. 腕部关节韧带

　　腕关节的关节囊及其韧带结构在各种解剖学教材中都有所描述，但在临床手术或尸体解剖中却很难辨认清楚。掌侧关节囊被一层具有光泽的组织所覆盖，而腕背侧关节囊壁的纤维与伸肌腱间隔紧密融合在一起，只有把表面的组织去除之后，才能看到关节囊本身的结构。从外表上看到的关节囊，纤维排列都是没有规律性的。掌侧关节囊明显厚而且坚韧，但是背侧、尺侧及桡侧则是薄而松弛的。掌侧韧带的纤维走向及排列从关节囊的内侧面看可明显看见。有些韧带起止点全在腕骨上，而有些则起自腕骨而止于腕骨以外的骨（图 1-49）。

　　在解剖学上，腕关节韧带有两种划分方式：外在韧带、内在韧带，腕掌侧韧带、腕背侧韧带。

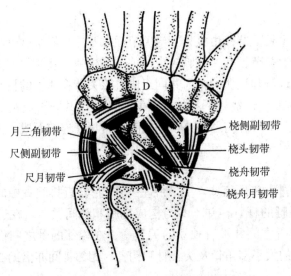

图 1-49　腕掌侧主要韧带示意图

D 三角或 "V" 形韧带　1 三角骨　2 头状骨　3 舟骨　4 月骨

　　（1）外在韧带与内在韧带

　　①外在韧带：外在韧带可以分为桡腕韧带和腕掌韧带，其中桡腕韧带又分为桡侧副韧带、掌侧桡腕韧带、尺侧复合组织、背侧桡腕韧带。掌侧桡腕韧带包括浅韧带和深韧带，深韧带有桡舟头韧带、桡月韧带、桡舟月韧带。

　　外在韧带是连接腕骨与桡骨、尺骨（桡腕韧带，尺腕韧带）和腕骨与掌骨（腕掌韧带）的韧带。

　　桡侧副韧带起自桡骨茎突掌侧缘，止于舟骨结节及桡侧腕屈肌腱管沟的壁侧。沿着掌侧桡腕韧带的桡侧走行，并跨越腕关节活动的横轴止于掌侧。

　　掌侧桡腕韧带可以划分为浅深两层。浅层桡腕韧带排列成两个倒"V"字形，远侧"V"的尖端附着在头状骨的颈部，稍近侧的另一个"V"的尖端则附着在月骨上。这些韧带结构相互交织在一起很难分辨清楚。"V"形韧带有两个臂，分别从头状骨及月骨向近端延伸到桡骨及尺骨远端的掌侧。深层掌侧桡腕韧带从关节囊的内侧可见 3 束很清晰的韧带。以起止点来命名，最外侧的为桡头韧带（或称桡舟头韧带），有少许纤维与舟骨相连；在该韧带稍内侧，则为桡舟韧带；第 3 个为桡舟月韧带，起自桡骨并止于月骨，但是也有部分纤维止于舟骨。深层桡腕韧带制约着舟骨近端与桡骨下端掌侧缘之间的稳定性。当腕关节掌屈及桡侧偏时，此韧带可以防止舟骨过度向背侧旋转。若此韧带不完整则会发生舟骨旋转脱位。

　　腕关节尺侧的结构相当复杂，所有腕尺侧的韧带及其支持组织相互构成尺腕复合组织（图 1-50）。此处常发生疼痛，而又常无临床或 X 线阳性的表现。尺腕复合组织实际上不是起自尺骨头，而是连接桡骨背侧与腕骨之间的组织。所以，实际上是由靠内侧桡腕结构与掌侧桡腕及桡侧副韧带，将腕骨悬吊于桡骨上。腕尺侧半月板及三角纤维软骨共同起自桡骨下端的尺背角处，从此处稍向掌侧及远侧、围绕腕关节的尺侧，有半圆形的半月板连接于三角骨上。在近侧有三角纤维软骨，呈水平位，其止于尺骨茎突的基底。在此二结构之间有一三角区，各尺骨茎突前隐窝，环绕茎突间存有滑液。尺腕复合组织的第 3 个组成部分则为尺月韧带，其形状扁而宽，起自三角纤维软骨的掌侧缘，止于月骨的掌面。第 4 个组成部分为尺侧副韧带，其为一束薄弱的纤维组织。以前描述为起自尺骨茎突的尖端，实际上则是尖端处多覆盖有玻璃软骨，而且位于茎突前隐窝中。所以，尺侧副韧带起自尺骨茎突尺侧基底，沿腕关节囊并止于三角骨。

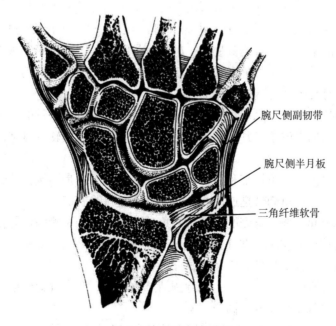

腕尺侧副韧带

腕尺侧半月板

三角纤维软骨

图 1-50　尺腕复合组织

背侧桡腕韧带起自于桡骨关节面的背侧缘，走向远侧及内侧，分成两束并止于三角骨及月骨，其与较为厚韧的伸肌腱间隔的纤维性鞘管相互融合在一起。

②内在韧带：内在韧带有长的，包括掌侧腕骨韧带和背侧骨间韧带；有短的，如掌侧、背侧、骨间韧带；此外还有月三角韧带、舟月韧带、舟大多角韧带。

内在韧带起止点均在腕骨之上。内在掌侧韧带较背侧韧带更为厚而坚韧。根据其长度，允许腕骨间有不同的活动度。短的腕骨间韧带有坚韧的纤维，能将远排4块腕骨连接成一个独立的功能单元。

中间的内在韧带有3个。月三角韧带位于月骨与豌豆骨关节面基底之间。舟月韧带在掌侧与背侧均有。从月骨斜向远侧并止于舟骨，允许舟骨与月骨之间有一定的活动度。当舟月旋转充分时，该韧带则变紧。当两骨处于中立位置时，则韧带松弛。当腕从中立位到充分屈曲及桡偏时，舟骨会旋转60°，而月骨仅仅旋转了30°。腕从中立位充分背伸时，舟月二骨旋转的角度则约为30°。舟大多角韧带允许舟骨的远端在大、小多角骨所形成的双凸关节面上有掌背方向的摆动。

长的内在韧带分掌侧韧带及背腕骨间韧带。掌侧腕骨间韧带分布较为广泛，又名为三角韧带、放射状韧带或"V"形韧带。起自于头状骨颈向近端呈扇形，并止于舟骨及三角骨，其作用为稳定头状骨。当三角形或放射形结构的中间部分纤维缺失时，韧带可变成"V"形，而月骨则位于中空处。头状骨与月骨之间缺乏支持组织，可能与腕关节不稳有关。当掌侧关节囊断裂时，腕中关节可导致其不稳。背侧腕骨间韧带呈薄带状结构，起于三角骨，并止于舟骨，又向远侧延伸了两束较强纤维连接于大、小多角骨上。在头状骨与月骨之间的背侧腕掌韧带及腕骨间韧带较为薄弱。

（2）腕掌侧韧带与腕背侧韧带

①腕掌侧韧带为腕部的主要韧带，在掌侧和关节囊的内面。

桡腕韧带包括3个强而深的关节囊内韧带。桡头韧带最强大。其起于桡骨茎突的桡掌侧，横越舟骨腰部的沟，并止于头状骨掌侧的中央。桡三角韧带是腕部最大的韧带。其起于桡骨茎突的掌侧，挨着桡头韧带。越过月骨的掌侧，并止于三角骨的掌侧面，是一个单一的韧带，其作用对月骨来说相当于一个吊腕带。桡舟韧带起于桡骨远端的掌侧唇，并直接进入舟月关节近端的掌侧部分。

尺腕韧带包括尺韧带和尺三角韧带。尺月韧带起于关节内尺骨的关节半月板，最后止于月骨。尺三角韧带位于尺月韧带的尺侧，起于尺骨的三角软骨盘掌侧，最后止于三角骨。

腕骨间韧带包括头三角韧带和月三角韧带。头三角韧带是连接头状骨的掌侧面与三角骨之间的韧带。月三角韧带是连接月骨与三角骨之间的韧带。

②腕背侧韧带起于桡骨背侧的远端至三角骨背侧结节和尺侧腕伸肌腱的底部。其最坚韧的肌束起自桡骨背侧唇（即Lister结节和第3、4间隔的隔膜）至三角骨的背侧结节，并强而有力地附着于月骨的背尺侧缘部分。

背侧腕间韧带薄而窄，起自三角骨背侧结节的桡侧，在舟骨背侧粗糙沟的表面，并止于舟骨掌远侧结节和舟大多角韧带。

桡侧侧韧带很薄，为0.7~0.8mm，从桡骨茎突背侧斜向舟骨结节的远端，其掌侧纤维与桡侧腕屈肌腱鞘相混合，深层有掌侧腕横韧带，其背尺侧缘很清楚，但是桡掌侧缘则不清楚。

尺侧侧韧带在尺侧腕伸肌腱的底部，桡侧与腕背第5、6之间隔相连，覆盖尺骨远端与三角骨之间的背尺侧部分，当腕桡偏时，此韧带紧张度增高。

舟月骨间韧带横切面呈三角形，并附着于舟骨、月骨的近侧以及关节的周围部分，背侧部分最厚。

三角钩韧带位于腕背尺侧，是连结三角骨和钩骨的韧带。

舟大多角韧带位于舟骨远侧结节和大多角骨外侧缘之间。

背侧骨间韧带在各腕骨间，其厚度为1.5~2mm，尤其以远排的韧带较为紧密。

（3）第1腕掌关节

在第2~5掌骨基底间均有强度较大的韧带相连，在第2、3腕掌关节间还有坚强的关节囊和韧带连接，但是第4、5掌骨与钩骨间的关节囊及韧带则较为松弛。

（4）腕背三角间隙

是由腕背各韧带的排列而形成的腕背桡侧的三角形间隙，其外侧为桡侧侧韧带，内侧为背侧桡腕韧带，远端为背侧腕间韧带，其顶端为关节囊及桡侧腕长、短伸肌腱，该处是腕部的薄弱区。

3. 腕骨柱形结构

腕关节由3个纵形柱状结构组成（图1-51）。

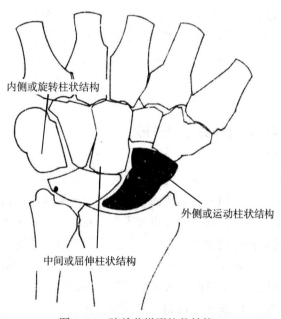

图1-51　腕关节纵形柱状结构

（1）中间或屈伸柱状结构

由月骨、头状骨及钩骨所组成。

（2）外侧或运动柱状结构

由舟骨及大、小多角骨所组成。

（3）内侧或旋转柱状结构

由三角骨及豌豆骨所组成。三角骨在腕关节运动机制中，为一个独立而重要的部分。与三角骨相对的钩骨有一螺旋状的关节面，为腕关节旋转的枢纽关节。另一种看法认为，豌豆骨实际上并不参与腕关节的活动。大、小多角骨与头状骨和钩骨连接成一个整体，假使把远排腕骨看作一个解剖或运动的单元，则中间的柱状结构可以扩大为由整个远排腕骨与月骨共同组成。运动柱状结构将会局限于舟骨，旋转柱状结构则为三角骨。月骨、头状骨、舟骨及三角骨在腕关节功能中起重要作用，此处也是韧带集中附着的部位。

腕关节运动依靠止于腕骨远端肌肉的作用力。远排腕骨因与掌骨紧密相连，所以是与手一起活动的，当腕背屈时，远排腕骨也随之发生背屈；腕掌屈时，远排腕骨也随之发生掌屈。腕桡、尺偏时，远排腕骨也会随之发生尺偏或桡偏。月骨活动则是靠其韧带的牵拉及头状骨头部的推挤，使其运动方向与头状骨相反。两者之间的连杆结构为舟骨，其为外侧运动柱状结构。三角骨为内侧旋转的柱状结构，其韧带排列向该骨处集中，且与钩骨相关节的关节面呈螺旋形，故便于旋转运动。当腕关节背屈或尺偏时，手在前臂上有旋前运动。进一步背伸第4、5掌骨时，能使旋前的角度在原有基础上增加几度。反之，当发生腕背屈及桡偏时，手会有旋后的运动。

腕部是由许多个小关节面所组成的关节，运动起来像球窝关节。当腕关节在其全范围内活动时，桡腕及腕中关节都有不同程度的活动。腕充分背屈时，则舟骨接近于垂直位，长轴与桡骨纵轴几乎是平行的，舟骨远近两端刚好分别被大、小多角骨及月骨所固定，此时月骨与远排腕骨稳固相连，而不会出现腕中关节的活动，整个腕骨形成一个功能整体，其只能在桡骨关节面上允许有桡腕关节的活动。当腕充分掌屈时，舟骨长轴与桡骨纵轴几乎接近垂直，从掌背侧看时，舟骨变短，当腕中关节"解锁"变松弛时，远排腕骨可向桡侧发生移动。

（七）腕部纤维鞘管及伸肌腱滑膜鞘

1. 腕管及腕横韧带

腕管为一骨性的纤维管，尺侧为豌豆骨及钩骨，桡侧为舟状骨及大多角骨，背侧为头骨、舟骨及小多角骨，掌侧则为腕横韧带。在腕管内通过的有拇长屈肌腱、指深屈肌腱、指浅屈肌腱及正中神经。腕横韧带桡侧附着于舟骨结节和大多角骨顶，尺侧附着于豌豆骨及钩骨钩。腕横韧带的中1/3组织最厚。腕管的横切面为圆角的近似三角形的形状，其顶点在桡侧，而基底在尺侧，拇长屈肌腱位于三角形的桡侧顶点（图1-52）。

腕横韧带能够维持屈指肌腱的位置，起到滑车的作用，以前多数的观点认为腕横韧带切开后不必缝合，并不影响手的活动，但近期的研究表明，修复腕横韧带对屈指肌腱充分发挥作用是有利的，如切开后不缝合是会影响手的握力。

2. 腕尺管

又称 Guyon 管，是一个骨性纤维鞘管。尺侧为豌豆骨和尺侧腕屈肌腱，桡侧为钩骨钩和腕横韧带，其底部为豌钩韧带，近侧为前臂远侧筋膜，浅层为掌短肌的背侧筋膜，远端为小指短屈肌，其附着于豌豆骨和钩骨之间，形成一桥状的肌肉腱性弓，呈一三角形的间隙。尺神经和尺动脉通过腕尺管，神经则位于动脉的尺侧。管的总长度为 1.5cm，管内还有脂肪小球，但没有滑膜组织，这些脂肪小球能起到缓冲机械力量的作用。

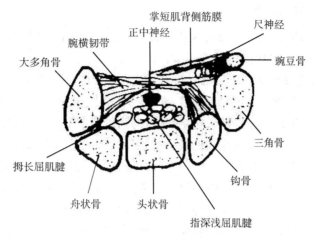

图 1-52　腕管横断面

3. 腕背韧带与伸肌腱滑膜鞘

前臂背侧筋膜在腕背部增厚，并形成腕背韧带，它包绕所有的伸肌腱，与尺、桡骨远端构成 6 个间隔。

（1）第 1 间隔

包含拇长展肌腱及拇短伸肌腱。拇长展肌腱在掌侧经常被分成两股，拇短伸肌腱在背侧，在此肌腱之间有时存在薄的纤维间隔。临床上常可以发生狭窄性腱鞘炎，称为桡骨茎突腱鞘炎，手术松解时则需要彻底切开并松解此间隔。

（2）第 2 间隔

包含桡侧腕长、短伸肌腱。

（3）第 3 间隔

拇长伸肌腱单独占据此间隔，其位于桡骨下端背侧 Lister 结节的尺侧。拇长伸肌腱在通过此间隔后转向桡侧，Lister 结节就成为拇长伸肌腱的骨性滑车。临床上可因桡骨下端不完全骨折造成骨膜下血肿的压迫，并使肌腱缺血而发生拇长伸肌腱的自发性断裂。

（4）第 4 间隔

其包含指总伸肌腱及食指固有伸肌腱，这些肌腱在通过第 4 间隔后呈扇状分别到第 2~5 指。食指的固有伸肌腱位于食指指总伸肌腱的尺侧。

（5）第 5 间隔

小指固有伸肌腱单独占据该间隔，通过此间隔后其与第 5 掌骨纵轴的走行方向一致，远端往往分成两个束，桡侧束与小指指总伸肌腱相连。

（6）第 6 间隔

尺侧腕伸肌腱通过此间隔，其位于腕背尺骨茎突的尺侧。此间隔亦可发生狭窄性腱鞘炎。

上述各间隔内都有滑膜鞘包绕肌腱，滑膜鞘比腕背韧带长。腕背韧带在桡侧，绕经桡骨茎突与腕横韧带相连；在尺侧，绕经尺骨茎突与豌豆骨及尺侧腕屈肌腱相连。

（八）腕部的功能活动

腕关节结构是由桡、尺骨远端与8块腕骨共同组成的（图1-53）。它是全手的关键性关节，在骨与骨之间的联结均形成关节，但由于活动度大小不等，因此在腕的活动中，形成多轴向的关节活动，而其活动轴基本上可分为桡腕关节和腕间关节两个活动轴。一般而言，腕关节掌屈 50°~80°，背伸 40°~70°，尺偏 30°~45°，桡偏 25°~30°。从解剖学的功能位置上来讲，近排腕骨包括舟骨、月骨、三角骨、豌豆骨，而远排腕骨则包括大多角骨、小多角骨、头状骨和钩骨。从腕间关节的活动度来看，大多角骨的活动轴主要集中在拇指和第1掌骨系列上。豌豆骨并不参与尺腕或桡腕关节的活动，它位于三角骨的掌侧，是属于尺侧腕屈肌腱的籽骨，因此腕间关节活动轴的界线在头状骨、钩状骨与月骨、三角骨之间。而舟状骨的腰部则是腕间关节活动轴的延续，由于舟、月骨间韧带的坚强联系，其活动基本呈一整体。因此，从功能活动上来看，远排腕骨包括小多角骨、头状骨和钩状骨，而近排腕骨则包括舟骨、月骨及三角骨。

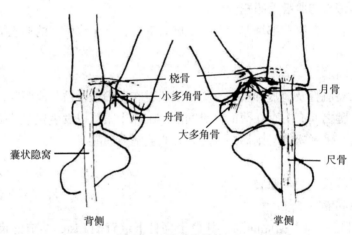

图 1-53　腕关节结构

腕关节的屈伸活动，其中有 54% 发生在桡腕关节，有 46% 发生在腕间关节，而背伸活动的 2/3 发生在桡腕关节，屈曲活动的 2/3 发生在腕间关节。桡偏的主要活动在腕间关节，而尺偏的主要活动在桡腕关节。

远排腕骨的互相连接共同构成了腕骨弓，呈向背侧凸的弧形，但是此弓不能活动，其凹侧组成了腕管的底部，以保护腕管内容物。而第 2、3 掌骨近端与腕骨弓固定，共同构成一个运动单位，形成手全部运动的支点，力的传递就是通过这一运动单位来进行的。此运动单位是通过近排腕骨及桡腕关节与桡骨相互连接发生作用的。桡骨则围绕尺骨作旋转活动，通过上、下尺桡关节以及前臂的骨间膜来保持其稳定性。因此，来自手部的动力或腕背伸时作用于手掌侧的暴力通过腕骨弓至近排腕骨，并由桡骨再经过尺骨的转换而传递至肘关节和肱骨，就是临床上腕背伸位着地后可能引起的一系列骨关节损伤的力学原理。

腕管的掌侧从尺侧的豌豆骨、大多角骨、钩骨至桡侧的舟骨结节之间形成坚韧的腕横韧带，背侧则为腕骨弓的掌侧面。腕管内有拇长屈肌腱，各指的指浅、深屈肌腱和正中神经，在腕关节高度背伸的条件下作手指伸屈活动时，腕管内容物均会贴向腕骨弓；而当腕关节屈曲时作手指伸屈活动，腕管内容物均会贴向腕横韧带。腕横韧带除了对腕管内容物起到保护作用之外，还能维持腕横弓的弧度，因此腕横韧带断裂后必定会影响腕横弓对全手运动单位的支点作用。这也就说明腕关节的功能位是腕背伸30°，有轻度尺偏的时候，全手的功能才能得到最大限度的发挥。

桡侧腕屈肌腱止于第2掌骨基底掌侧，桡侧腕长、短伸肌腱止于第2、3掌骨的基底背侧，由于第2、3腕掌关节基本上都没有活动，因此当这些肌肉收缩时它会随着腕间及桡腕关节一起活动。第4、5腕掌关节与钩骨之间有约30°的伸屈活动，尺侧腕伸肌腱止于第5掌骨的基底背侧，当它收缩时，会随腕的背伸而背伸，而小指短屈肌的收缩则会使第4、5腕掌关节产生屈曲活动。

二、手部针刀应用解剖

（一）手部体表解剖定位（图1-54）

1. 肌性隆起

（1）鱼际

为手掌心桡侧的隆起处。

（2）小鱼际

为手掌心尺侧的隆起处。

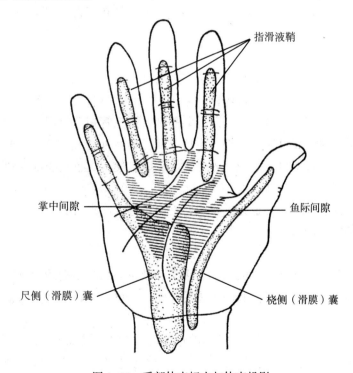

图1-54　手部体表标志与体表投影

2. 掌纹

（1）鱼际纹

斜行于鱼际尺侧，近侧端与腕远纹的中点相交，其深面有正中神经通过。该纹的远端弯向桡侧，并适对第 2 掌指关节。

（2）掌中纹

斜行，形式不一，其桡侧与鱼际纹相互重叠，尺侧端则止于第 4 指蹼向近侧的延长线上，也有人缺如。该纹与掌中线（即为腕远纹与中指近侧横纹中点的连线）的交点处，为标志掌浅弓的顶点。掌深弓则位于掌浅弓近侧 1~2cm 处。该处也可标志腕尺侧的远侧端，即与拇指尽量外展时的远侧缘相平齐。

（3）掌远纹

横行，从第 2 指蹼起向内侧到达手掌的尺侧缘，正对第 3~5 掌指关节的连线上。有极少数的人该纹与掌中纹连成一线，称为"通贯手"。

（二）手掌结构

1. 浅层结构

（1）皮肤

手掌的皮肤有比较厚的角质层，其表面可见有 3 条掌纹（见前）。

（2）浅筋膜

比较致密，特点是有很多与掌面垂直的纤维束，浅面相连于皮肤，深面则连于掌腱膜，发生炎症时，脓液多会局限于某一处，较难向四周蔓延开来。切开排脓时，必须将纤维束切断才能够引流通畅。手术切口一般应该与掌纹相平行，以免产生瘢痕收缩，损害手的功能。

（3）浅血管和皮神经

①浅动脉支小而数目较多，且无静脉相伴行。

②浅静脉和浅淋巴管吻合形成细网。除正中的小部分直接流向前臂之外，其余的大部分都流向手背，并经过指蹼间隙与深层的静脉、淋巴管相互交通。

③皮神经掌的内侧的 1/3 为尺神经掌皮支所分布，而外侧的 2/3 由正中神经掌皮支所分布。另外桡神经浅支分布于鱼际外侧部的皮肤，使得其感觉非常灵敏。

（4）掌短肌

位于小鱼际浅筋膜内，为退化的皮肌，是由尺神经浅支所支配的。

2. 深筋膜和掌腱膜

（1）深筋膜

分为浅、深两层。浅层位于大鱼际、小鱼际及掌心部屈肌腱的前方。深层则位于屈指诸肌腱的深面，其覆盖于骨间肌和掌骨的前面，又可称为骨间掌侧筋膜。

（2）掌腱膜

为掌深筋膜浅层的中央部分，呈尖向近侧的三角形，厚而坚韧，由纵横纤维所构成，为腱性结构。其近侧端经腕横韧带的浅面与掌长肌腱相连接，远端则展开，纵行纤维居于浅层，可分为 4 束指向第 2~5 指，横行纤维位于其深层。在掌骨头处，由位于指蹼深面的掌浅横韧带、腱膜纵和横纤维束共同围成 3 个指蹼间隙，又名为联合孔，是手指血管、神经等出入的部位，同时又是手掌、手背与手指三者的通道。掌腱膜可协助屈指，发生外伤炎症时，可能会引起掌腱膜的挛缩，影响手指的功能运动（图 1-55）。

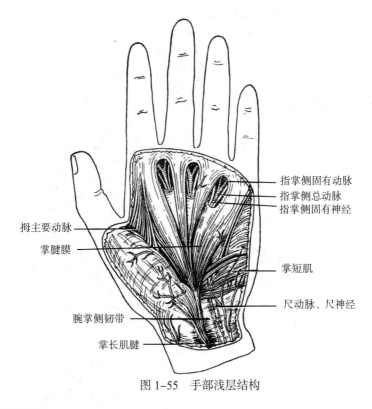

图 1-55 手部浅层结构

指掌侧固有动脉
指掌侧总动脉
指掌侧固有神经
拇主要动脉
掌腱膜
掌短肌
尺动脉、尺神经
腕掌侧韧带
掌长肌腱

（3）骨筋膜鞘

手掌的骨筋膜鞘是由深筋膜的浅、深层以及内、外侧肌间隔所围成的。可分为内侧、外侧和中间鞘，而包绕拇收肌者为拇收肌鞘，该肌与骨间掌侧筋膜之间则为拇收肌后间隙。

①外侧鞘（鱼际鞘）由鱼际筋膜、外侧肌间隔及第 1 掌骨所围成。内包括鱼际肌（除拇收肌外）、拇长屈肌腱及其腱鞘，以及拇指的血管和神经等。

②内侧鞘（小鱼际鞘）由小鱼际筋膜、内侧肌间隔及第 5 掌骨围成。内有小鱼际肌（除掌短肌外）、小指屈肌腱及其腱鞘，以及小指的血管和神经等。

③中间鞘位于掌腱膜，内、外侧肌间隔，骨间掌侧筋膜内侧部和拇收肌筋膜之间的位置。其内容包括指浅、深屈肌 8 条肌腱，4 块蚓状肌和屈肌总腱鞘，以及掌浅弓、手指的血管和神经等（图 1-56）。

3. 韧带

第 1 腕掌关节是由大多角骨和第 1 掌骨基底部所组成，呈鞍状。第 1 掌骨基底的关节面，从背面到掌侧面呈一凹面，而从桡侧面到尺侧面则呈一凸面。大多角骨的远端与第 1 掌骨基底部相反，从背面到掌侧面为一凸面，从桡侧面到尺侧面呈一凹面，以适应第 1 掌骨基底的关节面。第 1 腕掌关节的韧带一共有 5 个（图 1-57）。

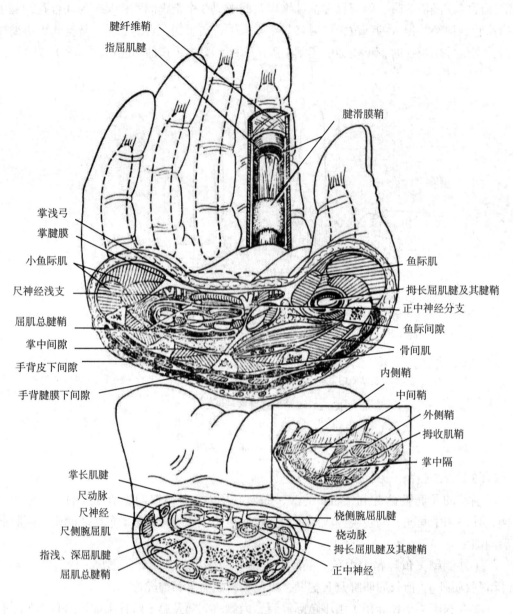

图 1-56　手部骨筋膜鞘及其横切面

（1）前斜韧带

起于大多角骨结节的掌侧面，从近桡侧斜向远尺侧端，止于第 1 掌骨基底的掌尺侧结节，并紧靠关节面。当拇指掌侧外展或对掌时，此韧带紧张度较高，但是单纯切断此韧带并不会造成关节的不稳定。

（2）后斜韧带

其起于大多角骨的尺、背侧结节，从近桡侧斜向背尺侧，呈弧形，其与前斜韧带共同抵止于第 1 掌骨基底的掌尺侧结节处。在拇指高度内收和桡侧外展时，此韧带紧张度较高，但是单纯切断此韧带后，并不造成关节的不稳定。

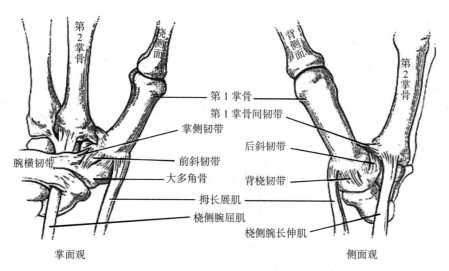

图 1-57　第 1 腕掌关节韧带

（3）背桡韧带

其起于大多角骨的背桡结节，呈扇形，并止于第 1 掌骨基底背侧缘。它在腕掌关节活动时紧张，但切除后也不会影响关节的稳定性。

以上的 3 个韧带均能起到增强关节囊的稳定性作用。

（4）掌侧韧带

它像一个关节的副韧带，但并不能起到真正加强关节囊的作用。它起于第 1 掌骨基底的掌侧部，止于屈侧网状结构的桡侧和第 2 掌骨基底的掌侧，在高度桡侧外展或第 1 掌骨掌侧外展、对掌时松弛。

（5）第 1 掌间韧带

其位于桡动脉，从第 1 掌间隙的背侧至掌侧段的深面，起于第 2 掌骨基底，并靠近桡侧腕长伸肌腱止点的背桡侧，向前、桡方向，在第 1 掌骨基底尺侧可形成宽而扁的束，与后斜韧带纤维混合，呈扇形，止于第 1 掌骨基底的尺侧。它虽然不是真正的第 1 腕掌关节韧带，但起到一个重要的作用，可以防止第 1 掌骨基底向桡侧方移位。

在稳定第 1 腕掌关节的作用中，掌尺侧的韧带是参与活动的主要韧带，其中最重要的是第 1 掌间韧带，其次则为掌侧韧带（图 1-58）。

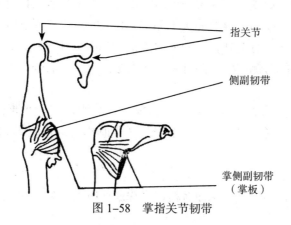

图 1-58　掌指关节韧带

4. 掌心的中层结构

由浅入深依次为掌浅弓、正中神经和尺神经浅支、屈指肌腱及蚓状肌。

位于掌腱膜的深面和正中神经的浅面。多由尺动脉构成。其次为桡动脉的掌浅支及尺动脉终支吻合而成，并有静脉相伴行。从该弓发出至小指尺侧的指掌侧固有动脉和3条指掌侧总动脉，分别沿第 2~4 蚓状肌浅面行向指蹼间隙；又可分为两支指掌侧固有动脉，其分布于相邻两指相对缘的皮肤等处（图 1-59）。

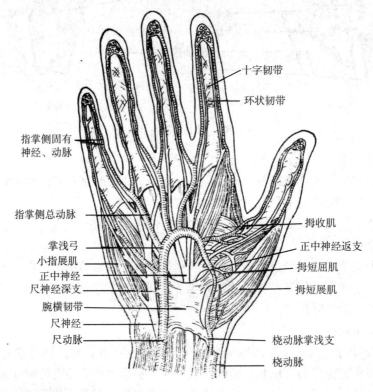

图 1-59　手掌中层结构

（1）正中神经指支

位于掌浅弓的深面，通常首先发出一返支，绕腕掌韧带的远侧行向近侧，多有桡动脉浅支相伴行，是识别返支的重要解剖标志。该支支配除拇收肌以外的鱼际诸肌。返支位置表浅易受损伤，受伤后可能会丧失拇指的对掌功能。3 支指掌侧总神经与同名的动脉伴行于蚓状肌鞘，至掌骨头处，可分为两支指掌侧固有神经，其分布于桡侧 3 个半指掌侧及其中、远侧节的背侧皮肤，并可发出分支至第 1、2 蚓状肌。

（2）尺神经浅支

其伴行于尺血管的尺侧，经掌短肌的深面，可分为两支。小指侧有指掌侧固有神经和指掌侧总神经，后者又可分为两支指掌侧固有神经，其分布于尺侧的一个半指掌侧皮肤。

（3）屈肌腱及蚓状肌

在正中神经和尺神经浅支的深面有指浅、深屈肌腱及 4 条蚓状肌。蚓状肌起于指深屈肌腱的桡侧，向远侧可移行绕到第 2~5 指的第 1 节指骨的桡侧，并止于第 2~5 指的指背腱膜。其作用为屈掌指关节和伸指间关节。

5. 手掌的间隙

为位于掌中间鞘深部的疏松组织间隙。它由掌中隔分为鱼际间隙及掌中间隙。掌中隔是由掌腱膜的桡侧缘向深部发出，斜行向内侧并附着于第 3 掌骨前缘的筋膜。

（1）掌中间隙（图 1-60）

位于手心的尺侧半。前界是中、环、小指的屈肌腱及第 2~4 蚓状肌，后界是第 3~5 掌骨及骨间肌前面的骨间掌侧筋膜。内侧界是掌内侧肌间隔，外侧界以掌中隔与鱼际间隙为界。经指蹼间隙与皮下组织相通。近侧经腕管与前臂屈肌后间隙相通，远侧经蚓状肌鞘（管）与指背相交通。

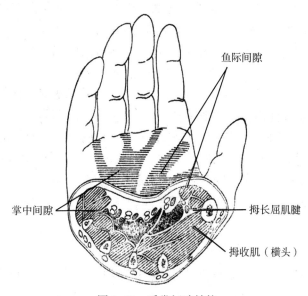

图 1-60　手掌间隙结构

（2）鱼际间隙（又称为拇收肌间隙）

位于手心的桡侧半。前界为食指的屈肌腱、第 1 蚓状肌及掌中隔，后界则为拇收肌筋膜。内侧界以掌中隔与掌中间隙为界，外侧界则是外侧肌间隔。鱼际间隙的近侧都是密闭的，远侧经第 1 蚓状肌鞘可与食指背侧相互交通。

6. 掌心的深层结构

（1）掌深弓

位于骨间掌侧筋膜的深面，掌深弓的凸缘与掌骨的基底相一致。由桡动脉终支及尺动脉掌深支吻合而成，并有静脉相伴行，从弓的远侧缘发出 3 条掌心动脉，远侧分别与指掌侧总动脉的末端汇合。此外还发出返支与穿支，分别与腕掌侧、背侧网相交通，都为手部的吻合动脉。

（2）尺神经深支

平豌豆骨的远侧，起自尺神经，经钩骨钩的尺侧弯向下外方，在掌深弓的深面与之伴行，发出分支到小鱼际肌，第 3、4 蚓状肌，拇收肌和 7 块骨间肌。

（3）拇收肌和骨间肌

①拇收肌：呈三角形，位于第1~3掌骨及骨间肌前面，肌纤维横行走向拇指处。该肌的远侧缘紧贴于第1掌骨间隙的皮肤和筋膜的深面，切开浅层结构后即可暴露出来。

②骨间肌：掌侧肌共有3块，骨间背侧肌共有4块，都位于掌骨间隙内，前面有掌深弓和尺神经深支，共同被骨间掌侧筋膜所覆盖。7块肌均在掌骨间隙下行，经过掌深横韧带的背侧，最后止于指背腱膜。

7. 掌弓的功能解剖

手部有一个纵弓和两个横弓。纵弓是由腕骨、掌骨及指骨所组成。从侧面观，它是一个向背凸的弧形，是为了适应握持物品的需要。当掌、指骨因骨折而形成向掌或向背成角的畸形时，则会造成纵弓的某些部分出现向掌侧的凸出，使握持物品时出现疼痛。横弓有两个：腕横弓和掌横弓。掌横弓在掌骨头的平面，就像向背侧凸的弧形，在第2~5掌骨头的近侧有掌骨间横韧带，其互相连结以稳定掌骨的远端，并借此来维持手掌的掌横弓。掌横弓的高低程度，会随着手指的屈、伸活动而改变。屈指时横弓加大，而伸指时横弓则会变小。由于第4、5腕掌关节的活动度较大，而第2、3腕掌关节基本上是无活动的，因此当大、小鱼际肌牵拉，即第1、5掌骨靠拢时，横弓的高度达到最大的程度，屈指时诸指并拢而可以增强握物的力量。手指的长度不一，其中中指最长，小指最短。由于中指的掌指关节位于横弓的最高点，在屈指握物时，随着横弓高度的增高，中指的长度相对地就会减少，使各手指的指尖处于同一平面。如某一掌骨头向掌侧突出而破坏了横弓的排列，则握物时必然会引起疼痛。

（三）手背侧结构

1. 浅层结构

（1）皮肤

手背的皮肤较薄，有毛和皮脂腺，富有弹性。伸指肌腱和浅静脉在皮下均可见。当握拳时，皮肤紧张；当伸指时，也不过于松弛，故易致撕脱伤。因此，临床术后固定手部时应取握拳位，以免产生挛缩。皮肤的切口应按张力线来切开，皮下结构按血管、神经和肌腱的走向来进行分离。

（2）浅筋膜

薄而松弛，移动性比较大，手背炎症时则易发生肿胀。

①浅静脉：手背的浅静脉非常丰富，吻合形成手背静脉网，收集手指及手背浅、深部的静脉血液。手背静脉网的内、外侧分别与小指和拇指的静脉合成贵要静脉和头静脉的起始部。手掌的静脉血液一般流向手背，故手的血液回流，则应以手背静脉为主，当腕部以下发生受伤断离再植时，应仔细接通手背静脉，以保证断手的成活。

②皮神经：包括桡神经浅支和尺神经手背支，分别分布于手背桡侧半和尺侧半的皮肤，各分为5条指背神经，分布于桡侧和尺侧两个半指近节的指背皮肤。两个神经之间有交通支，彼此相互重叠分布（图1-61）。

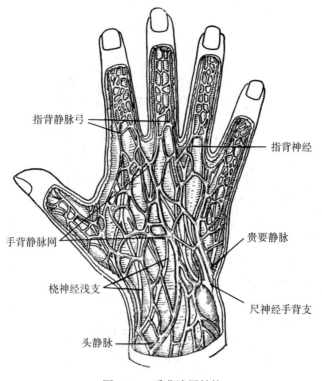

图 1-61 手背浅层结构

2. 深筋膜及手背间隙（图 1-62）

手背深筋膜可以分为浅、深两层。

浅层是腕背侧韧带的延续，其与伸指肌腱相结合，构成了手背腱膜，两侧分别附于第 2~5 掌骨。第 2~5 指伸肌腱间由斜行腱束相连，称为腱间结合或腱联合。伸指时，由于协同动作，彼此牵扯，尤以中、环、小指更明显。在掌骨的近端以纤维隔与手背腱膜相结合；而远端在指蹼处，两层筋膜彼此相互结合。因此，手背浅筋膜、手背腱膜和手背深筋膜深层三者间构成两个筋膜间隙，即腱膜下间隙和手背皮下间隙。

（四）手指的结构与运动

1. 手指的层次结构

（1）指掌侧皮肤

手指的掌侧皮肤比背侧厚，富有汗腺和指纹，但无皮脂腺。指掌侧皮肤有 3 条横纹，近侧横纹正对近节指骨的中部，中、远横纹与指关节位置相当。该横纹的内、外端都是指掌侧与背侧的分界标志。在指腹处，血管和神经末梢特别丰富。而由于指背侧皮肤较薄，皮下脂肪分布较少，活动度较掌侧为大一些。

（2）指甲

指甲是指背皮肤的衍生物，由真皮增厚而形成。甲下的真皮为甲床；甲根部表皮生发层，为指甲的生长点，因此手术时应加以保护。围绕着甲根及其侧缘的皮肤皱襞，称为甲廓。

69

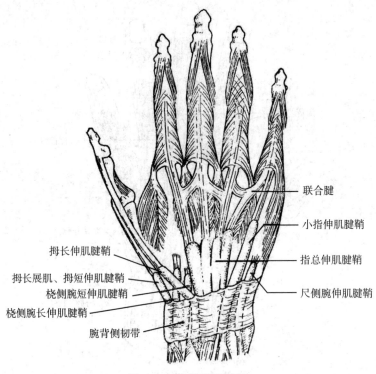

拇长伸肌腱鞘
拇长展肌、拇短伸肌腱鞘
桡侧腕短伸肌腱鞘
桡侧腕长伸肌腱鞘
腕背侧韧带

联合腱
小指伸肌腱鞘
指总伸肌腱鞘
尺侧腕伸肌腱鞘

图 1-62　手背伸肌腱鞘

（3）浅筋膜

由指掌侧的皮下组织积聚而成，且有纤维隔介于其间，将皮肤连于屈指腱鞘，在横纹处，由于无皮下组织，皮肤直接与腱鞘相连。当刺伤感染时，常常会导致腱鞘炎。

手指的静脉主要位于背侧；浅淋巴管与指腱鞘、指骨骨膜的淋巴管相交通，故感染时可互相蔓延开来。手指的动脉每指均有 4 条，即两条指背动脉和掌侧固有动脉，分别与同名的神经伴行，位于指掌、背侧面与侧面的交界线上。指背血管和神经较细而短，指的掌侧及末两节背侧的皮肤和深层结构（除环指尺侧、小指背侧之外）均由指掌侧的血管和神经分布。

（4）指髓间隙

又称指髓或指端"密闭间隙"。位于远节指骨远侧 4/5 的皮肤和骨膜之间（图 1-63），有纤维隔连接于指远纹的皮下和指深屈肌腱的末端，形成指端的密闭间隙，纤维隔将指腹的脂肪分成小块，其间分布有血管和神经的末梢分布。

（5）深层结构

①指浅、深屈肌腱：指浅屈肌腱在近节指骨处包绕并覆盖着指深屈肌腱；向远侧可以分为两股，附着于中节指骨中部的两侧缘形成腱裂孔，容纳深腱从中穿过。自该处起，深腱浅出并止于远节指骨底。深腱主要起屈远侧指关节的作用，浅腱则起屈近侧指关节的作用。两腱各有独立的滑动范围，又可互相协调以增强肌力（图 1-64）。

②手指腱鞘：包绕指浅、深屈肌腱，由两部分组成（图 1-65）。

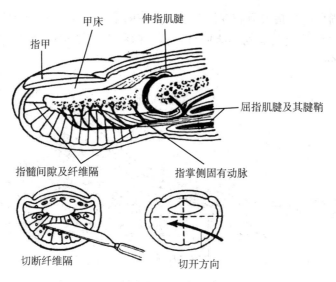

图 1-63 指端解剖

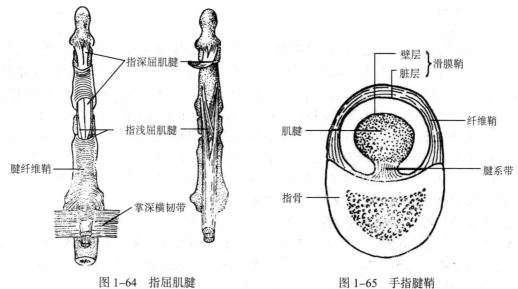

图 1-64 指屈肌腱

图 1-65 手指腱鞘

　　手指腱纤维鞘是由指深筋膜增厚而形成的。其纤维可分为环状部和交叉部，在关节处较为薄弱。对肌腱起到约束、支持和滑车作用，并能增强肌的拉力。

　　手指腱滑膜鞘是指包绕肌腱的双层管状的滑膜鞘，分为脏、壁两层，两端密闭，在腱的背侧与指骨间，有腱系膜相互连系，保护出入肌腱的血管和神经，称为腱纽。第2~4指的腱滑膜鞘，从远节指骨底向近侧延伸，越过3个关节，到达掌指关节的近侧。拇指和小指的腱滑膜鞘分别与桡、尺侧囊相连通。

　　伸指肌腱越过掌骨头后向两侧扩展，包绕在掌骨头和近节指骨的背面，称为指背腱膜，又名腱帽。该腱向远侧可以分为3束：中间束止于中节指骨底；两条侧束则在中节指骨背侧合并，最后止于远节指骨底。侧束的近侧部有骨间肌腱的参与，中间部有蚓状肌腱的参与，远侧部有支持带加强。伸指肌腱可伸全部的指关节；在骨间肌和蚓状肌的

71

协同作用下，尚可屈掌指关节和伸指关节。当中间束断裂时，则不能伸近侧指关节；两侧束断裂时，远侧的指关节则不能伸直，呈"锤状指"；3束同时断裂时，全指呈现屈曲状态（图1-66）。

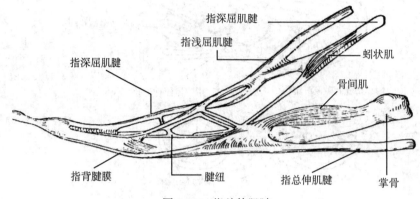

图1-66　指总伸肌腱

2. 手指关节

（1）掌指关节

①掌指关节：由掌骨头及近节指骨基底组成，在掌侧还有两个籽骨。其背侧的关节囊薄，掌侧较厚，两侧分别由侧副韧带和副侧副韧带加强。侧副韧带起自掌骨头背侧略斜向掌侧，并止于近节指骨基底，较厚；副侧副韧带在侧副韧带的掌侧，较薄且宽，呈扇状，最后止于籽骨和掌板。拇长屈肌腱腱鞘与掌板紧密连接，拇长屈肌腱在两籽骨之间穿过。

②手指掌指关节：由掌骨头和近节指骨基底组成，极少数人在第2掌指关节的掌侧有籽骨存在。关节囊的远端附着在靠近指骨基底关节软骨边缘处，在关节囊掌侧部分的附着处，两侧较厚，中间则较薄。掌指关节的关节囊松弛，但是两侧均有侧副韧带和副侧副韧带加强。侧副韧带起自掌骨头两侧并偏向背侧，斜向掌侧，最后止于近节指骨基底的侧方偏掌侧，较厚。副侧副韧带则较薄，在侧副韧带的掌侧，呈扇状，止于掌板，最后与屈指肌腱鞘相连。掌板为纤维软骨板，其远端与近节指骨的基底部坚固地相连，而近端与掌骨颈相连则较薄。当掌指关节屈曲90°时，其侧副韧带及副侧副韧带处于紧张状态，而伸直时则会处于松弛状态（图1-67）。

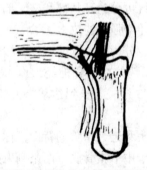

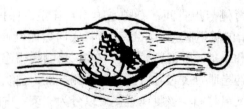

侧副韧带在关节屈曲90°时呈紧张状态　　　　　　　伸直时呈松弛状态

图1-67　手指掌指关节

（2）近侧指间关节

由近侧指骨头和中节指骨基底组成。近节指骨头有两个髁，中间的为髁间凹，侧方有一成角的尖顶并有一平坦区，在此区的背侧为侧副韧带附着之处（图1-68）。

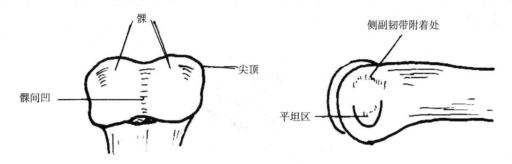

图1-68　近节指骨解剖

在中节指骨基底关节面的中间有一近节指骨头的髁间凹及两个凹面，背侧有一结节其为中央腱束的附着点。背侧关节囊很薄，其基本上被伸肌腱的中央束所代替，它直接覆盖于滑膜，关节囊的掌侧部分有掌板，掌板的远侧附着很坚固，近侧有一柔软而庞大的结缔组织束至近节指骨颈，此纤维束称被为Check-Rein韧带，掌板的前面是屈肌腱鞘，指浅屈肌腱的短腱和指深屈肌腱的长腱附着于掌板近侧的纤维组织。指浅屈肌腱附着于中节指骨近中部的掌侧，在其附着区的外侧方，为屈肌腱鞘纤维附着点。近侧指间关节的近侧，在腱鞘与指骨之间有一个几毫米宽的间隙。侧副韧带的浅纤维附着于中节指骨基底的侧结节处，中央纤维通过结节的掌侧附着于掌板稍远端的屈肌腱鞘纤维。深层纤维附着于浅层，近端附着于近节指骨头侧方的尖顶，当关节伸直时韧带在关节轴的背侧（图1-69）。

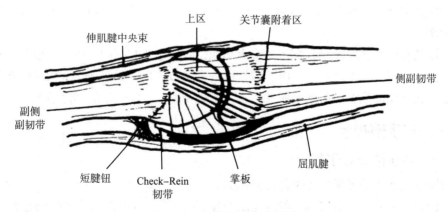

图1-69　近侧指间关节解剖

副侧副韧带的纤维较薄，斜向前至掌板，近侧指间关节的侧副韧带在伸直至10°时最为紧张，屈曲时则松弛。新的动力学研究发现，当近侧指间关节伸直时，其侧副韧带和关节囊结构之间的距离为0.254mm，屈曲10°时为0.391mm，屈曲20°时为0.508mm；屈曲30°~70°时为0.635mm；屈曲80°~90°时为0.762mm。

（3）远侧指间关节

由中节指骨头及末节指骨基底所组成，其结构与近侧指间关节相近似。伸肌腱侧束的联合腱紧贴于背侧关节囊，止于末节指骨基底的背侧，而指屈肌腱越过背侧关节囊而止于末节指骨掌侧的近1/3处。其侧副韧带、副侧副韧带的松紧度都与关节的位置无关。

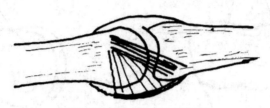

侧副韧带在关节伸直时呈紧张状态

图1-70　指关节状态

（4）指关节

除拇指外其余各指均有两个关节，即近侧指关节和远侧指关节。关节囊的构造与掌指关节相类似，均属于滑车关节，只能作屈伸运动（图1-70）。

3. 手指的运动

手指远、近指间关节是典型滑车关节，可作屈、伸动作。指间关节运动范围如下：示指在远、近指间关节的活动度分别为105°（90°~130°）和72°（55°~90°），中指在远、近指间关节的活动度分别为103°（90°~130°）和75°（60°~95°），环指在远、近指间关节的活动度分别为104°（90°~125°）和73°（55°~95°），小指在远、近指间关节的活动度分别为100°（85°~120°）和76°（65°~95°）。

（五）手的功能位置

桡腕关节背屈（伸）30°。掌指关节屈30°~45°，指关节半屈位。手指分开。拇指微屈，对掌位。

手握茶杯的姿势，就是发挥手的最大功能位置。手指骨折固定时多采取此手势。当掌骨或指骨骨折，需要进行牵引时，应该以舟骨结节为中心向远侧作放射状的牵引，以保持手和指的功能位置，否则可能继发手指的扭转畸形，影响手的功能活动。

三、腕手部神经

（一）运动神经的分布

前臂的旋前运动主要由正中神经支配的旋前圆肌和旋前方肌共同完成。旋后运动主要由桡神经支配的旋后肌参与。伸腕运动的桡侧腕长、短伸肌以及尺侧腕伸肌均由桡神经所支配，屈腕运动的桡侧腕屈肌和掌长肌则是由正中神经支配，而尺侧腕屈肌则是由尺神经来支配的。

指总伸肌，示、小指固有伸肌，拇长、短伸肌以及拇长展肌均由桡神经所支配。拇长屈肌，第2~5指浅屈肌，示、中指指深屈肌均由正中神经所支配。环、小指指深屈肌则是由尺神经所支配的。大鱼际中的拇对掌肌、拇短展肌、拇短屈肌浅头和1、2蚓状肌是由正中神经所支配。而大鱼际中的拇短屈肌深头、拇收肌，小鱼际的小指展肌、小指短屈肌和小指对掌肌，3、4蚓状肌以及掌、背侧骨间肌则是由尺神经所支配的。

（二）感觉神经的分布

1. 腕关节的深部感觉

是由骨间背侧神经和骨间掌侧神经的关节支所支配的。

2. 腕部的皮肤感觉

是由腕部的掌桡侧、肌皮神经的前臂外侧皮神经和桡神经浅支所支配的。掌尺侧及背尺侧是由来自臂丛内侧束的前臂内侧皮神经及尺神经掌侧支所支配的。背侧则是由桡神经的前臂背侧皮神经所支配的（图1–71）。

3. 手部的皮肤感觉

掌心三角区的感觉是由正中神经在腕上分出的掌皮支所支配的，桡侧3个半指掌侧的感觉则是由正中神经支配的。尺侧一个半指的掌、背侧均是由尺神经支配的，但是背侧则是由尺神经在腕上分出的背侧支支配的。拇指的近节背侧、虎口区、食指的近节背侧的感觉都由桡神经浅支支配的。手背中间部分和中指近节背侧、环指近节尺背侧均由前臂背侧皮神经支配。拇指的末节、示、中指背侧以及环指尺背侧的感觉则由正中神经及桡神经的感觉支重叠相互支配（图13–71）。

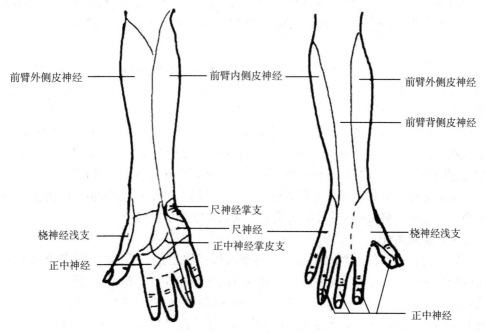

图1–71　前臂及手感觉神经的支配

四、腕手部血管

手部的血运很丰富，侧支循环也较多，手部的血供来源共有5个：尺动脉、桡动脉、背侧骨间动脉、掌侧骨间动脉、正中动脉。这些血管在手部形成了动脉网和动脉弓

75

两个系统。在腕关节的背侧和掌侧分别形成动脉网，而在手掌则形成了掌深弓和掌浅弓，在这些网和弓之间都有交通支相互联系。

1. 腕关节周围动脉网

腕背动脉网的主体是桡动脉及尺动脉的腕背支，相当于掌骨基底平面形成的腕背动脉弓，可以接纳背侧骨间动脉以及掌深弓的许多小分支所共同形成的腕背侧动脉网，以供应腕骨的营养。在腕背动脉弓的远端可以分出3个掌骨间背侧支，其供应背侧骨间肌及手指背侧的近节和部分中节的皮肤，另外还有穿支与掌侧的指总动脉共同形成交通支。腕掌侧动脉网在旋前方肌的远端，由桡动脉、尺动脉的分支交通并接纳来自掌深弓的分支和掌侧骨间动脉，主要供应下尺桡关节及腕骨的营养。

2. 掌弓

（1）掌浅弓

主要由尺动脉的浅支与桡动脉浅支共同组成，还接纳了正中动脉的终末支。此弓位于手指屈肌腱的浅层，沿第2、3、4掌骨间隙分出了3条指总动脉，在距离指蹼1cm处又分出指固有动脉，分别供应食指的尺侧，中指的桡侧、尺侧，环指的桡侧、尺侧及小指的桡侧缘。小指尺侧的指固有动脉一般起自掌浅弓，但有时也可起于尺动脉的深支。指固有动脉在手指近侧指间关节和远侧指间关节的近侧分出背侧支，其供应手指中、末节的皮肤以及伸肌腱侧束的肌腱。指固有动脉至手指末节时，两侧的指固有动脉互相吻合形成一个弓，其中发出许多细支相互连接形成指腹的毛细血管网，供应着末节指骨及甲床。指总动脉位于伴行的指神经的掌侧缘，而指固有动脉位于伴行的指固有神经的背侧缘处。

（2）掌深弓

主要由桡动脉深支及尺动脉深支组成。桡动脉深支在拇短伸肌腱、拇长展肌腱的深面进入鼻烟窝，再在拇长伸肌腱的深面绕至手背处。在第1、2掌骨基底之间，即第1背侧骨间肌二头之间进入手掌，在拇收肌横头与斜头一起进入掌筋膜间隙，在手指屈肌腱的深层，向尺侧横越手掌至第5掌骨基底，最后与尺动脉的深支相连，形成掌深弓，最高点在掌浅弓的近侧2cm处。桡动脉深支在手掌侧的第1分支为拇主要动脉，分出食指桡侧固有动脉。拇主要动脉在拇收肌覆盖下又可以分成两支，即拇指尺、桡侧固有动脉。而掌深弓的主要分支为3支掌心动脉，沿着第2、3、4掌骨间隙与相应的指总动脉相吻合。此外，掌深弓还有数条分支参与构成腕掌侧动脉网。

3. 手部静脉系统

可以分为深层、浅层两个部分，静脉回流以浅层为主。手部的深静脉系统伴随着掌浅弓和掌深弓以及腕背动脉网，一条动脉有两条静脉伴行，并回流至尺静脉、桡静脉处及背侧的浅静脉系统。手部的浅静脉系统比深静脉系统更为重要，主要在背侧。在手指近侧指间关节的背侧形成静脉丛；在手背形成手背静脉弓，分别回流至头静脉及贵要静脉。

第二章
下肢部针刀应用解剖

第一节 髋部针刀应用解剖

髋部系指以髋关节为中心的部位，为下肢的神经、血管、肌肉和骨骼等结构的衔接，包括下腹部和股部上端的某些分区。

髋关节是人体中体积最大、关节窝最深的关节，也是最完善、最典型的杵臼关节。该关节系由股骨头与髋臼共同构成，位于全身的中间部分。

髋关节具有独特的形态结构。髋臼周缘有肥厚的髋臼盂唇，增加了髋臼的深度并缩小了其口径，紧抱呈半球形的股骨头。股骨颈前面整个部分都被包于关节囊内，股骨颈后面靠外 1/3 的部分则露在关节囊外。关节囊厚实而坚韧，其上方有髋臼唇附着，下后方附着于股骨颈的后方，前面则附着于转子间线。此外，关节囊侧壁有相当数量的韧带以及强大的肌肉覆盖，因此关节囊的侧壁得到加强。

基于上述独特的形态结构，髋关节具有较大的强度与稳固性，从而保证人体的躯干能够保持直立的姿势，并将躯体上半身的重量向下肢传递。并且，髋关节具有相当大的灵活性，能够在相当大的范围内完成前屈、后伸、内收、外展、内旋、外旋以及环转等运动。当人体处于剧烈运动的状态时，髋关节的结构可以适应由于骨的杠杆作用而产生的巨大力量，因此，髋关节又有减震的功能。

一、髋部体表解剖定位

由于髋关节周围有较为丰厚的肌肉覆盖，并且肌肉又有一层皮下脂肪覆盖，因此给触诊造成了一定的难度。了解髋关节的表面解剖对于针刀的诊断、治疗以及康复都有相当重要的指导作用。

（一）体表标志

1. 髂骨上的骨性标志（图 2-1、图 2-2）

（1）髂嵴

髂骨位于皮下，其上增粗而肥厚的部分即为髂嵴。因髂嵴上无肌肉或肌腱覆盖，故全长一般易于皮下触及，有深筋膜直接附着于其上。从侧面观，双侧髂嵴的最高点的连线相当于第 4 腰椎棘突的水平。髂嵴的最外侧部又被称为髂嵴结节，一般也可于皮下触及。

（2）髂前上棘

位于髂嵴的前端，为下肢长度测量的重要标志。

（3）髂后上棘

位于髂嵴的后端。

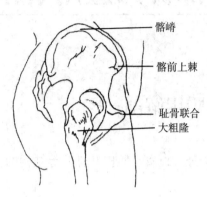

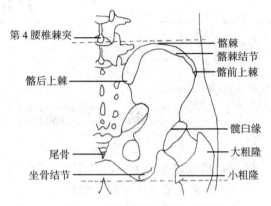

图2-1　髋部骨性标志（外侧）　　　　　　图2-2　髋部骨性标志（后面）

2. 耻骨上的骨性标志

耻骨结节位于腹股沟内侧，并向内移行为耻骨嵴。在正中线处，两侧耻骨嵴之间有纤维软骨使之相互连接，称为耻骨联合。通常，在偏瘦的人体上可以触及耻骨结节（图2-3）。

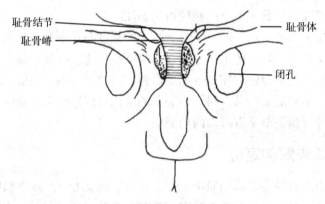

图2-3　耻骨上的骨性标志

3. 坐骨上的骨性标志

（1）坐骨结节

在坐骨上，位于髂后上棘的下方。当髋关节处于伸直位时，由于被臀部的脂肪层以及臀大肌覆盖，坐骨结节不能被触及；当髋关节处于屈曲位时，臀大肌向外侧滑移，因此能够清楚地触及坐骨结节。沿坐骨结节向上可以触及坐骨及耻骨的下肢。

（2）尾骨尖

可于两臀部皱襞间触得该结构，约位于肛门后一寸半的地方。该结构位于坐骨结节平面稍上的地方（图2-2）。

4. 股骨上的骨性标志

用力按压腹股沟韧带的中点下约 2cm 处，同时使下肢作旋转运动时，可于指下感觉到股骨头的滚动。

（二）体表投影

1. 臀上动脉、静脉及神经

臀中肌与梨状肌位于臀大肌的深面，在臀中肌后缘与梨状肌之间有臀上动脉穿行，该动脉又与同名静脉及相关的神经由梨状肌上孔穿出骨盆。从髂后上棘至股骨大转子作一条连线，该连线的上、中 1/3 交界处即为臀上动脉、静脉及相关的神经出骨盆处的体表投影。

2. 臀下动脉、静脉及神经

于梨状肌下缘，臀下动脉及神经由梨状肌下孔穿出，其内侧有阴部内动脉、静脉及神经，而后方又有坐骨神经及股后皮神经穿行。从髂后上棘至坐骨结节作一条连线，该连线的中点即为臀下动脉、静脉及相关的神经出骨盆处的体表投影。

3. 坐骨神经

从髂后上棘至坐骨结节作一条连线，并从股骨大转子至坐骨结节作一条连线，再作股骨内外侧髁的连线，3 条连线中点的连线即为坐骨神经在臀区及股后区的体表投影（图 2-4）。

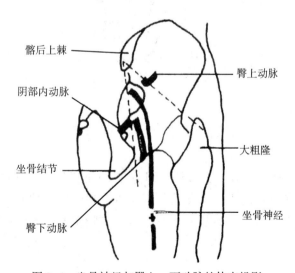

图 2-4　坐骨神经与臀上、下动脉的体表投影

4. 股动脉

当髋关节屈曲并稍向外侧旋转时，从髂前上棘至耻骨联合连线的中点作一条直线至股骨内收肌结节，该直线的上 2/3 部分即为股动脉的体表投影（图 2-5）。

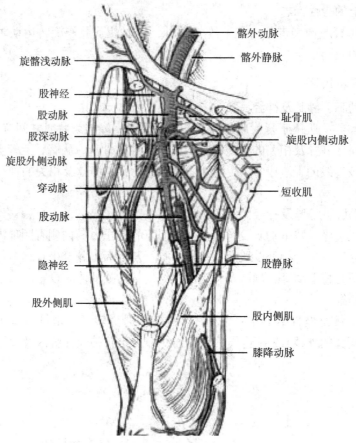

图 2-5　股动脉走行示意图

旋髂浅动脉
股神经
股动脉
股深动脉
旋股外侧动脉
穿动脉
股动脉
隐神经
股外侧肌

髂外动脉
髂外静脉
耻骨肌
旋股内侧动脉
短收肌
股静脉
股内侧肌
膝降动脉

（三）对比关系

利用髋部骨性标志可以画出几条有临床意义的线段。

1. Nelaton 氏线

从髂前上棘至坐骨结节作一条直线，即为 Nelaton 氏线。此线可用来确定股骨头的位置是否正常。在正常情况下，当髋关节屈曲 90°~135° 时，股骨大转子的顶端恰位于此线上。而当出现髋关节脱位或股骨颈骨折等异常情况时，股骨大转子的顶端会越过此线。

2. Kaplan 点

当被检查者仰卧，并且两大腿伸直并拢，从而使得两侧的髂前上棘保持在同一水平时，在人体两侧分别沿股骨大转子顶端至同侧髂前上棘作延长线。当髋关节结构正常时，两延长线的交点可位于脐部或脐上某处，该交点即称为 Kaplan 点。当出现髋关节脱位或股骨颈骨折等异常情况时，该交点会移至脐下，并向健侧偏移。

3. Bryant 三角

当被检查者仰卧时，由髂前上棘至股骨大转子顶端作一条直线，并由髂前上棘作一条垂直于水平面的直线，再经股骨大转子顶端作一条平行于水平面的直线，使 3 条直线相交，从而构成一直角三角形。在临床上，通常会测量两侧三角形的底边的长度，并进行对比，一般当某侧髋关节结构出现异常时，该侧三角的底边长度会较健侧缩短。

4. 颈干角

由股骨颈与股骨干共同形成的一开口向内的钝角，即通常所称的颈干角（图 2-6）。在正常人体上，该角角度比较恒定，在成人，此角一般为 127°，浮动范围一般在 110°~140° 之间。一般男性的颈干角要较女性的小，这可能是由于男性股骨颈的负重要较女性大所造成的。此角在儿童时期较成人大，一般可达 160° 左右，以后会随着年龄的增长而逐渐减少，最终达到成人的角度。该角对下肢运动的灵活性有非常重要的意义。该角度可增加下肢的活动范围，并可使躯干上半身的重力由髋关节较窄的负重部向股骨颈较宽广的基底部传递。

在临床上，若股骨颈干角小于 110°，则称为髋内翻；若股骨颈干角大于 140°，则称为髋外翻。当髋内翻时，股骨颈的长度要较正常的短，而大转子的位置也较正常的高，此时股骨干向上移位。当髋外翻时，股骨颈的长度则较正常的长，而此时大转子也较正常的低。

5. 前倾角

股骨内、外侧髁之间的连线所在平面与经过股骨头、颈的轴线之间所构成的角，即前倾角（图 2-7）。有学者认为，前倾角为经过股骨头、颈的轴线相对于经过股骨髁或膝关节、踝关节的横轴线向前扭转所形成的角度，故此角又称为扭转角。此角一般朝向前方。

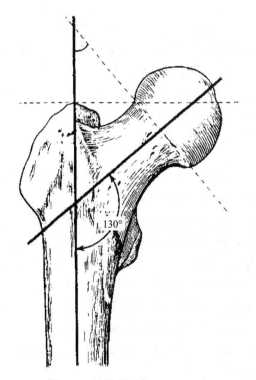

图 2-6 股骨颈干角

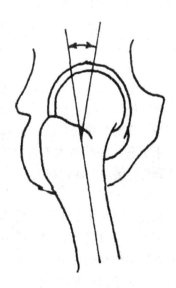

图 2-7 股骨颈前倾角

股骨颈前倾角的平均值为 13.14° 左右，男性约为 12.20°，女性约为 13.22°，女性前倾角的值要比男性的前倾角稍大，可能与女性骨盆的倾斜度几乎接近水平位、股骨干向前的弯曲度大及腰椎曲度较大等因素有关。

6. 耻骨联合横线

经耻骨联合的最高点作一条水平线，当髋关节结构正常时，该线恰经过两侧股骨大转子的顶端。而当一侧或双侧髋关节脱位或股骨颈骨折等异常情况时，患侧的股骨大转子的顶端可向此线上方移位，高于此线。

7. 股骨大转子线

经过两侧股骨大转子顶端的连线与经过两侧髂前上棘的连线平行，当一侧或双侧髋关节结构异常时，患侧的股骨大转子会上移，两连线将不再平行。

二、髋部肌肉

（一）髋前区与腹股沟区的肌肉

包括髋部前群的肌肉及其内侧区的部分肌肉。

1. 腹直肌

位于髋前区处。纵列于腹前壁白线的两旁，居于腹直肌鞘内，呈一上宽下窄的多腹带形肌。

腹直肌肌腱起自耻骨联合与耻骨嵴处，抵止于胸骨剑突及第 5~7 肋软骨处。

腹直肌由第 5~12 对肋间神经、髂腹下神经及髂腹股沟神经的分支支配。

2. 髂腰肌

髂腰肌为髋关节屈曲肌群中起主要作用的肌肉，为髂肌与腰大肌的合称。

髂腰肌位于髋关节的前面，一部分肌纤维起自第 12 胸椎以及全部腰椎的侧面；另一部分肌纤维则起自髂窝处，由髂窝及腹后壁处向下方移行，两处的肌纤维逐渐联合成腱而抵止于股骨小转子处。位于该肌肌腱与小转子间的区域，存在一个不恒定的滑膜囊，即髂肌腱下滑囊。髂腰肌的表面覆盖着一层筋膜，称为髂腰筋膜。

髂腰肌主要由胸 12~ 腰 4 的脊神经进行支配。

3. 缝匠肌

在人体中，缝匠肌为最长的肌肉，其长度可达 52cm 左右，且其屈曲髋关节的肌力较强。该肌位于大腿的前面以及内侧面的皮下，为一细长形的带状肌，该肌肉在位于腹股沟韧带与阔筋膜张肌之间的区域，以短窄的肌腱起自髂前上棘以及其下方的骨面处，并斜向下方移行而跨越大腿前面的全程，肌腱的下端移行为扁平的薄肌腱，类似鹅足状，并跨越半腱肌与股薄肌的表面，最终抵止于胫骨上端的前缘内侧以及胫骨粗隆的内侧面。

该肌收缩时能使小腿及大腿屈曲，可使已屈曲的髋关节旋外并外展。在该肌的肌力中，约有 1/10 是用于外旋的，故可以认为其也是髋关节旋外肌群的一部分。

缝匠肌由股神经（L_2~L_3）的分支进行支配。其上部的区域主要由旋股外侧动脉的分支以及股深动脉提供营养。

4. 股四头肌

（1）股内侧肌

属于股四头肌的一部分，位于股前内侧部。股内侧肌起自股骨转子间线的下部、股骨粗线内侧唇以及股内侧肌间隔处，其起点的内外缘分别与内收肌以及股中间肌相结合，肌纤维向下移行而抵止于胫骨粗隆处。由股神经（L_2~L_4）所发出的股内侧肌支进行支配。主要由旋股内侧动脉的肌支以及股动脉供血。

（2）股外侧肌

股外侧肌位于阔筋膜张肌与股直肌的后下方，臀大肌位于其后。股外侧肌同样也属于股四头肌的一部分，为一大而扁平的肌肉。股外侧肌起自股骨转子间线的上部，以及位于股骨大转子下缘处的臀肌粗隆外侧唇、股外侧肌嵴、股外侧肌间隔及股骨粗线外唇的上部等处，其肌纤维向前下方移行，并覆盖于股骨体的前面以及其外侧面，最终以腱膜的形式与股四头肌腱相延续，并抵止于髌骨的外侧缘处。股外侧肌系由股神经（L_2~L_4）的分支进行支配。

（3）股直肌

为股四头肌的一部分，其形态较肥厚而长，呈一纺锤状，是典型的双羽状肌。该肌肉的起点形成了一短而坚韧的肌腱，并分为两头：分叉的一头称为直头，自髂前下棘出，并与肌纤维的走行方向一致；分叉的另一头则称为反折头，起自髋臼的上部，覆盖于髂股韧带的侧方，并与上述的直头形成钝角或直角。股直肌肌腱的下部向下缩成一窄而厚的腱索，并分别与股四头肌的其他各组相互融合，形成坚韧的股四头肌肌腱，止于髌骨底及其两侧处，其继续向下方移行为髌韧带，最终止于胫骨粗隆处。股直肌的屈髋作用非常强，特别是当膝关节处于屈曲位时，该肌肉更能充分地发挥其屈髋的作用。股直肌可与腘绳肌相互拮抗，从而协同发挥锁扣髋关节与膝关节的作用。当人体起立时，该肌肉起到了有效的杠杆作用，以使得人体在起立时能更加平稳。股直肌由股神经（L_2~L_4）的分支支配。其主要由旋股外侧动脉的降支来供应营养。

（4）股中间肌

该肌为一扁平的羽状肌，深居股骨表面，位于股直肌的深面，前面呈腱性，并呈一稍凹陷性的结构，恰好可以容纳股直肌，其两侧也与股外侧肌以及股内侧肌密不可分。股中间肌起自股骨前面及其外侧面上 2/3 的区域，其肌纤维由后方向前下方走行；在股直肌、股内侧肌及股外侧肌的覆盖下，该肌紧贴股骨干的前面，并与股内、外侧肌形成部分融合，而后一同向下移行为股四头肌腱。由股神经（L_2~L_4）支配，而股神经的分支又恰好行于股直肌的深面与股中间肌的浅面，并分上、下支进入股中间肌。主要由旋股外侧动脉的降支提供营养。

5. 股薄肌

股薄肌位于缝匠肌与半膜肌间的区域，并与长收肌相邻，存在于长收肌的后内侧，为缝匠肌所覆盖，该肌为髋前内侧肌群中位置最为浅表的扁长的带状肌，成年人的股薄肌呈条索状。该肌起自耻骨弓处，起始处的肌腱较宽但较薄，且其下端细而薄，肌腱尾端的肌纤维呈扇形样继续移行扩散，最终止于胫骨的内侧髁。股薄肌具有使大腿内收的作用。主要由闭孔神经（L_2~L_4）的前支支配。其血供主要来自股深动脉。

6. 耻骨肌

耻骨肌位于长收肌的上方。该肌为股三角深部区域内的一长方形的扁肌，其外侧界为髂腰肌，内侧界为长收肌，而其后界为短收肌、闭孔外肌以及髋关节囊。耻骨肌起自耻骨梳以及耻骨上支处，其肌纤维斜向外下方及后方移行，至股骨颈处再向后，最终以扁腱抵止于股骨的耻骨肌线处，该肌的部分纤维则止于髋关节囊。主要由股神经（L_2~L_3）的分支支配，有时也会接受来自闭孔神经分支的支配。

7. 长收肌

长收肌呈一长三角形的扁平肌，其内缘稍向前倾出，并参与股三角内界的构成。该肌位于耻骨肌的内侧，与其居于同一平面。长收肌以扁腱起自耻骨体以及耻骨上支的前面上部，肌纤维斜向下外方移行为宽阔的扁腱，抵止于股骨粗线内侧唇的中 1/3 处。主要由闭孔神经（L_2~L_3）的前支支配。

8. 短收肌

短收肌的肌腹比较短，位于大收肌的前方，耻骨肌与长收肌的后方。短收肌起于耻骨体以及耻骨下支的前面，并抵止于股骨粗线内侧唇的上 1/3 处。短收肌的大部分主要由闭孔神经（L_2~L_4）的前支支配，其少部分则由该神经的后支支配。

9. 大收肌

大收肌起自耻骨下支、坐骨结节以及坐骨下支的前面处，其肌纤维向外移行并扩张，而后抵止于整个股骨粗线上及股骨内侧髁的骨上嵴上部。由坐骨神经的分支（主要是胫神经）支配。

（二）臀区的肌肉

1. 臀大肌

臀大肌属于髋外肌，位于臀区肌群的浅层，为人体中最大的肌肉，几乎占据臀部皮下的整个区域。该肌肉呈一扁平的菱形，丰厚粗壮而强大有力，但覆盖于其上的深筋膜则比较薄弱。

臀大肌的一部分肌腱起自髂骨臀后线处的髂骨臀面，另一部分肌腱以短腱的形式起自骶骨下部、髂后上棘、尾骨的背面等处，以及骶结节韧带、两骨间的韧带与一部分胸腰筋膜处。该肌的起点比较广泛，在髂嵴的附着部分就占据了髂嵴全长的后 1/4，主要向外下方平行延续。臀大肌的止腱几乎呈腱板状，腱板的上 3/4 部分斜行跨越股骨大转子而移行至髂胫束的深面，并与之相延续；腱板的下 1/4 部分则穿经大收肌与股外侧肌之间的区域而止于股骨臀肌粗隆处。

臀大肌的体表投影上缘相当于经过髂后上棘而平行于臀大肌下缘的线，下缘相当于尾骨尖端与股骨干的上中 1/3 交点处的连线，上述两平行线间的区域即代表臀大肌在体表上的大致投影。

臀大肌主要由臀下神经（L_1~S_2）的分支支配。

臀大肌血供则主要来自臀上动脉以及臀下动脉。该肌上 1/3 部分主要由臀上动脉供应营养，余下的 2/3 部分则主要由臀下动脉供应营养。

2. 臀中肌

位于臀区肌群的中层，起自臀前线上方与臀后线前方的髂骨骨面、阔筋膜以及髂嵴外唇处，其肌纤维形成移行为一扇形而扁平的肌束，抵止于股骨大转子尖端的上面以及外侧面。

臀中肌由臀上神经（L_4~S_1）的上支与下支支配。

臀中肌主要由臀上血管的浅支以及深支的上、下支提供营养。

3. 梨状肌

位于臀区肌群的中层。梨状肌的上缘与臀中肌相邻，其下缘与上孖肌相邻。由于坐骨神经穿过梨状肌时穿出的部位不同，梨状肌的形态可有不同，常呈现出二肌腹二肌腱、二肌腹一肌腱或一肌腹二肌腱等形态。

梨状肌大部分肌纤维起自骶骨第 2~4 骶前孔的外侧，当由骨盆移行出来后，另有骶棘韧带、骶结节韧带以及骶髂关节囊的附加纤维参与组成，上述结构几乎占据坐骨大孔的全部；由此出骨盆后其肌纤维移行为肌腱，紧贴髋关节囊的后上方并向外方移行，抵止于股骨大转子上缘的后部。

梨状肌的体表投影相当于髂后上棘与尾骨尖端连线的中点与股骨大转子尖端的连线。

梨状肌系由骶丛神经（S_1~S_3）的分支支配。

当梨状肌向外经坐骨大孔穿出时，该肌与坐骨大孔的上、下两缘之间各形成一间隙性的区域，分别称为梨状肌上孔与梨状肌下孔，有重要的血管和神经穿过。

梨状肌上孔的上缘为骨性的坐骨大切迹上部，下缘为梨状肌。穿经该孔的结构自外向内依次为臀上神经、臀上动脉以及臀上静脉。臀上神经分为上、下两支，分别支配臀中肌、臀小肌以及阔筋膜张肌的后部。臀上动脉分为浅、深两支，浅支主要为臀大肌提供营养，深支主要为臀中肌、臀小肌以及髋关节提供营养。

梨状肌下孔的上缘为梨状肌自身，其下缘则为坐骨棘以及骶棘韧带。穿经该孔的结构自外向内依次为坐骨神经、股后皮神经、臀下皮神经、臀下动脉、臀下静脉、阴部内动脉、阴部内静脉以及阴部神经。

4. 股方肌

位于臀区肌群的中层，居于大收肌上缘以及下孖肌之间的区域内。

股方肌起自坐骨结节的外侧面，抵止于股骨大转子后面的股方肌结节处。股方肌的终止部分大多数为肌性组织，有少数可呈半肌半腱性组织，只有极少数完全为腱性组织。

股方肌的下缘与坐骨结节的下端处在同一平面上，并越过股骨小转子的后面。

股方肌系由臀下神经支配，由股方肌上、下动脉提供营养。

5. 闭孔内肌

位于臀区肌群的中层，并贴于骨盆的侧壁，为三角形的扁肌。闭孔内肌起自闭孔的内面以及周围的骨面，其肌纤维向坐骨小切迹处移行并集中，肌腱呈直角方向绕过坐骨小切迹的后方，而后该肌的肌腱经坐骨小孔进入臀深部，跨越髋关节的后方，最终抵止于转子窝的内侧面。

闭孔内肌由臀下神经支配。

6. 上孖肌与下孖肌

均位于臀区肌群的中层，分别居于闭孔内肌腱的上、下方的区域内。上孖肌起自坐骨小孔的上缘，即坐骨棘处；下孖肌起自坐骨小孔的下缘，即坐骨结节处，两肌的肌纤维与闭孔内肌的肌腱相合，最终抵止于转子窝处。

上孖肌和下孖肌由臀下神经（L_5~S_1）支配。

7. 臀小肌

位于臀中肌的深面，起于臀前线及髋臼以上的髂骨的背面，其肌纤维逐渐移行为扁状肌腱，最终抵止于股骨大转子上面及其外侧面。臀小肌前部的肌纤维比较厚，并覆盖着股直肌的两头。

臀小肌亦由臀上神经（L_4~S_1）支配，由臀上动脉的深支提供营养。

8. 闭孔外肌

位于臀区肌群的深层，起于闭孔膜外面以及其周围的骨面，最终抵止于股骨的转子窝。

当闭孔外肌收缩时，具有使髋关节旋外的作用。

闭孔外肌由闭孔神经以及骶丛神经（L_5~S_1）支配。

（三）股后区（上部）的肌肉

1. 股二头肌

股二头肌的起点分为长短两头。长头起自坐骨结节上部下内方的压迹处，短头起自股骨粗线的外侧唇下方的外侧肌间隔处，二者在下端合并为一条肌腱，并最终抵止于腓骨小头处。该肌为腘窝的外上界。

2. 半膜肌

起自坐骨结节上外方的压迹处，止于胫骨内侧髁后方的横沟与腘肌筋膜处。并且其肌纤维还向上方移行而扩张，形成了膝关节囊后方的腘斜韧带。

半膜肌的腱膜总体上呈上窄下宽的形态，其外缘则呈索状，其肌腹的内侧面则略朝向后方，并与浅筋膜及皮肤相连。

3. 半腱肌

同股二头肌起点的长头一样，半腱肌起自坐骨结节的上部，其在股薄肌肌腱与缝匠肌的深面穿行并向下方移行，最终抵止于胫骨粗隆的内侧面。

半腱肌主要位于由半膜肌所构成的凹槽内，与半膜肌共同构成了腘窝的内上界。

股二头肌、半膜肌以及半腱肌都同属于大腿后侧的肌肉，合称为股后肌，又名腘绳肌。三者均起自坐骨结节，其止点均跨越了股骨而止于相应的小腿骨处。3块肌肉均能伸髋屈膝。

（四）髋外侧区的肌肉

1. 阔筋膜张肌

阔筋膜张肌实际上亦属于髋外肌群，该肌位于大腿外侧以及髋部处，居于臀中肌与缝匠肌之间的区域内。

阔筋膜张肌以腱膜组织起自髂前上棘、髂嵴外唇前2.5cm以及阔筋膜处，并被阔筋膜覆盖。该肌肉被全部包裹于两层阔筋膜之间，其肌腹呈扁带状，上厚下薄，其肌纤维向下后方移行，在股上、中1/3分界处移行为髂胫束，并继续向下方移行，最终抵止于胫骨外侧髁。

阔筋膜张肌系由臀上神经（L_4~L_5）的阔筋膜张肌支进行支配。该支略显扁薄，于后方经由臀中肌以及臀小肌之间的区域，并在阔筋膜张肌后缘的深面逐渐向下方弯行，于耻骨结节水平线的上方以及阔筋膜张肌的深面接近相关血管的入肌点而进入该肌。

阔筋膜张肌主要由旋股外侧动脉升支和横支、臀上动脉深上支或旋髂深动脉的分支提供营养。

2. 髋三角肌

阔筋膜张肌由髂前上棘处向下方移行，而臀大肌则由髂嵴后 1/3 的区域以及骶尾骨的背面向前下方斜行，两肌分别抵止于髂胫束的前、后缘而形成一广阔的扇形结构，其尖端指向下，并覆盖着髋区的外面，犹如位于肩部外侧的三角肌。因此，此二肌又合称为髋三角肌（图 2-8）。

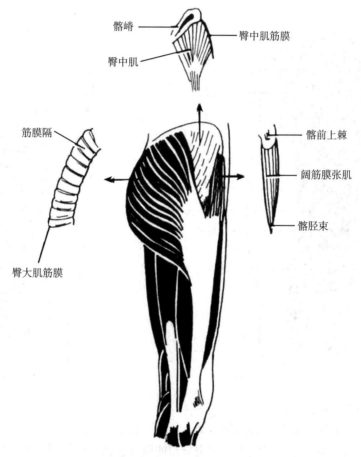

图 2-8 髋三角肌

当大腿处于前屈位时，阔筋膜张肌会牵拉髂胫束而使其向前移行；当大腿处于后伸位时，臀大肌会牵拉髂胫束而使其向后移行。因此，无论人体处于站立还是行走的状态，阔筋膜张肌以及臀大肌都会收缩，都会使髂胫束保持紧张，从而在任何运动状态下都能维持下肢的稳定性，这是髋三角肌的主要功能。

（五）髋部肌肉与运动的关系

髋关节的运动与围绕其周围肌肉的收缩与舒张分不开，正是这些肌肉的正常工作，才保证了髋关节的运动能够正常进行。

根据这些肌肉的功能，将其分为髋关节伸展与屈曲肌群、髋关节内收与外展肌群以及髋关节旋内与旋外肌群3大组。

1. 髋关节伸展与屈曲肌群

（1）髋关节伸展肌群

在日常生活中，有许多运动，如登高上楼、后蹬、踢腿、由坐位到站立以及在跳跃中挺髋等，这些运动无一不是在髋关节伸展肌群的帮助下得以完成的。髋关节的伸展肌群主要包括：臀大肌、股二头肌、半膜肌、半腱肌及大收肌坐骨部等肌肉（图2-9）。

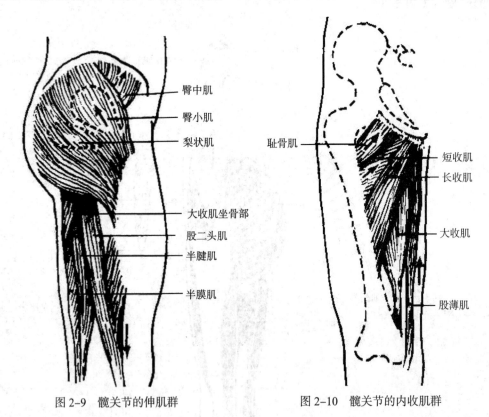

图 2-9　髋关节的伸肌群　　　　　　图 2-10　髋关节的内收肌群

（2）髋关节屈曲肌群

在日常生活中，髋关节的前屈运动，如仰卧起坐、向前踢腿等，无一不是在髋关节的屈曲肌群的参与下才得以完成。髋关节屈曲肌群包括：髂腰肌、股直肌、缝匠肌、阔筋膜张肌、耻骨肌以及臀中、小肌前部的部分肌纤维。髋关节的屈曲运动主要是依靠髂腰肌、股直肌及缝匠肌完成的。

2. 髋关节内收与外展肌群

（1）髋关节内收肌群

髋关节内收肌群主要包括：大收肌，长、短收肌，耻骨肌以及股薄肌等（图

2-10）。髋关节内收肌群的主要功能是使大腿在髋关节处内收。在额状面上，髋关节内收肌群与外展肌群进行对抗，从而起到了平衡的作用。髋关节内收诸肌还具有对骨盆进行稳定的作用。大收肌，耻骨肌以及长、短收肌还具有一部分屈髋，以及使髋关节旋外的作用；股薄肌还可使膝关节屈曲并能使之旋内。当髋关节近端固定时，内收大肌还可使髋关节作内旋运动。

髋关节内收肌群中，除大收肌坐骨部由坐骨神经分支、耻骨肌由股神经支配外，其余诸肌均由闭孔神经进行支配。

（2）髋关节外展肌群

在人体的维持平衡方面，髋关节外展肌群起到了十分重要的作用。当人体以单足着地时，该组肌群在额状面上可保持身体的平衡；当人体在步行时，该肌同样也可保持身体的平衡，同时还对人体的骨盆起到了稳定作用；在这些方面，臀中肌与臀小肌所起的作用最为重要。

髋关节外展肌群主要包括：臀大肌的一部分、臀中肌、臀小肌、缝匠肌以及阔筋膜张肌等（图 2-11）。

3. 髋关节旋内与旋外肌群

（1）髋关节旋内肌群

髋关节依靠臀中、小肌前部的肌纤维以及阔筋膜张肌的收缩，才起到使髋关节旋内的作用。因为上述这部分的肌肉位于髋关节垂直轴的前方，所以这部分肌肉收缩时，可以使大腿旋内，而大收肌以及长收肌亦对之起增强作用。当人体髋关节屈曲时，髋关节的旋内运动受到了坐股韧带以及关节囊本身的限制。当人体髋关节伸直时，髋关节的旋内运动又受到了髂股韧带的限制，故旋内运动较弱，肌力也较弱，仅为外旋肌力的 1/3（图 2-12）。

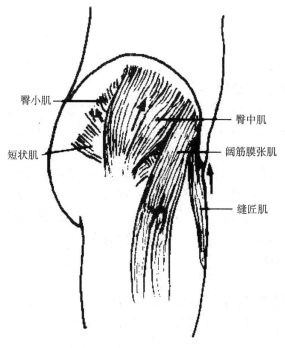

图 2-11 髋关节的外展肌群

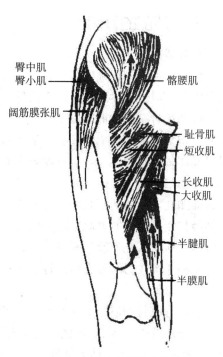

图 2-12 髋关节的旋内肌群

（2）髋关节旋外肌群

髋关节的外旋肌群主要包括：梨状肌、闭孔内肌、闭孔外肌、上孖肌、下孖肌以及股方肌。除此之外，起外旋作用的肌肉还有臀大肌后部、内收肌上部以及缝匠肌。当人体屈髋时，髂腰肌亦起着旋外的作用。

旋外肌较旋内肌的数量多、力量强，而且活动范围也大，这主要由人类以直立行走为主要运动状态决定的。人体为了使躯干保持稳定，在直立以及行走过程中，常采取"八字"状的步态，以保证髋关节旋外时躯体的稳定性（图 2-13）。

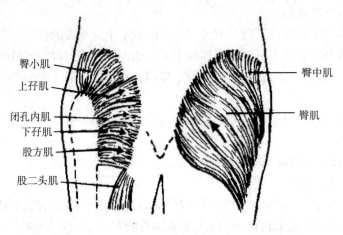

臀小肌
上孖肌
闭孔内肌
下孖肌
股方肌
股二头肌

臀中肌
臀肌

图 2-13　髋关节的外旋肌

髋关节依靠髋部、臀部以及大腿部的肌肉收缩，可以完成额状面上的屈、伸运动；矢状面上的内收、外展运动以及沿垂直轴上的旋内、旋外运动。

三、髋部的骨骼

1. 髋骨

髋骨为一个不规则的扁板状骨。其主要由上方的髂骨、前下方的耻骨以及后下方的坐骨组合而成，上述 3 块骨骼于前外下方相汇聚形成髋臼。

两侧髋骨于躯体前下方借助耻骨联合而相互连接（图 2-14）。髋骨位于躯干和下肢之间，担负着类似桥梁的任务，从而能够将躯干的重力传达至下肢。该骨的内侧面与骶骨以及尾骨共同构成骨盆，对盆腔内的脏器起着保护的功能。

在髋臼的前下方，耻骨下支与坐骨下支的缩窄部分相互连接而形成一近似椭圆形的孔，即闭孔。活体上闭孔的大部分则由闭孔膜所覆盖。闭孔切迹上部留有一小缺口，闭孔神经与相关血管即由此穿过。髂骨体与耻骨上支在前面结合处的上面有一明显的突出的结构，即为髂耻隆起。相对而言，坐骨与髂骨连接的部分不是十分显著。

现将 3 块骨骼的形态结构特点（图 2-15）分述如下。

（1）髂骨

髂骨为髋骨的后上方的部分，一般将其分为体与翼两部分。该骨形态略显不规则，类似一把展开的扇子，"扇柄"朝下与坐骨及耻骨相互连接，其"扇面"向上。"扇柄"即为髂骨体，"扇面"即为髂骨翼。

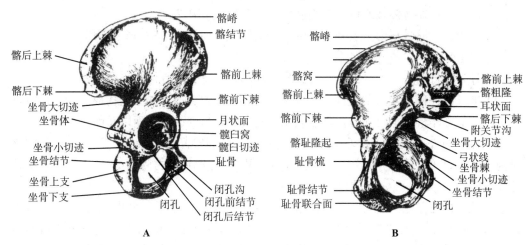

图 2-14　髋骨

A 外面观　B 内面观

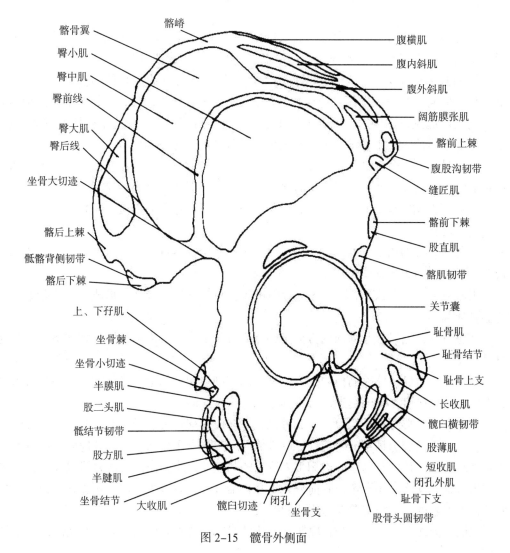

图 2-15　髋骨外侧面

①髂骨体：髂骨体较肥厚，参与髋臼上 2/5 部分的构成。

②髂骨翼：髂骨翼向上展开而扁阔，其上缘增厚而形成"S"形的髂嵴。

（2）坐骨

坐骨为髋骨的后下方的部分，类似舀勺的形状，分为坐骨体与坐骨支两部分。

①坐骨体：位于坐骨的上部，主要参与髋臼后下部约 2/5 部分的构成，为坐位时支持人体上半身体重的主要部分。其近似三棱柱状，分为内、外二面以及前、后二缘。

坐骨体的外侧面为闭孔外肌的附着处；其内侧面壁光滑，参与一部分小骨盆侧壁的构成，为闭孔内肌的附着处。坐骨体的后面为髋关节囊的附着处，其下方为闭孔切迹。

坐骨体的前缘较锐利，形成闭孔的后界；后缘则较肥厚，并向上方移行为髂骨的后缘，参与坐骨大切迹下部的构成。坐骨大切迹下有一个向后内方突出的三角形突起结构，称为坐骨棘，为肛提肌、尾骨肌、上孖肌肌腱及骶棘韧带的附着点，并作为坐骨大孔与坐骨小孔的分界点。该棘的下方形成坐骨小切迹，并向下移行为坐骨结节。

坐骨结节为坐骨体与坐骨支会合处的肥厚而粗糙的隆起，其外观呈卵圆形，横截面呈三角形。横嵴又将该结节分为上、下二部，上部为半膜肌的附着点，下部为半腱肌、股二头肌长头以及大收肌坐骨部的附着点。坐骨结节的下端与股骨小转子处于同一平面，该平面同时又是股方肌与内收大肌在坐骨上的分界线。此外，该结节的外侧缘为股方肌肌腱的起点，内侧缘的下部则为骶结节韧带的附着点，上缘为下孖肌肌腱的起点。当人体处于坐位时，坐骨结节为支撑人体上半身体重的重要结构。

②坐骨支：坐骨上支呈三棱柱形，向下后方移行并终于坐骨结节处，坐骨上支的前缘形成闭孔的后界，而其后缘与坐骨棘下之间的部分形成坐骨小切迹。

坐骨下支起于坐骨上支的下端，向前上内方移行而弯曲并连接于耻骨的下支。

（3）耻骨

耻骨为髋骨的前下方的部分，分为耻骨体与耻骨支两部分。当人体处于坐位或站立位时，耻骨有固定与支撑的作用。

①耻骨体：参与髋臼前下 1/5 部分的构成。其与髂骨连接处所形成的粗糙隆起，称为髂耻隆起。

②耻骨支：髂耻隆起向前内方伸出移行为耻骨上支，其内侧端则急转向下方移行为耻骨下支。

耻骨上支自耻骨体移向前内下方，其内侧端则以锐角的形式进行转折，并移行为耻骨下支。依据耻骨上支的形态，可将其分为三缘与三面。

三缘：上缘形态比较锐薄，为耻骨梳，并向前方移行为耻骨结节。耻骨梳为腹股沟镰、反转韧带及腔隙韧带的附着处，耻骨梳向后方移行于弓状线处，并向前方移行而止于耻骨结节处。该结节为腹股沟韧带内侧端的起点，该缘的内侧为腹直肌以及锥状肌肌腱的附着处。前缘为闭孔嵴，其前方止于耻骨结节处，后方止于髋臼切迹处，此处为耻股韧带的附着处。下缘主要参与闭孔的构成。

三面：前面呈三角形，为长收肌及闭孔外肌肌腱的附着处；后面表面光滑，主要参与小骨盆前壁的构成，并为肛提肌等肌肉的附着处；下面其结构不完整，其上有由后外向前内方通行的闭孔沟，沟的两侧即为闭孔前结节与闭孔后结节。闭孔血管及相关的神经在此沟内通行。

耻骨下支形态略显扁薄，可分为前后二面与内外二缘。其前面为长收肌、短收肌、股薄肌以及闭孔外肌肌腱的附着处；其后面为闭孔内肌肌腱的附着点；内侧缘与对侧相合而构成耻骨弓，外侧缘则参与闭孔的构成。

在耻骨上、下支移行处的内侧面，有一长圆形的关节面，即为耻骨联合面，其与对侧耻骨的相同结构共同构成耻骨联合。

耻骨体和耻骨支为5块股内收肌肌腱的起始处，这5块肌肉的肌纤维向下放射，并最终止于股骨嵴等处。

（4）髋臼

髋臼位于髋骨外侧面的中部，并居于髂前上棘与坐骨结节连线之间的区域内。髋臼为一半球形的深窝状结构，呈倒置的杯形，占球面的170°~175°，直径平均为3.5cm。髋臼的周缘与其开口所形成的平面与躯干的矢状面形成一个开口向后的40°的夹角，此平面又与躯干的水平面形成一个开口向外的60°的夹角。因此，髋臼的开口是向前、向外以及向下倾斜的。

髋臼边缘呈堤状，其前部下方及后部均有隆起，且非常坚实。其下部有一深且宽的缺口，称髋臼切迹。该切迹向上移行并与髋臼窝底部一粗糙部分相连，该粗糙面即为股骨头圆韧带的附着处。在髋臼切迹的缺损部，有一髋臼横韧带横过，该韧带恰好将髋臼的边缘围成一个完整的圆环。同时，其周边还附着一圈由软骨构成的盂缘。上述结构加深了髋臼的深度，而使得髋臼面积超过了股骨头球面面积的一半，从而使股骨头被深深地包裹在髋臼之中。

（5）闭孔

闭孔为坐骨与耻骨共同围成的大孔，多数呈三角形，少数为卵圆形。闭孔的上界为耻骨上支的下缘，下界为坐骨下支的上缘，外界为坐骨上支与坐骨体的前缘以及髋臼切迹的边缘，内界为耻骨下支的外侧缘。闭孔边缘比较锐利，在活体上有闭孔膜附着其上，将其封闭。

闭孔由骨盆前壁斜向前、下、内方延伸，形成了一纤维性的管道，最终止于耻骨肌的深面，该管即为闭孔管，其长2~3cm。该管的上界即为耻骨上支下缘的闭孔沟，下界即为硬而无弹性的闭孔膜。其中，闭孔动、静脉及闭孔神经均在此管内穿行。

当闭孔神经通过闭孔管之后，又分为前、后两支，主要负责对股内侧肌群的支配；另有关节支，主要负责髋关节、膝关节的支配；并有感觉支，负责大腿与小腿内侧及膝关节内侧感觉的支配。

2. 股骨上端

（1）股骨头

股骨头除顶部有特殊结构而使之略扁平外，其整体上还呈现为一球形。该球体的直径为4~5cm，体积约占一相同大小球体体积的2/3。股骨头的几何学中心为髋关节的垂直轴、水平轴以及前后轴所贯穿。位于股骨头顶部稍后方有一小的凹陷性结构，即为股骨头凹。此凹陷为股骨头韧带的附着处，于其内有少量的细小血管穿行，股骨头可由此获取少量的血供。股骨头的上半部除股骨头凹外，其余大部分完全为关节软骨所覆盖。所覆盖的关节软骨的厚度并非全部一致，因为股骨头的中央部几乎承载了上半身的最大负荷，故该处的软骨较其他地方肥厚；而股骨头周边所承担的重力较小，故此处的软骨较薄。

（2）股骨颈

股骨颈为股骨头下方一处较细的部分，该结构位于股骨头的外下方。其略向前方凸出，而中部较细（图2-16）。股骨颈的上下两缘呈圆形，其上缘几乎呈水平，微向上突出，并向外移行为大转子；其前上缘在靠近股骨头处有时会形成股骨颈窝；其下缘则向后下外方移行，并与股骨干相续于股骨小转子附近。

（3）股骨大转子、小转子

在股骨颈的下方有两个明显隆起，即位于外侧的股骨大转子及位于内侧的股骨小转子，上述两个隆起为许多肌肉附着处（图2-17）。

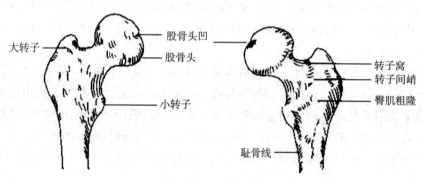

图 2-16　股骨上段

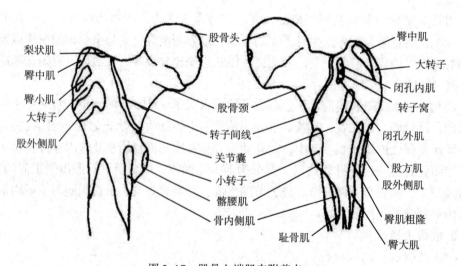

图 2-17　股骨上端肌肉附着点

①大转子：为一长方形的隆起，位于股骨颈、体相连接处的后上部，大转子的位置比较表浅，易于皮下触得，故为临床上常用的骨性标志。

大转子的上缘游离、肥厚,该缘的后面为梨状肌的附着处,与髋关节的中心几乎处于同一水平面,后部向内上方突出,明显地高耸于股骨颈的后方。大转子内侧面的前方为闭孔内肌以及上、下孖肌肌腱的抵止处。大转子的下缘呈嵴状隆起,即股外侧肌嵴,为股外侧肌肌腱的附着处。

大转子的上部存在一粗糙的深窝状结构,即转子窝。为闭孔外肌肌腱的附着处,其内下部主要以松质骨的结构与股骨颈及股骨干相连;其外侧面比较粗糙,有一自后上向前下方移行的嵴状隆起,为臀中肌及臀小肌肌腱的附着处。

②小转子:为一呈圆锥状突起的结构,其位于大转子的平面以下股骨干后上方的内侧,由股骨颈后下缘与股骨体的连接处向内后上方突出。小转子尖及其前面比较粗糙,为腰大肌的附着处;小转子的后面比较平滑,为大收肌所覆盖,有时会有一滑液囊附着于其上;小转子的底面与其宽阔的内侧面以及前面为髂肌附着处。

在大转子后下方,相当于小转子的平面,有时会见一骨性的突起,即第3转子,为人体的正常变异。

(4)转子间线

在股骨颈的前面,位于股骨颈、体间的相连接处有一略隆起的粗线状结构,即转子间线。转子间线比较平滑,起自股骨大转子前缘的上内部并向下内方移行至股骨小转子的下缘,向下方移行为耻骨肌线。转子间线处有相应的关节囊前壁附着其上;转子间线的上端为股外侧肌最上方部分的肌纤维的起点,而转子间线的下端为股内侧肌最上方部分的肌纤维的起点。转子间线的外侧部与内侧部则分别为髂股韧带上、下束的抵止处。

(5)转子间嵴

在股骨颈的后面,位于股骨颈、体间的连接处有一圆形的嵴状结构,即转子间嵴,较转子间线粗糙。转子间嵴起自股骨大转子的后上角,并向下内方移行而最终抵止于股骨小转子。位于转子间嵴的中部处有一结节,为股方肌肌腱的抵止处,该结节的上部、下部以及股方肌本身皆由臀大肌所覆盖。

四、髋关节的稳定装置

(一)髋关节的韧带

1. 髂股韧带

髂股韧带位于髋关节囊之前,并紧贴于股直肌深面,呈一倒置的"Y"形。该韧带与髋关节囊的前壁紧密接触,长度较长并较坚韧。该韧带为全身最大的韧带。

髂股韧带起自髂前下棘及其后方2cm处的髋臼缘,纤维方向是朝向外下方移行的,呈扇形。在向下方移行时分为二岐:外岐抵止于转子间线的上段,内岐抵止于转子间线的下段(图2-18)。髂股韧带的外岐可以限制大腿的外展与外旋,内岐可以限制大腿的外展。髂股韧带的内侧部与外侧部均较肥厚而甚为坚固,有时即使是髂前下棘发生撕脱性骨折,该韧带都可能不被撕裂。但位于该韧带的二岐之间的部分却甚为薄弱,有时该处会形成一孔样结构。

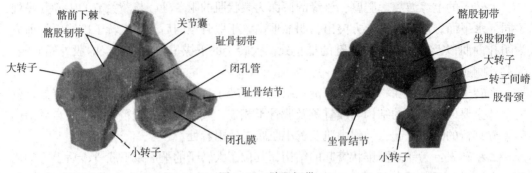

图 2-18　髂股韧带

当人体处于直立位时，躯干的重心移向髋关节后方，此时，髂股韧带对髋关节的后伸有限制作用。当人体站起时，髂股韧带能保证人体躯干于髋关节上保持一定的稳定性；当体重落于股骨头上时，髂股韧带能与臀大肌协同作用，使髋关节伸直，并以此将躯干拉直，从而使躯干保持直立的姿势。除屈曲之外，在髋关节的所有运动中，髂股韧带均能保持一定的紧张度，特别是在髋关节伸直与外展、外旋时，该韧带显得尤其紧张。

2. 耻骨囊韧带

耻骨囊韧带位于髋关节囊的前下方，呈三角形。

耻骨囊韧带起自耻骨上支、耻骨体、髂耻隆起、闭孔嵴以及闭孔膜上，而斜向下外方移行，并通过股骨头的前方而向外下方至股骨颈处，其行于髋关节囊的内侧部而与髋关节囊以及髂股韧带内岐的深面相合并，最终该韧带抵止于转子间线的下部。

耻骨囊韧带与上述由髂股韧带分出的二岐形成一"N"字形的结构，该结构能够限制髋关节的外展运动。

3. 轮匝带

该韧带为髋关节囊位于股骨颈处深层纤维的呈环形增厚的部分。

该韧带环绕股骨颈的中部，能够约束股骨头，并防止其向外方脱出。纤维在股骨颈后部较表浅，但尚具有一定的扶持力。

4. 坐骨囊韧带

坐骨囊韧带包括三角形的纤维囊，位于髋关节囊后面，略呈螺旋样而较薄弱。

坐骨囊韧带起自髋臼的后下部，其纤维向外上方经股骨颈的后面移行至髋关节囊的轮匝带，最终抵止于大转子的根部。该韧带的纤维与髋关节深层的关节囊的环状纤维相合并，其上部的纤维呈水平样，跨越髋关节并与髂股韧带相合。该韧带能够防止髋关节的过度内旋与内收。

5. 股骨头韧带

为髋关节囊内的纤维带。该韧带呈三角形而略显扁平，起于髋臼横韧带与髋臼切迹处，最终抵止于股骨头凹处，在移行过程中一直为滑膜所包裹。

股骨头韧带虽位于髋关节囊内，但并不被包裹在滑膜之内，主要为一个滑膜管所包绕，并向下移行，在髋臼切迹处才开放。其主要与覆盖于髋臼横韧带的滑膜以及覆盖于髋臼窝内的脂肪的滑膜相延续。位于髋关节下方的脂肪垫在髋关节屈曲时可被吸入髋臼窝内；当在髋关节处于半屈曲位或作内收、外旋运动时，股骨头韧带会变得紧张，对股骨头稳定性具有一定的维持作用。

一般认为，股骨头韧带为人类在退化时所残留的结构。也有一部分学者认为，该韧带是由髋关节囊或耻骨肌的一部分结构衍化而来的。

6. 髋臼横韧带

髋臼横韧带位于髋关节腔之内，实际上是属于髋臼缘的一部分。该韧带系由强有力的扁平的纤维韧带所组成，并呈桥状横跨髋臼切迹的两侧，而形成一孔道，其内有血管及神经通过，该韧带与关节囊以及股骨头韧带的基底部的两个束状带相互融合。

从髋骨关节周围韧带的分布情况来看，髋关节囊的内下方与后下方的区域比较薄弱，尤其当髋关节处于内收、屈曲或轻度内旋位时，最为松弛。

（二）髋关节囊

髋关节囊的附着处有远近的不同。髋关节囊的远侧，前面止于小转子间线处，后面止于转子间崤的内侧约 1.25cm 的地方，此处相当于股骨颈的中、外 1/3 交界处。髋关节囊近侧则附着于髋臼盂缘、髋臼边缘及髋臼横韧带等处。股骨颈前面全部被包裹在髋关节囊内，后面有 1/3 的部分没有被包裹在髋关节囊内，股骨头、颈之间的横形骨骺板亦被包裹在髋关节囊内。

髋关节囊纤维主要由深层的横行以及浅层的纵行两种纤维所构成，其中横行纤维主要参与轮匝带的构成，并环绕于股骨颈处。由于人类最终进化为直立行走的状态，所以部分髋关节囊的纤维也逐渐进化而呈现出螺旋形以及斜行，以加强对髋关节囊的固定，从而适应这种进化的需要。

在髋关节囊的前后均有相关韧带对其加强。位于髋关节囊前侧的髂股韧带最为强劲，即使在其两岐间的薄弱处，也有髂腰肌腱对其覆盖以补充。在该肌肌腱浅面内侧有股动脉经过，股静脉位于股动脉的内侧，并附于耻骨肌上；在髂腰肌腱的外侧则有股神经经过，并沿髂肌的前面向下移行，被髂筋膜所覆盖，其与髂肌同样位于肌间隙之中。

髋关节囊后部的纤维的走行方向朝向外，并由股骨颈的后面横过，而闭孔外肌的肌腱则由股骨颈的下方越过。髋关节囊的所有部分的厚度并非一致，譬如在髂股韧带的后面，髋关节囊显得特别坚厚，而在髂腰肌腱下方则显得较薄弱，甚至存在部分缺如的现象，但有髂腰肌的肌腱对其加强。

（三）髋关节周围的肌肉

髋关节周围的肌肉是维持髋关节稳定的另一个重要因素。

直接覆盖于髋关节囊与相关关节韧带上的肌肉分为以下几部分：覆盖于髋关节囊前面的肌肉由内向外依次为耻骨肌、腰大肌、髂肌以及股直肌，股直肌的直头与反折头肌腱覆盖于髂股韧带上，阔筋膜张肌则位于股直肌的外面；覆盖于髋关节囊后面的为小的外旋肌，如上孖肌、下孖肌、梨状肌、股方肌以及闭孔内肌等；覆盖于髋关节囊上面的肌肉为臀小肌；覆盖于髋关节囊下面的肌肉为髂腰肌及其肌腱以及闭孔外肌。

在髋关节外侧，阔筋膜张肌以及臀中肌、臀小肌均为有力的外展肌，同时还参与髋关节的外旋运动。

五、髋部神经

髋关节在人体中是体积最大、关节窝最深的关节，也是最完善、最典型的杵臼关节。维持关节稳定的神经系统也是相当复杂的，下面分区介绍髋关节的神经分布。

（一）髋前区与腹股沟区的神经分布

1. 浅层

（1）腹股沟区和髋前区的皮神经

分布于髋前区以及腹股沟区的皮神经有股神经前皮支、髂腹股沟神经、生殖股神经股支以及股外侧皮神经等。

（2）腹股沟区的深层的神经

位于该区域内的神经主要为髂腹下神经、髂腹股沟神经以及生殖股神经的生殖支。

①髂腹下神经：髂腹下神经多起自腰丛（T_{12}~S_1）的前支，在位于腰方肌远侧的区域由腹内斜肌穿出，于腹内斜肌以及腹横肌之间的区域内斜向前下方走行，并于髂前上棘的内侧约2.5cm的地方经由腹内斜肌穿过，抵达腹外斜肌腱膜深面的区域，于腹股沟管浅环的上方约2.5cm的地方经腹外斜肌腱膜穿出。

髂腹下神经所发出的前皮支常由腹股沟管浅环内侧脚的上方2cm处经腹外斜肌腱膜穿出，分布至位于耻骨上方区域及下腹部的皮肤；其外侧皮支则在髂结节后方跨越髂嵴，分布至股骨大转子附近区域的皮肤。

②髂腹股沟神经：髂腹股沟神经多起自L_1的前支，在位于髂腹下神经下方约一横指的区域，与其平行走向前下方。

髂腹股沟神经在位于髂前上棘后约2.2cm处经腹内斜肌穿出，并在腹内斜肌以及腹横肌之间的区域内斜向前下方移行。该神经于腹股沟韧带的上方约2.2cm处经由腹内斜肌穿出，并沿腹外斜肌的深面行向前下方；在腹股沟管内，该神经位于精索的外侧；当由腹股沟管浅环穿出后，该神经则分布于男性阴囊（女性大阴唇）前部区域的皮肤。

③生殖股神经的生殖支：生殖股神经的生殖支沿精索内侧下行，当由腹股沟管浅环穿出后，该神经主要分布于提睾肌以及阴囊肉膜处的区域内。

2. 深层

（1）股神经

股神经亦起自腰丛，是腰丛神经中最大的分支，主要由T_{12}~L_4前支的后股组成（少数来自T_{11}或L_5）。该神经于腹股沟韧带下方3~4cm处股动脉的外侧分为前、后两股，旋股外侧动脉恰行于前、后两股之间，而前股与后股又发出若干肌支以及皮支。

①股神经的主要分支：髂肌支和腰大肌支由股神经于髂窝处发出。

耻骨肌支系由股神经于腹股沟韧带的深面发出，并经股血管鞘的后方分布于耻骨肌的前面。

缝匠肌支为股神经的前股所发出的分支，于前股处形成后便立即发出。

股中间皮神经（前皮支）亦为股神经的前股所发出的分支，并于股三角的近侧部分为内侧支以及外侧支。内侧支于腹股沟韧带的下方约 8cm 处经阔筋膜穿出；外侧支先经缝匠肌穿出，并发出分支以支配该肌，而后经由阔筋膜穿出；两支下降并分布于股前面下部 2/3 区域处的皮肤。

股内侧皮神经（前皮支）亦为股神经的前股所发出的分支。该分支沿股动脉的外侧方下降，并发出一小分支经阔筋膜穿出，分布于大腿上部内侧区域处的皮肤；其主支于股三角的尖部跨越动脉，并分为前、后两支。前支于缝匠肌的前面呈垂直方向向下移行，并约于股中、下 1/3 交界区域处经由阔筋膜穿出而移行至膝前；后支主要沿缝匠肌的后缘下降，移行至膝关节的内侧，并经由阔筋膜穿出而发出数条小分支，分布于膝关节及小腿中部内面区域处的皮肤。

隐神经为股神经的后股所发出的分支，沿股动脉的外侧进入收肌管，并斜行跨越动脉的前方而走行至其内侧。

股内侧肌支亦为股神经的后股所发出的分支，其伴随隐神经下降，走行于大收肌腱板的浅面，沿途发出 3~7 条分支进入股内侧肌的内侧面。其中，常会发出一分支沿股内侧肌前面下降至膝关节处。

股直肌支亦为股神经的后股所发出的分支，通常分为 2 支，自股直肌上部的深面进入，并发出一髋关节支，伴随旋股外侧动脉的升支抵达髋关节囊处。

股外侧肌支亦为股神经的后股所发出的分支，其伴随旋股外侧动脉的横支以及降支而行，沿股外侧肌的前缘发出 2~4 条分支进入肌肉内，并发出分支移行至膝关节处。

股中间肌支亦为后股所发出的分支，通常为 2~3 条，进入股中间肌上部前面的区域内，并发出分支移行至膝关节附近。

（2）闭孔神经

闭孔神经纤维来自 L_2~L_4 前支的前股，该神经沿腰大肌内缘进入骨盆内，并沿骨盆的侧壁继续向前下走行，而后，在闭膜管内分为前、后两支。

①闭孔神经前支：闭孔神经前支经闭膜管穿出后，走行于耻骨肌与长收肌的深面以及闭孔外肌与短收肌的浅面，该神经干多呈现扁平状。闭孔神经前支中含有分布至股薄肌、长收肌、短收肌以及股内侧皮支等的纤维束，有时还会分布至耻骨肌以及股动脉处。该分支所发出的皮支主要支配上述肌肉。

②闭孔神经后支：闭孔神经后支经闭孔外肌的上部穿过，下降于长收肌以及短收肌之间的区域内，其所发出的肌支主要支配大收肌。大收肌支多存在 1~2 条分支。

（二）髋外侧区的神经分布

由于髋部的主要神经大都分布于髋前以及髋后区域内，此处主要介绍髋外侧区的皮神经。

1. 髋外侧区的皮神经

髋外侧区的浅筋膜较臀区的稍薄，浅筋膜较深层内由前向后依次为股外侧皮神经、肋下神经、髂腹下神经外侧皮支以及臀上皮神经。

2. 股外侧区的皮神经

分布于股外侧区的皮神经主要为股外侧皮神经。股外侧皮神经主要发自腰丛，于髂前上棘的下方 5~10cm 处经由深筋膜穿出，分为前、后两支，前支较长些，比较恒定地分布于大腿外侧面的皮肤；后支则分布于臀区外侧面的皮肤。

（三）臀区的神经分布

1. 臀区的皮神经

臀区的皮神经有 3 组。臀上皮神经为 L_1~L_3 神经后支的外侧支，经竖脊肌外缘自胸腰筋膜的骨纤维管穿出，越过髂嵴分布于臀上部的皮肤。急性腰部扭伤时，臀上皮神经易受牵拉而引起腰腿痛。臀中皮神经为 S_1~S_3 神经的后支，在髂后上棘至尾骨尖连线的中 1/3 穿出深筋膜，分布于臀部内侧和骶骨后面的皮肤。臀下皮神经为股后皮神经的分支，经臀大肌下缘返向上行，穿出深筋膜，分布于臀下部皮肤。

2. 臀区深部的神经

（1）臀上神经

臀上神经系骶丛的分支之一，起自 L_4~S_1 的后股，一般于梨状肌上孔处穿出骨盆，但有时也会经梨状肌纤维穿出骨盆。臀上神经穿出盆后，与同名动静脉相伴行，并分为上、下两支：其上支较小，主要与臀上动脉深处的上支相伴行，而沿臀小肌的上缘分布于臀中肌的区域内；其下支较大，主要与臀上动脉深处的下支相伴行，向前行于臀小肌的中部以及臀中肌之间的区域内，并发出分支走行至臀小肌和臀中肌处，其终支走行至阔筋膜张肌后内侧附近，对该肌起支配作用。

由于臀上神经主要支配臀中、小肌以及阔筋膜张肌，故当臀上神经受损时，会导致臀中、小肌以及阔筋膜张肌的瘫痪。正常情况下，当双脚站立时，臀中肌、臀小肌具有防止股骨头从髋臼中脱出的作用；当肢体下垂时，臀中肌、臀小肌具有类似悬挂的作用，从而防止肢体的坠落以及关节囊的扩张。当以一侧下肢站立时，处于站立状态下的一侧臀中肌、臀小肌具有防止骨盆向对侧倾斜的作用。当臀上神经损伤后，患肢站立时，骨盆会呈摇摆状而极不稳定，患侧 Trendelenburg 征阳性，即当人体以患肢站立时，由于臀中、小肌不能有效收缩，骨盆不能与股骨大转子紧紧靠拢，造成骨盆向对侧倾斜，此时站立侧的髂前上棘也不会像正常人那样下沉，反而会升高。

（2）臀下神经

臀下神经主要起自 L_5~S_2 的后股，于臀下血管内侧缘，该神经经梨状肌的下孔穿出坐骨大孔而走行至臀部，多半会在臀大肌的中、下部区域处与臀下动脉的臀大肌支相伴行而从该肌的深面进入该肌，并发出数条分支支配臀大肌。

臀下神经的分支一般有 1~3 支，以 2 支者为最多见。臀下神经还可发出分支支配梨状肌、上孖肌、下孖肌、闭孔内肌以及股方肌。上述梨状肌、闭孔内肌、上孖肌、下孖肌及股方肌均为位于股区的旋外肌，而臀大肌除可使大腿旋外，主要是使髋关节伸直。

臀下神经及其各分支损伤之后，会出现下肢站立不稳，不能完成旋外运动；而身体则易向后方倾倒，且患肢无力完成登高以及上楼梯等运动。

（3）坐骨神经

坐骨神经系人体中最粗大的一条神经，一般直径约为 2cm，主要为骶丛（L_4~S_3）上束的延续，由胫神经与腓总神经组成。

胫神经起自 L_4~S_3 的前股，而腓总神经则起自 L_4~S_2 的后股，二者于骶丛尖处相合组成了一宽 15~20mm 的扁束，并被包裹在一个结缔组织鞘中。通常，该扁束经梨状肌的下孔从骨盆穿出，臀下动脉以及股后皮神经与其内侧缘相毗邻。出盆后，坐骨神经走行于臀大肌的深面，并于股骨大转子与坐骨结节之间的区域内向下方移行。在由上而下地移行过程中，该神经贴附于坐骨的背面，上孖肌、下孖肌、闭孔内肌以及股方肌的浅面；当移行至股部时，该神经则贴附于大收肌的浅面，并走行于臀大肌下缘与股二头肌的长头外侧缘所成的角内，而后，向下被覆盖于股二头肌长头之下，并与之相交叉，再从股二头肌长头的外侧缘逐渐走行至其内侧。一般坐骨神经于腘窝尖端分为两支，内侧为胫神经，外侧则为腓总神经。

臀下动脉会发出一支动脉与坐骨神经相伴行，贴附于坐骨神经的表面向下走行，该动脉分支可参与对坐骨神经的营养。

坐骨神经的分支主要有关节支、股二头肌长头支、股二头肌短头支、半腱肌、半膜肌支以及大收肌支等。

由髂后上棘至坐骨结节处作一连线，由其上、中 1/3 的交界处至股骨大转子的尖端引一连线，即相当于梨状肌下缘的体表投影，此线的内、中 1/3 的交界处即为坐骨神经经由骨盆穿出处的体表投影。

（四）髋关节的神经支配

髋关节主要接受来自闭孔神经、股神经、臀上神经以及坐骨神经分支的支配。髋关节的前方主要接受闭孔神经以及股神经关节支的支配，而髋关节的后方主要接受来自臀上神经以及坐骨神经关节支的支配（图 2-19）。一般分布于髋关节处的神经支比较细，其分布重叠现象不如其他大关节明显，而其分支常常会随相关血管一同进入关节内。

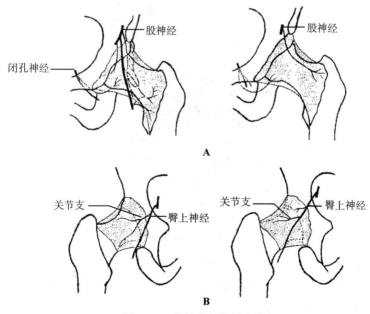

图 2-19 髋关节的神经支配

A 前面观 B 后面观

由闭孔神经与副闭孔神经所发出的关节支主要分布于关节囊的内侧以及耻股韧带区域。因其起始处可不同，故变异很多，但 90% 以上的闭孔神经会参与对髋关节的支配。闭孔神经的关节支一般为一纤细的小分支，主要由本干经闭孔管时所发出，亦有经盆腔穿出者，其多先向下外方走行，继而向外上方弯曲移行，并与旋股内侧动脉的关节支同行，而经髋臼切迹穿过并进入髋关节。

股神经与副股神经的髋关节支主要来自其股骨肌支，其次为股四头肌支，主要支配髋关节囊前方近侧的内面以及远侧外面的区域。其主要分布于髂股韧带的下部区域，但也有的也会支配关节囊的后上部以及耻股韧带的区域。

臀上神经所发出的关节支主要分布于关节囊的后上方上部以及外部的区域。

坐骨神经股方肌支所分出的关节支则呈稀疏样分布于关节囊后部的区域处。

髋关节处的神经支以闭孔神经为主，但由于其同时对膝关节起着支配所用，故患有髋关节疾病者，往往会感到膝关节的疼痛，从而给患者造成一定的错觉。

六、髋部血管

人体髋关节主要由臀上动脉、臀下动脉，闭孔动脉，股深动脉的第一穿支，以及旋股内、外侧动脉 6 条动脉及其分支来提供血供（图 2-20）。

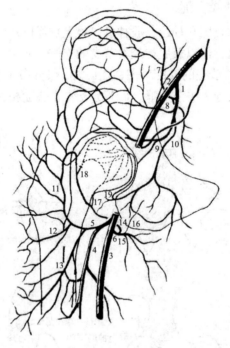

图 2-20　髋关节的血供

1. 臀上动脉

臀上动脉系由髂内动脉直接延续而成（图 2-21），经由腰骶干与第 1 骶神经之间的区域，再经梨状肌上孔由骨盆穿出。

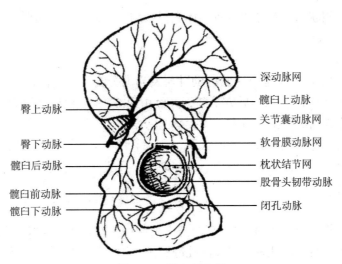

图 2-21　髋臼的血供

臀上动脉及其分支主要参与髋臼的上部、髋关节囊的上部以及股骨大转子的一部分的血液供应。

当臀上动脉经由坐骨大切迹处穿出时，分出两条分支：一支向下方移行，参与髋臼后缘以及髋关节囊后部的血液供应；另一分支则沿髂骨于臀小肌下缘横行，该分支主要参与臀小肌的血液供应，并发出数条分支至髋臼的上部以参与该部的血液供应，其分支下降而终于近侧的髋关节囊处。

臀上动脉在臀中肌的分支经该肌穿出之后又发出一条终支抵达股骨处。

臀上动脉的降支分布至股骨大转子的上面及其外侧面，并与旋股内、外侧动脉以及臀下动脉相吻合，共同发出分支分布于该区域内。

当臀上动脉由骨盆穿出后便立即分为浅、深 2 支。

①浅支：于臀大肌的深层区域内分为 3~5 支，主要参与臀大肌上份起始部的供应，并发支参与臀中肌、髂后上棘附近的髂骨以及髂嵴后部邻近区域的皮肤血液的供应。浅支下部分支的终支由梨状肌的浅面下行而与臀下动脉的分支相吻合。

②深支：走行于臀中肌深面与臀小肌之间的区域，在距起始部前方约 1.3cm 处，分出 1~3 分支，按所分的支数，可将其分为 3 型。其中，1 支型约占 2.0%，2 支型约占 93.4%，3 支型约占 4.6%。

2 支型所发出的 2 个分支分别称为臀上动脉深上支与臀上动脉深下支，其分别与臀上神经所发出的上、下两支相伴行。一般，臀上动脉深上支于臀中肌深面与臀小肌始部上缘之间的筋膜鞘中与髂骨臀面骨膜紧紧相贴而前行，并呈一凸向前上方的弓形，除其起始段外，该分支的全程几乎都走在髂后上棘与髂前上棘连线上方的区域，终于髂前上棘外缘区域的臀中肌或阔筋膜张肌处，终束支也常与臀上动脉的深下支、旋股外侧动脉的升支以及旋髂深动脉等相吻合。臀上动脉深下支于臀中、小肌之间外行，主要参与臀中肌的供应，并发出分支参与臀小肌及髂骨后部区域的供应，当移行至转子窝的分支时则与臀下动脉以及旋股内侧动脉的深支相吻合。

臀上动脉经梨状肌上孔穿出位置的体表投影约位于髂后上棘与股骨大转子尖端连线的中、内 1/3 交界处。

2. 臀下动脉

臀下动脉（图 2-21）也是由髂内动脉所发出的分支，系髂内动脉的前干直接延续而成。该动脉沿阴部内动脉的后方下降，并经由第 2、3 骶神经之间的区域穿行，再经梨状肌下孔而由骨盆腔穿出，分布至臀大肌的深面。

臀下动脉及其分支主要分布于臀大肌、髋关节囊、坐骨神经、股后部以及臀部处的皮肤，并发出交通支，向下与旋股内、外侧动脉以及股深动脉的第一穿支相吻合，从而形成"十字吻合"。

3. 闭孔动脉

闭孔动脉（图 2-22）由髂内动脉的前干处起始，在盆腔腹膜壁层的深面，沿骨盆的侧壁向前下方移行，闭孔神经以及闭孔静脉则分别于该动脉的上、下方与之伴行。在经闭孔管由骨盆穿出处，该动脉分为前、后两终支。前支沿闭孔的前缘走行，分布于闭孔外肌等，并与其后支所发出的分支以及旋股内侧动脉所发出的分支相吻合；后支沿闭孔的后缘走行，其分支主要分布于邻近的肌肉处，并发出一髋臼支，而髋臼支又分为髋臼前支、下支，分别分布于髋臼的前、下部，二者又一起由髋臼切迹处进入髋臼内，以分布于髋臼内的软组织。其中一支通过股骨头韧带而移行至股骨头凹处进入股骨头，并分布于股骨头内下方小范围的区域内，此动脉又称为股骨头韧带动脉。股骨头韧带动脉仅为髋臼动脉的一条终支。

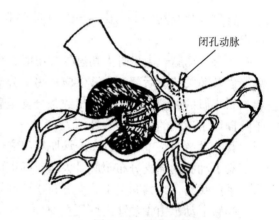

闭孔动脉

图 2-22 闭孔动脉

4. 股深动脉第一穿支

在大收肌止点平面，股动脉发出股深动脉第一穿支，该动脉经由大收肌的上部穿出，在位于臀大肌附着点的下方，发出一些分支以参与臀大肌以及大收肌的血液供应。在臀大肌附着点的下方，该动脉的一分支沿股骨干上升，并于股方肌的下缘处分出一小支走行至股骨小转子后方并下行，另一支走行至股骨大转子的后下方并与旋股内、外侧动脉以及臀下动脉相吻合。

5. 旋股内侧动脉

旋股内侧动脉系由股动脉或股深动脉直接发出（图 2-23），有时旋股内侧动脉会与旋股外侧动脉共干。

旋股内侧动脉于耻骨肌与髂腰肌之间的区域穿过，走行至闭孔外肌的下缘附近，发出分支至邻近肌肉，与旋股外侧动脉、股深动脉第一穿支以及臀下动脉相吻合。另发出一髋臼支，与闭孔动脉的关节支相伴随，并于髋臼横韧带的下方通过，走行到髋臼窝处，该分支分布于髋关节处，且与闭孔动脉的关节支相吻合。

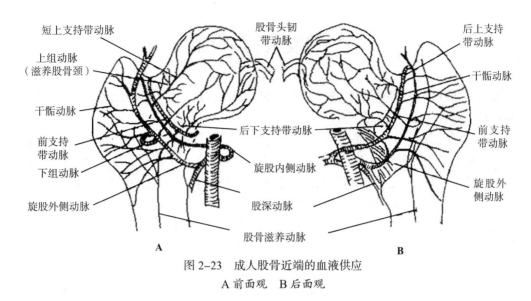

短上支持带动脉
上组动脉
（滋养股骨颈）
干骺动脉
前支持带动脉
下组动脉
旋股外侧动脉
股骨头韧带动脉
后下支持带动脉
旋股内侧动脉
股深动脉
股骨滋养动脉
后上支持带动脉
干骺动脉
前支持带动脉
旋股外侧动脉

A　　　　　　　B

图 2-23　成人股骨近端的血液供应
A 前面观　　B 后面观

在髋关节囊内侧，旋股内侧动脉与闭孔外肌之间发出内侧颈升动脉的分支，即后下支持带动脉，并发出闭孔肌支的分支。该动脉走行至关节囊的外后方，于股骨转子间嵴处发出后支持带动脉，并发出分支与臀上动脉相吻合。旋股内侧动脉继续向外走行，其终末支延续为后上支持带动脉。后上支持带动脉所发出的分支主要参与股骨头、颈和股骨大转子处的血供，为一条非常重要的动脉。

旋股内侧动脉与旋股外侧动脉于髋关节囊外侧相吻合而形成一动脉环。

6. 旋股外侧动脉

旋股外侧动脉于股三角处由股深动脉发出，或由股动脉直接发出。一般旋股外侧动脉要较旋股内侧动脉稍微粗大些，二者于股骨颈的根部围绕而相互吻合，从而共同形成了囊外动脉环。其中旋股外侧动脉参与该动脉环前部的构成，而旋股内侧动脉则参与该动脉环的内、后以及外侧部的组成，但在大多数人体上，此动脉环并不完整。旋股外侧动脉为股骨近端的一级血管。

当旋股外侧动脉走行至缝匠肌与股直肌的深面时，分为升支、降支以及横支。升支主要分布于阔筋膜张肌以及缝匠肌等处；降支则分布至股四头肌的下部以及膝关节处；横支则穿过股外侧肌而分布至股骨的后面，并于股骨大转子的下方与旋股内侧动脉和股深动脉第一穿支动脉以及臀下动脉相吻合。

由旋股外侧动脉所发出的分布至股骨颈前部的分支，由髂腰肌的前面经其外缘向深部走行，该分支主要沿转子间线供应股骨颈基底部、髋关节囊部以及囊内的股骨颈部。进入髋关节囊内颈部的动脉较粗大，在位于关节滑膜的下方沿股骨颈向上走行，而血管逐渐变细，并发出小分支进入股骨颈，有时会有小的关节支穿过髂股韧带，在滑膜下上升。靠近旋股内侧动脉处的支持动脉发出上头动脉，终于股骨颈的上部。

第二节　膝部针刀应用解剖

　　膝部系指以膝关节为中心的部位，是下肢运动功能的重要部位，其解剖结构包括膝部的神经、血管、肌肉及骨骼等。

　　膝关节是人体关节中负重多而且运动量大的关节，位于下肢的中枢部。位于其上方的股骨和其下方的胫骨是人体最长的两个长骨。由于长的杠杆臂使膝关节所受的力较重，因此该关节劳损及创伤的概率较大，居人体所有关节之首位。膝关节又是人体最完善、最复杂的关节，不仅具备滑膜关节必备的主要结构，如关节面、关节腔及关节囊；而且还具有各种辅助结构，如关节半月板、韧带、滑囊、滑膜皱襞及脂肪垫等。复杂的结构使膝关节处所发生的疾病的种类繁多，诊断困难。

　　熟知膝关节的正常及病理解剖是诊断与治疗膝关节疾病的前提。此外，具备综合分析能力及全面掌握膝关节的解剖，对膝关节疾病的诊断及整体治疗是非常有帮助的。

一、膝部体表解剖定位

（一）体表标志

1. 髌骨

　　髌骨是人体最大的籽骨，位于膝关节前方皮下，股四头肌腱扩展部内，其表面界限极为明显，可摸清下方的髌尖及上方的髌底。当股四头肌松弛时，髌骨可向上、下及左、右作适当的活动；当股四头肌收缩时，髌骨可随之向上、向下移动，且较固定。

2. 股骨内侧髁与外侧髁

　　股骨的下端膨大，形成内侧髁与外侧髁，两髁几乎全部位于皮下，外侧髁较内侧髁显著，于下关节的内上方和外上方均易触及。在膝关节屈曲时能摸到股骨髁接触髌骨的关节面，该面的外侧缘在皮下有一隆起的骨嵴。

3. 股骨内上髁与外上髁

　　在股骨内侧髁的内侧面及外侧髁的外侧面均有一粗糙的凸隆，分别称为股骨内上髁和股骨外上髁。股骨内上髁较大，为膝关节胫侧副韧带附着部，内上髁的顶部有一三角形的小结节，为收肌结节，有大收肌腱附着。收肌结节相当于股骨下端骺线的平面，用指尖沿股部的内侧缘向下，首先摸到的骨性隆起即是收肌结节。股骨外上髁较小，有膝关节腓侧副韧带附着。

4. 胫骨内外侧髁

　　胫骨内外侧髁为胫骨上端内外两侧的膨大处，位于膝关节内外侧的下方，并分别与股骨内外侧髁相对，内侧髁较大，外侧髁较突出，均易在皮下触及。在外侧髁的表面可触及一明显的结节，为髂胫束的主要附着处。

5. 胫骨粗隆

　　胫骨粗隆位于胫骨上端与胫骨体连接处的前方，为一呈三角形的粗糙的骨性隆起，在膝关节的前下方可清楚地观察到，因为胫骨粗隆是髌韧带的抵止点，顺着髌韧带向下（或顺着胫骨前缘向上）很容易触及该结构。

6. 胫骨前缘和内侧面

从胫骨粗隆向下触摸，可扪及胫骨前缘或前嵴，其上部较锐，至小腿下 1/3 段则变钝。胫骨的内缘不如前缘显著，但仍可触及，特别是下段较为明显。在胫骨前缘与内缘之间，为胫骨内侧面。自缝匠肌及半腱肌止点以下，胫骨的内侧面仅覆盖有皮肤和浅筋膜，故容易触及。

7. 腓骨头

腓骨头为腓骨上端的锥形膨大，又称为腓骨小头，体表位于胫骨外侧髁后外稍下方，与胫骨粗隆处于同一平面上。当膝关节屈曲时，可在膝关节的外侧下方看见腓骨头形成的隆起。腓骨头的顶部呈结节状，称为腓骨头尖，有股二头肌腱及腓侧副韧带附着，腓骨头及股二头肌腱均易触及。

（二）体表投影

1. 腓总神经

腓总神经位于股二头肌腱的下方，下行至腓骨头，在其下 2.5cm 处，绕小腿前外侧分为浅及深支。浅支主要为感觉神经，沿小腿外侧向下，绕过足背外侧及前侧；深支为肌支，穿过肌层，与足背 1、2 趾间穿出至皮下。

2. 腘动脉

平股部的中下 1/3 交点作一环线，此线与股后正中线相交处内侧约 2.5cm 处为起点，该点至腘窝中点的连线，即为腘动脉斜行段的投影，经腘窝中点向下的垂线即为腘动脉垂直段的投影。

3. 胫前动脉

胫骨粗隆与腓骨头连线的中点，该点与内外侧髁经足背连线的中点的连线，为胫前动脉的体表投影。

4. 胫后动脉

腘窝中点下方 7~8cm 处为起点，该点与内髁后缘与跟腱内缘之间连线的中点的连线，即为胫后动脉的投影。

二、膝部软组织

（一）膝关节内侧部

膝关节内侧面的支持结构可分为 3 层。

1. 第一层

第一层为最浅层，为膝关节内侧第一层筋膜平面。这层平面由包被缝匠肌的纤维形成（图 2-24）。缝匠肌止于还筋膜网络，而在远端的胫骨并无明显的止点。

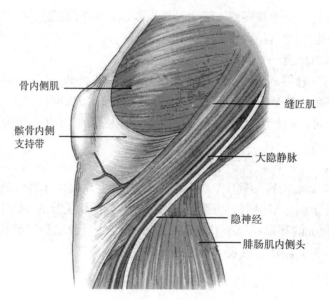

图 2-24　膝关节内侧部解剖

　　股薄肌和半腱肌腱位于第一层和第二层之间的平面。向深方，第一层所形成的筋膜覆盖腓肠肌的两个头和腘窝结构。这一层为肌腹和腘窝区域神经血管的支持结构。

　　大约在内侧副韧带浅层前方约 1cm 处，第一层与第二层的前部与来源于股内侧肌的髌内侧支持带融合在一起。在前方远端，第一层加入胫骨外膜。

2. 第二层

　　第二层为内侧副韧带浅层平面。据某些学者描述，内侧副韧带浅层包括纵行和斜行两部分纤维（图 2-25）。纵行纤维（或称前部纤维）起于股骨内上髁的凹槽，宽大的纤维束垂直向远端走行，止于胫骨内面。这个止点约位于胫骨关节面下 4.6cm 处，位于鹅足止点的后方。斜行纤维（或称后方纤维）起于股骨内上髁，与第三层混合，形成后内侧关节囊。

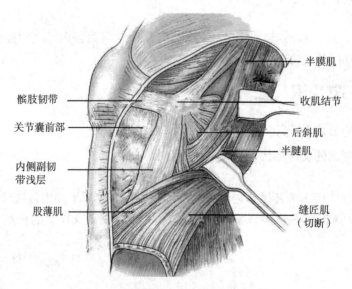

图 2-25　膝关节内侧副韧带浅层解剖

在前方，据某些学者报道，第二层垂直分成两半。在分界线前方，纤维向头端延续至股内侧肌，加入第一层，形成髌旁支持带。在分界线后方，纤维向头端走行至股骨髁，并从此处发出横行纤维，在第二层中向前走行至髌骨，形成内侧髌股韧带。内侧髌股韧带把髌骨连于股内侧髁，可阻止髌骨向外侧脱位。位于髌骨内侧下缘的是内侧半月板髌骨韧带，它连接髌骨和内侧半月板前角。

3. 第三层

第三层即膝关节囊层（图 2-26）。在内侧副韧带浅层深处，第三层变得更厚，形成由短纤维构成的垂直走向的带状结构，称为内侧副韧带深层。内侧副韧带深层从股骨内侧连接至半月板与胫骨外周边缘的中点。在前部，内侧副韧带深层与浅层固有滑膜囊之间结合得较为疏松，但在后部这两层融合在一起，因为深层韧带的半月板股骨部分在接近其头端附着处，与覆盖的浅层韧带相互融合。

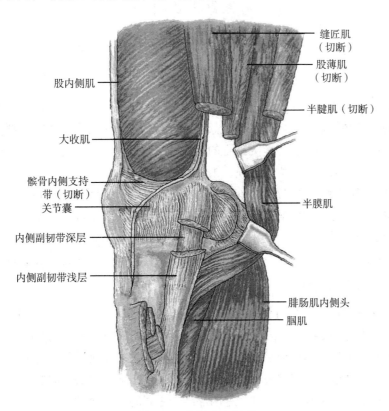

图 2-26　膝关节内侧观

第二层和第三层融合所形成的后内侧区域，由半膜肌肌腱和肌腱鞘的 5 个附着处进行加强。半膜肌肌腱在胫骨的后内角有直接的腱性止点，还有一个位于内侧副韧带浅层深处的胫骨第二止点。第三区域与内侧副韧带浅层的斜形纤维混合在一起；第四区域呈双层向后止于近端半月板之上的关节囊；第五区域向近端和外侧走行至关节囊后部，形成腘斜韧带（图 2-27）。

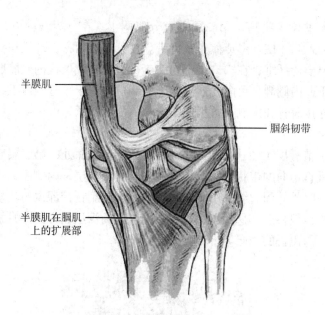

半膜肌

腘斜韧带

半膜肌在腘肌
上的扩展部

图 2-27　腘窝内的深层结构

在内侧半月板浅层区域，上述 3 层结构能很明显地区分开来。在前部，浅层和中层的一部分融合，并与来自股四头肌覆盖其上的支持带扩展部融合。中层前部与浅层内侧韧带分开，形成中层头部，保留为独立的一层，为髌股韧带。在前部，深层为薄而独立的一层；在后部，第一层变为深筋膜，第二、第三层融合成关节囊。

内侧副韧带浅层主要发挥抵抗外翻应力的作用，以对抗胫骨的外旋，在前交叉韧带缺失的膝关节内，有较弱的对抗胫骨前移的作用。内侧副韧带浅层的纵形纤维在膝关节完全伸直位和 90° 屈曲位，均处于张力状态，在 45°~90° 屈曲位时张力最大。内侧副韧带浅层的斜形纤维的作用较小，而内侧副韧带深层在对抗外翻应力时所起的作用较弱。

（二）膝关节外侧部

膝关节外侧支持结构也分为 3 层。第一层包括浅筋膜（阔筋膜）、髂胫束和股二头肌的后方扩展部（图 2-28）。第二层由前部的股四头肌支持带和不完整的后部，即两块髌股韧带构成。第三层由外侧关节囊构成（图 2-29）。在表面覆盖髂胫束之后，后方的关节囊由两层纤维组成。深层由冠状韧带和弓形韧带组成。浅层为原始的关节囊，包括侧副韧带和腓肠腓骨韧带。膝下动于这两层结构之间的区域穿过。

1. 第一层结构

（1）阔筋膜

阔筋膜在近端连于外侧肌间隔，进而连于股骨。阔筋膜的后部与股二头肌筋膜融合。髂胫束是阔筋膜纵形增厚的部分，走行于膝关节外侧，止于胫骨的 Gerdy 结节。一部分纤维又从 Gerdy 结节连接至胫侧粗隆。

（2）股二头肌

股二头肌由两个头组成。长头与半腱肌共同起于坐骨结节，短头起于粗线的外侧唇、外侧髁上线及外侧肌间隔。两个头的神经支配均来自坐骨神经，但为不同的分支。

长头由胫神经支配，而短头由腓总神经支配。两个头在膝关节之上融合为一个共同的肌腱，即折叠围绕外侧副韧带在腓骨茎突上的止点，并分为浅、中、深3层。浅层以一个宽的扩张部止于邻近的胫骨近端部分；中层较薄，包绕外侧副韧带，并以一个滑囊与之分开；深层分叉，止于腓骨茎突和胫骨 Gedy 结节。

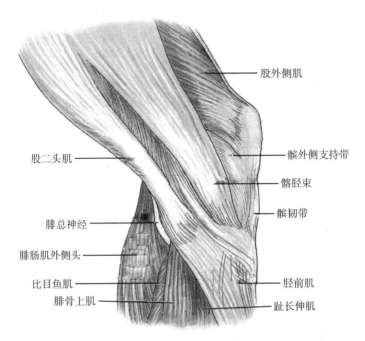

图 2-28 膝关节浅层外侧观

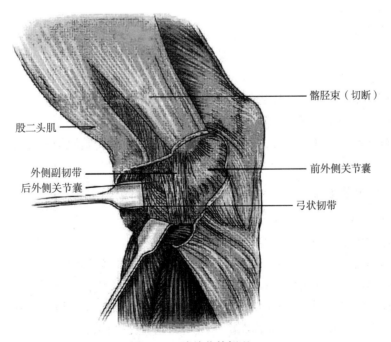

图 2-29 膝关节外侧观

股二头肌主要的作用是屈曲膝关节，并有较弱的伸髋和外旋胫骨作用。股二头肌被认为是膝关节外侧重要的静态和动态稳定装置，尤其是在膝关节屈曲超过 30° 时。

2. 第二层结构

外侧支持带包括两个组成部分：浅斜支持带和深横支持带。

（1）浅斜支持带

浅斜支持带行于浅层，连接髂胫束与髌骨。

（2）深横支持带

深横支持带更致密，由 3 个主要部分组成。

①髁上髌骨带：也称为髌股横韧带，提供上外侧髌骨支持。

②横支持带：从髂胫束直接连至髌骨中部，提供主要的髌外侧支持。

③髌胫带：连接髌骨和胫骨远端。

总体上，外侧支持带对髌骨的支持比相对的内侧部分的支持力更强。

3. 第三层结构

第三层外侧关节囊层较薄，为纤维性，于膝关节近端和远端，连于股骨和胫骨周边。

（1）冠状韧带

附着于外侧半月板下边缘，向胫骨关节边缘延伸的部分，称为冠状韧带。

（2）外侧副韧带

起于股骨外上髁，位于腓肠肌起点的前方，行于外侧支持带之下，止于腓骨头，与股二头肌腱止点混合在一起。外侧副韧带在冠状位 MRI 上显示最好，呈现为低密度的细带状。因为该韧带为斜行走向，需要 2~3 个层面才能看到整个韧带的完整结构。

（3）腓肠腓骨韧带

腓肠腓骨韧带为于外侧副韧带和弓状韧带之间的致密纤维，起于腓肠肌外侧头内的籽骨，止于腓骨茎突。一部分纤维从股骨外侧髁连至关节囊后部。

（4）弓状韧带

弓状韧带呈三角带状，其纤维较为坚固，纤维的走行方向也较一致。其由腓骨茎突向上发散，外侧支致密而坚固，附着于股骨和腘肌腱，较弱的内侧支在腘肌上弯曲走行，与腘斜韧带的纤维相融合，该支的游离部分呈新月形，腘肌腱的外侧部分（或股骨部分）由其下方出现，止于胫骨。

（三）膝关节前部

1. 髌骨 （见本节"三、膝部骨骼"）。

2. 股骨滑车

股骨远端的前面与髌骨形成关节的部分，称为滑车，分为内、外两面。在近侧，两面连接形成浅槽；向远侧和后侧，该槽弯曲加深形成髁间窝。

滑车外侧面比内侧面更伸向近侧，面积较大，向远侧凸出。该面上所覆盖的软骨比髌骨的软骨薄，厚度为 2~3mm，而滑车内侧面软骨比外侧面薄。当膝关节充分伸直使股四头肌收缩时，髌骨可与股骨滑车上脂肪垫接触；当膝关节充分屈曲时，则和股骨内外髁相接触，后者在伸直位时可与胫骨平台相关节。

滑车上隐窝，位于股骨前面，恰当滑车面之近侧，稍微凹陷呈三角形。内侧为股骨远端的前内缘，外侧由股骨干的前外嵴形成，并融合于滑车外上缘。两缘连接处有一小结节，为关节囊附着处。该窝有血管进入，并被髌前脂肪所覆盖。外缘滑膜常增厚，纤维化，甚至变成纤维软骨。滑车的外侧面比内侧面更伸向近侧、前侧，所以滑车上缘从外向内、向远、向后斜行。

滑车的髁部连结，滑车髁部表面由一个浅沟将其分为相应的滑车面，该沟与充分伸膝时半月板的压迹相关，因而它是成年后继发出现的。股骨内髁小，向远端更突出、更斜向，内嵴比外侧嵴更突向前，而向侧面的发育差。滑车与髁部连结的内外侧是不对称的。

3. 髌股关节的滑膜

髌股关节的滑膜包括膝关节前部的滑膜，即髌上囊；中部包括髌骨周围及侧隐窝；下部则包括覆盖脂肪垫的部分。

髌上囊，可以是一个单独的滑膜腔。但往往与膝关节有广阔的交通。其延伸范围虽然个体间存在差异，但平均距离为由股骨髁近侧关节缘向上约 4~5cm。滑膜覆盖股骨的前面，并有脂肪垫将其分开。滑膜的前面壁由伸膝装置覆盖。在股四头肌腱止点处，中央处的滑膜与软骨紧紧相连；而在内、外侧，则有少量脂肪将腱与滑膜分开。髌上囊上端附有股肌纤维，称之为滑囊张肌，可以随膝关节的屈伸运动而牵拉髌上囊以便活动。髌上囊远端与膝关节腔广泛相通。通常存在髌上滑膜皱襞所形成的纤维环，两侧特别明显。在外侧位于基底近侧 1.5cm 处。

髌周滑膜，该处滑膜向近侧与髌上囊延续。向内、外侧分别形成隐窝。一个小的滑膜皱襞（或称为缨穗），围绕髌骨，宽不足 1cm。内侧及外侧滑膜从各自髁部反折，衬覆于股四头肌扩张部的下面。病理情况下滑膜皱襞增厚可以摸到。髌周滑膜与半月板上的滑膜相延续，在内侧，有人可有从翼状皱襞内侧走向髌上滑膜内侧的滑膜皱襞，临床上有时可引起相应症状。

髌下滑膜是覆盖髌下脂肪垫的真正的滑膜层，也覆盖关节外髌骨下缘的后面。脂肪垫向上延伸，与髌骨两侧的髌旁皱襞相延续。脂肪垫上界通常超过髌骨关节面的中点，向后延伸成粘驰韧带（是一个钟铃形的韧带），止于髁间窝的前缘。其在股骨附着处较窄，随其走向，脂肪垫加宽，向内外侧变薄形成翼状皱襞。黏液韧带向下形成一个薄的帆状膜，将股胫关节分为内外两腔。充分伸膝时，靠髌韧带拉紧，脂肪垫向前突至髁两侧，使之看起来好像内外分开的两个脂肪垫的假象，尤其当髌骨高位和（或）膝反张时更明显。因为这两种情况都可使伸膝装置和股骨髁之间容纳脂肪垫的空间减少。损伤或劳损可以使脂肪垫增生肥大，甚至产生症状。

4. 软组织稳定装置

髌骨是诸多解剖结构，如韧带、肌肉、腱膜及关节囊等会聚的焦点。但因滑膜广泛扩张，而关节囊又不十分明确，故稳定作用不大。其稳定系统主要依靠韧带和肌腱，使髌骨在纵向与横向上都获得牢固的稳定。这些稳定装置可分为主动和被动两类。

（1）被动稳定装置即位于下面的髌腱，其可限制髌骨从胫骨向上升。该腱为一扁腱，于髌尖起点处，腱宽 3cm；于胫骨结节止点处，腱宽 2.5cm。长度为 6~7cm，厚约 7mm。其方向大致与下肢长轴一致，但有时从近到远向外移动，从而增加髌骨外移的倾向。在髌骨内侧，关节囊增厚形成坚韧的纤维层，附着于筋膜相关部分，共同形成软组织稳定装置的被动成分，再加上滑车的限制作用，可共同约束髌骨的移动。

（2）主动稳定装置股四头肌 4 个主要肌肉在远端会合成股四头肌腱，附着于髌骨基底，其止点处可被明确地分为 3 层。

①浅层：为股直肌止点，位于髌骨基底的前区，还有髌骨前面的上 1/3。大部分浅层纤维越过髌骨前面，形成一连续的、坚韧的纤维组织桥，并过渡到髌腱内，使股四头肌直接止于胫骨上。

②中层：为股内侧肌和股外侧肌会合所形成坚韧的腱膜，止于髌骨基底恰当股直肌止点的后方。它们还分别向下延续到髌骨内外侧缘。

③深层：内侧纤维止点比外侧下降走得较远些。股间肌止点是通过一个宽而薄的肌腱止于髌骨基底，处于股内外侧肌的后方，关节囊的前方。内侧和外侧止点还分别由各自的髌股韧带所加强。股四头肌的 4 部分构成了软组织稳定结构的主动装置。

5. 髌股关节的血管

髌股关节具有丰富的血液供应，接受来自两侧与近、远侧的动脉输入（图 2-30）。其静脉回流与动脉的走行基本一致。

（1）近侧与远侧的动脉输入

①近侧：膝动脉发出分支到髌骨外上缘。该分支在膝前形成吻合网，并通过股四头肌腱附着处，与膝上及膝内上动脉的分支形成吻合，供应髌骨内上部分。

②远侧：膝内下动脉到达髌骨内下，并形成吻合网，分支到达髌上及髌内缘。向外侧经髌腱后与膝外下动脉形成吻合网。胫前返回动脉也到达髌骨的外下缘。

（2）两侧的动脉输入

髌股关节的两侧，接受浅深两层吻合网的供应。膝部的膝上动脉、膝外上动脉、膝内上动脉、膝外下动脉、膝内下动脉、胫前返动脉及胫内返动脉等，在髌骨周围形成髌周循环网，供应髌骨及髌股关节的前部。还有两个较深的吻合网，来自膝上动脉和膝下动脉，供应位于滑膜交会处的股骨和胫骨，髌股关节的后部及股部，包括滑膜、胫骨及股骨骨骺。髌骨从其周围接受动脉的分支，再形成一髌周环。髌骨的血液供应是很丰富的，进入髌骨本身有两条主要入路：一个是通过髌骨前面的中 1/3，另一个是后面下部关节外的部分。

髌骨的血液循环很丰富，既有很好的营养，又有多渠道的还流系统，无论前后都有丰富的吻合系统。血管供应的功能方面，受全身和局部因素影响，特别是交感神经系统的影响。髌股循环不仅是一个纯网状结构，还涉及髌骨营养方面的疾病，并受关节功能的影响。

（3）静脉回流

髌骨下可见髌骨的静脉出口。髌骨前面也有较多的侧支循环。在髌股关节处存在两个主要的回流径路，一是腘静脉，另一个是位于内侧的大隐静脉。

（四）膝关节后部

膝关节后部系指股骨下端及膝关节后方由肌肉围成的菱形间隙，即腘窝。

1. 腘窝境界

（1）上界

腘窝内上界为半膜肌，外上界为股二头肌。

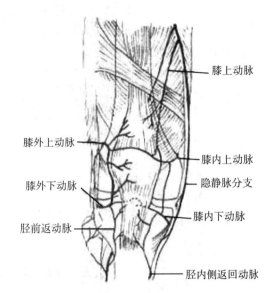

膝上动脉

膝外上动脉

膝外下动脉

胫前返动脉

膝内上动脉

隐静脉分支

膝内下动脉

胫内侧返回动脉

图 2-30　胫前动脉血液供应

（2）下界

腘窝下内及下外分别为腓肠肌内、外侧头。

腘窝由浅及深，分别为皮肤、皮下脂肪及阔筋膜，向下延续为小腿筋膜（图 2-31）。腘窝区的筋膜较薄弱。

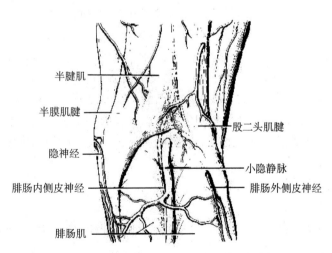

半腱肌

半膜肌腱

隐神经

腓肠内侧皮神经

腓肠肌

股二头肌腱

小隐静脉

腓肠外侧皮神经

图 2-31　腘窝后部浅层肌肉和神经解剖

2. 腘窝处肌肉

（1）腓肠肌

分布于膝关节后部的肌肉主要是腓肠肌，内、外两头分别起于股骨内、外髁。内侧头较大，以短腱起于股骨内侧髁上方的腘面；外侧头较小，起于股骨外侧髁上方的股骨外侧面。两头皆有肌纤维起自关节囊的后面。两头起点下方与股骨髁之间有滑囊相隔，内侧滑囊较大，而且常与关节囊相通。若受损伤或发生炎症，造成渗液过多，可形成突向腘窝的囊肿。在膝关节平面以下两头向中线靠拢，组成腘窝下内及下外侧壁，再向下聚成宽广的弓形腱膜与其深面的比目鱼肌相结合，故称为比目鱼肌腱弓。在腓肠肌内外两头越过股骨内外侧髁处，可有籽骨存在（图2-32）。

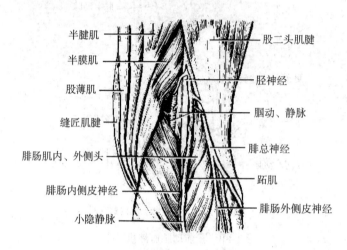

图2-32　腘窝后部深层肌肉和神经解剖

（2）跖长肌

又称跖肌，是一个肌腹短小而肌腱细长的肌肉。以小肌肉起于股骨外上髁腓肠肌外侧头的上方，肌纤维仅延伸7~10cm即变成细长的肌腱附于腓肠肌内侧头深面，走行于比目鱼肌与腓肠肌之间，止于跟骨的内缘或合并附着于跟腱内缘。

（3）腘肌

位于腓肠肌深处，膝关节线后下方。该肌有3个起点，最强有力的起自股骨外髁。另一重要起点起自腓骨头，第三个则起自外侧半月板后角。三处起点组成斜行的"Y"形弓状韧带，该肌向后下越过关节线时居关节囊与滑膜之间，在外侧半月板外缘沟中下降。到关节后面形成肌腹，穿越弓状韧带之深面，向内下止于胫骨上端内后方。其实腘肌表层纤维与弓状韧带相融合。围绕腘肌腱的滑囊，为关节滑膜的延伸部分，常与关节腔相通（图2-33）。

上述腘部肌肉均受胫神经支配。

3. 腘窝内容

由浅及深，腘窝内容为小隐静脉、胫神经、腓总神经、腘静脉、腘动脉及淋巴结。

（1）小隐静脉

小隐静脉在腘窝下部穿过筋膜，在膝关节平面下向深处汇入腘静脉。

（2）胫神经

胫神经在深筋膜下脂肪中沿中线下行，在腘窝中上部发出肌支，支配跖肌、腓肠肌及腘肌，并分出皮支，在腘窝下端穿过深筋膜至皮下。

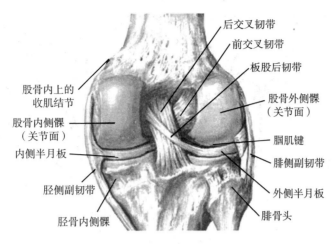

图 2-33　膝关节后部韧带和肌腱

（3）腓总神经

腓总神经沿腘窝外上壁在股二头肌腱内侧斜向外下，自腓肠肌外侧头表面出腘窝，穿腓骨长肌与腓骨颈间至胫前。

（4）腘静脉

腘静脉位于腘动脉浅面，在腘窝下端偏于动脉的内侧，至上端偏于动脉的外侧，向上由大收肌裂口穿出。

（5）腘动脉

腘动脉自大收肌裂孔斜向外下，经股骨下端、关节囊到达腘肌后面，并分为两支。腘肌构成腘窝底的一部分，其后面为腘动脉及腘静脉。腘动脉在腘肌后发出肌支及5条关节支，分布于关节内。该动脉发出两个主要分支——胫前动脉和胫后动脉，分别向下行。

（6）腘斜韧带

腘斜韧带位于腘肌深面偏内上，为半膜肌腱的延续部分，纤维自胫骨内髁后方斜向外上，止于股骨外髁的后上方。腘斜韧带的深面与关节囊融合，靠半膜肌牵拉而紧张，以防止膝关节过伸，是增强膝关节后侧稳定的重要结构。

三、膝部骨骼

（一）股骨

股骨是人体最长、最粗的长骨（图 2-34）。其长度约为体高的1/4，分为一体及上、下两端。

1. 股骨体

见本章"三、髋部的骨骼"。

2. 股骨近端

见本章"三、髋部的骨骼"。

3. 股骨远端

股骨远端为许多韧带及肌腱的附着部位，解剖外形也较为复杂。股骨远端向两侧及后方膨大，分别形成半球形的股骨内侧髁与外侧髁。两髁关节面于前方连合，形成一矢状位的浅凹，即关节软骨髌面，伸膝时可容纳髌骨。

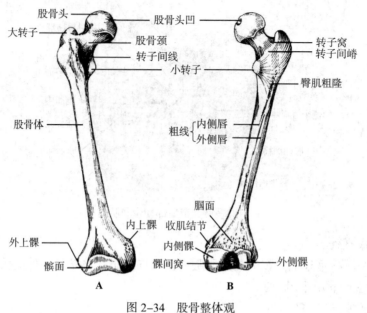

图 2-34　股骨整体观

A 前面观　B 后面观

　　无论从外形还是大小来看，股骨内、外侧髁并不对称。股骨内侧髁较大，且矢状面上前后曲率较为一致，较外侧软骨面更向后凸，面积比外髁小而且低。关节面的矢状线与关节面横轴呈 120° 交角，较外侧髁的 100° 为大。故内髁不但有前后向的屈伸活动，还有旋转活动。而股骨外侧髁则较小，矢状面上自前向后的曲率逐渐增大。股骨外侧髁扁平，但髌面较大而高起，比内侧髁高起约 0.5cm，以容纳关节面较大的髌骨外侧部，并防止髌骨向外脱位。

　　两髁末端侧向及前后向均为弧形的关节面。从股骨远端轴向观察，可发现股骨外侧髁轴线较内侧髁者稍短，且股骨外侧髁轴线与矢状面的夹角比股骨内侧髁轴线与矢状面的夹角要小，后者与矢状面的夹角可达 20° 左右。以股骨髁间窝为中点，股骨外侧髁较内侧髁稍宽大。股骨内、外侧髁前方由一沟槽（即股骨滑车）所分隔（图 2-35）。股骨滑车的最深部称为滑车沟，滑车沟较内、外侧髁之间的正中平面稍偏向外侧。

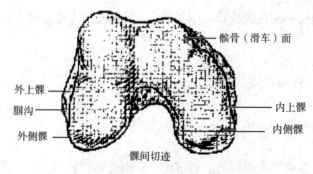

图 2-35　髁间切迹

股骨内、外侧髁的远端与后方被髁间窝分隔。髁间窝的外侧壁较平坦，前交叉韧带近端即起于此，后交叉韧带则起于髁间窝内侧壁。髁间窝与腘平面之间有一条髁间线，有腘斜韧带及关节囊附着。腘平面为股骨粗线内外唇及髁间线所围成的三角形平面，位于股骨体下端的后面。髁间窝狭窄，可导致前交叉韧带损伤，有研究表明，前交叉韧带损伤则极可能是继发于韧带与狭窄髁间窝的撞击。

腘肌腱起于股骨外侧髁关节面近侧的一浅沟，称为腘肌腱沟，它将外上髁与关节间隙分隔开。腘肌腱由此经过，腓肠肌外侧头附于后上方，腘肌腱位于前下，腓侧副韧带位于其间，并越过腘肌腱。股骨外上髁较小但较为突出，是腓侧副韧带的起点。股骨内侧髁上有较为隆起的收肌结节，大收肌即止于此。

股骨内上髁位于收肌结节的前远方，为一"C"形的嵴状隆起。内上髁中央凹为胫骨结节，为髌韧带在胫骨上的附着点。胫骨结节外侧 2~3cm 处的结节样突起，称为 Gerdy 结节，为髂胫束的附着点。

（二）胫骨

胫骨位于小腿的内侧，是粗大的长骨。胫骨分为体及上、下两端（图 2-36）。

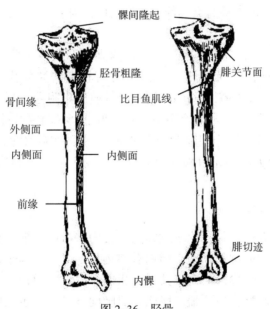

图 2-36　胫骨

1. 胫骨体

胫骨体呈三棱柱形，其较锐的前缘及内侧面直接位于皮下，故易于皮下触及；外侧缘称为骨间缘，为小腿骨间膜的附着处。后面上份有斜向下内的粗糙的比目鱼肌线。胫骨体上、中 1/3 交界处的附近，有开口向上的滋养孔。

2. 胫骨远端

胫骨远端的下面有下关节面。胫骨远端向内下方突出的部分，称为内踝，可在体表扪及。内踝外侧有内踝关节面，与胫骨的下关节面共同与距骨组成关节。胫骨远端的外侧面有腓切迹与腓骨相接。

119

3. 胫骨近端

胫骨近端宽厚，称为胫骨髁，横切面呈三角形。其上面称为胫骨平台，向后倾斜约20°，并且向两侧膨大形成胫骨内外侧髁，与股骨下端内外侧髁分别对应，以增加膝关节的稳定。股骨与胫骨内外髁的关节面并不完全吻合，胫骨内侧平台较外侧平台宽大且平坦，平台的后部向胫骨干后方旋出。与此相反，胫骨外侧平台较内侧平台窄小且向上方隆起。

由于半月板的存在，胫股关节的吻合程度较单纯骨性的胫股关节要好。半月板显著改善了胫股关节间吻合程度并增加了胫股关节间的接触面积。胫骨两髁之间有髁间隆起，由两个胫骨髁间结节构成，又称为内外髁间嵴，呈圆锥状，其高低常有变异。前髁间凹内自前向后分别有内侧半月板前角、前交叉韧带、外侧半月板前角附着。前髁间凹后方为内侧与外侧髁间嵴，内、外侧髁间峭间，为嵴间沟。

胫骨髁间嵴的功能并非为交叉韧带及半月板提供止点，而是通过对股骨内、外髁内、外侧面的阻挡作用，提供膝关节内外方的稳定性。隆起的前后形成平坦的粗面，是髁间的前后区，为前后交叉韧带及半月板的附着处。髁间嵴后方为后髁间凹，自前向后，后髁间凹内分别有外侧半月板与内侧半月板后角附着。后交叉韧带止于胫骨内外髁间的胫骨后上缘。胫骨前方最为突起的三角形结构，为胫骨粗隆，是髌韧带在胫骨上的附着点，它们之间有髌下滑液囊。

胫骨后面的上部有粗糙的线样结构，称为腘线，该线由腓关节面向下、向内侧斜行，正好将腘肌与比目鱼肌分开。该线下方有较大的滋养孔，其营养血管由此进入，走向远侧。胫骨结节外侧的 Gerdy 结节上有髂胫束附着。胫骨外髁之后外侧面有一个小的圆形腓骨关节面，与腓骨小头相接。胫骨近端主要为松质骨，是关节内骨折易发处。内侧髁骨小梁较外侧髁稀少、疏松，内侧平台又呈凹陷形，主要承接圆凸的股骨内髁，又因为内侧半月板耐磨损能力不如外侧，故随年龄老化而易形成膝内翻。

（三）髌骨

髌骨是人体内最大的籽骨，位于股四头肌腱中，与股骨滑车相关节。髌骨前后扁而不规则，呈不对称的卵圆形，顶点指向肢体远端，其上缘圆平而厚，为髌底；髌骨下端尖窄，称为髌尖。髌尖薄而锐，其后为粗面；髌骨前面粗糙，两者均为髌韧带的主要起点，为股四头肌腱膜所覆盖。股四头肌腱向下延伸，包裹髌骨的前方，并与髌韧带相融合（图 2-37）。髌骨与股骨滑车相关节，形成髌股关节室，又称为膝关节前侧室。

髌股关节面以纵行嵴分为内、外两部分，再由横嵴等分为上中下 3 区，加上髌骨内缘的小关节面，共分为 7 区。髌骨内、外侧各有 3 个接触面，第 7 个接触面位于髌骨内侧缘。总的来讲，髌骨的内侧关节面较小且呈凹陷形，髌骨外侧关节面较大，约占整个髌骨的 2/3，在矢状面上呈后凸形，冠状面上则仍呈凹陷形。

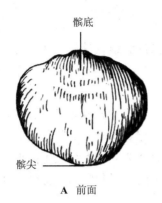
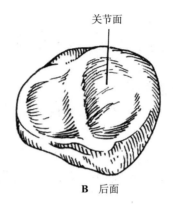

A 前面　　　　　　　　　**B** 后面

图 2-37　髌骨

A 前面观　B 后面观

四、膝部稳定装置

（一）胫腓关节构造

在胎儿时期，胫骨与腓骨均与股骨相接触。由于胫骨的生长速度比腓骨快，导致胫股关节与腓骨头之间出现距离，关节囊的一部分被腓骨头向下牵拉形成上胫腓关节。腓骨头的关节面指向上方并稍向前内方倾斜，与胫骨干骺端的后外侧面相关节。腓骨头的尖端自腓骨后外向上凸起，其上有外侧副韧带、腓骨籽骨韧带、股二头肌腱及弓状韧带附着。

上胫腓关节衬有滑膜。关节囊增厚为关节囊韧带，关节前后方均有前后上胫腓韧带加强。下胫腓关节有一韧带联合，胫腓骨之间通过坚韧的骨间韧带相互连接。胫腓骨间膜纤维起于腓骨骨间嵴向内下走行，止于胫骨骨间嵴，骨间膜上方留有较大的孔，胫前血管可由此穿出。

上胫腓关节的前方及相邻的胫腓骨，是趾长伸肌、胫前肌及腓骨长肌的起始部位。上胫腓关节的后方及相邻的胫腓骨则是比目鱼肌的起始部位。

作为腘动脉的终末支，胫前动脉在上胫腓关节下方约两横指处穿过骨间膜的裂隙，进入小腿的前侧室，并有一返动脉自胫前动脉发出，加入膝关节周围血管网。胫前神经与腓总神经的终末支均穿过趾伸肌与腓骨间的肌间隔，与胫前动脉相伴行。腓总神经发出腓浅神经，从腓骨外侧向下走行，进入腓骨长肌。

（二）关节软骨

关节软骨是由胶原纤维基质和分布于其中的水化蛋白多糖构成的高度分化的结缔组织。透明软骨按胶原纤维的排列与软骨细胞的分布可分为若干个不同的区。越接近软骨下骨，软骨细胞的密度越高。反之，越靠近关节面，软骨细胞的密度越低。在软骨细胞增殖区的基底部分有一嗜碱性的区域，称为潮线或潮标区。软骨的钙化发生于潮线，潮线以下是钙化的软骨，其主要功能是将软骨固定于软骨下骨。软骨没有血运，一般认为软骨浅层的软骨细胞从关节液摄取营养，软骨深层的软骨细胞从软骨下骨摄取营养。正常软骨呈白色，表面光滑，质地坚硬。

（三）半月板

半月板是位于股骨和胫骨的髁部之间的半月形纤维软骨盘，切面为三角形，外缘较厚，内缘锐利。

1. 半月板的作用

传递关节内应力减少股骨和胫骨的直接相撞，防止关节囊和滑膜在屈伸运动时的撞击。调节滑液的分布使关节均匀分布于关节面，起到润滑关节和营养关节的作用。增加关节间的吻合程度。减少撞击，防止关节运动时关节内软组织发生撞击。半月板后角为楔形，在前交叉韧带功能不全时，可一定程度上防止胫骨向前方移位。并且具有保护关节软骨的作用。

2. 半月板的成分

半月板的主要成分是胶原与非胶原蛋白。此外，黏多糖与糖蛋白也是组成半月板的重要成分。尽管半月板内含有 4 种类型的胶原，但 1 型胶原含量最多，占所有胶原的 90%，为胶原中的最主要成分。

组织学研究结果表明，半月板内成纤维细胞与纤维软骨细胞散在分布于嗜伊红胶原纤维构成的有机基质内。胶原束呈半圆拱形排列，以利于吸收应力。为了增加半月板的强度并防止半月板纵向劈裂，半月板的表面及与胫骨平台平行的中间部分的胶原纤维均呈放射状排列，使半月板既能抗剪力又具有抗压力的功能。

弹肌纤维约占半月板净重的 0.6%，其主要作用是使半月板受力变形后恢复原有形态，当半月板变性时成纤维细胞可以化生为软骨样细胞。

3. 内侧半月板与外侧半月板

半月板外缘较厚并与关节囊相连接，由外向内，半月板逐渐变薄，内缘游离于关节腔内。内、外侧半月板各覆盖相应胫骨平台关节面的外周 2/3。半月板股骨面凹陷与股骨髁相接触，胫骨面平坦地坐落于胫骨平台上。

（1）内侧半月板

内侧半月板接近半圆形，长约 3.5cm。横断面为三角形，前后不对称，后角比前角宽大。内侧半月板后角附着于胫骨髁间窝后部，正好位于前交叉韧带和外侧半月板前角的前方。前角的附着点变异较大，通常附着于胫骨髁间窝前部，大约位于前交叉韧带止点前缘前方 7mm 处，与胫骨棘内侧平齐，但此处附着点非常脆弱。半月板间横韧带是一个厚度变异较大的纤维带状结构，它的作用是连接内、外侧半月板的前角（图 2-38）。内侧半月板外周连续附着于膝关节囊。内侧半月板的中点通过内侧副韧带深层的关节囊增厚部分与股骨更坚固地连接。半月板的胫骨附着部分（冠状韧带）则附着于关节面外约几毫米的胫骨边缘，形成一滑囊窝。半月板后内侧通过关节囊被半膜肌附着。

（2）外侧半月板

与 "C" 形的内侧半月板不同，外侧半月板接近圆形，比内侧半月板覆盖的区域更大。其前角附着于髁间窝，正位于胫骨棘外侧前缘，与前交叉韧带相邻。后角附着于髁间窝部胫骨棘外侧的后方，与内侧半月板的前部相邻。外侧半月板的后角通过半月板股骨韧带与股骨内侧髁的外侧壁相连。这些半月板股骨韧带包绕着后交叉韧带，也被称为

Humphry 韧带和 Wrisberg 韧带。Hmnphry 韧带走行于后交叉韧带的前方，而 Wrisberg 韧带走行于后交叉韧带的后方。

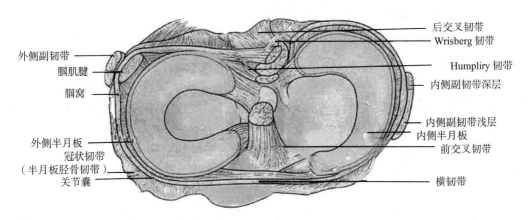

图 2-38 胫骨平台上面观

内侧半月板与外周的关节囊连续附着，但外侧半月板的附着被通过腘肌腱的腘裂缝所阻断。此外，与内侧半月板不同的是，外侧半月板不与副韧带直接相连。外侧半月板后外侧在腘裂缝处被腘肌腱分割而形成凹槽。部分肌腱纤维在此位置与半月板上边缘相连。由于外侧半月板不像内侧半月板那样与关节囊广泛相连，因此它的活动性更大，移位可达 1cm。外侧半月板的活动被腘肌腱和半月板股骨韧带所限制。因此，半月板的损伤发生于外侧的较少见。内外侧半月板比较见表 2-1。

表 2-1 内外侧半月板比较表

名称	内侧半月板	外侧半月板
宽度	窄而长	宽而短
面积	弯度小而面积大	弯度大而面积小
厚度	薄	厚
形状	前窄后宽	前后等宽
与关节囊的关系	相连	不相连
活动情况	前后一体活动	后部固定前部活动
活动度	小	大（±1cm）
止点距离	前后止点相距远	前后止点相距近
变异	常见磨损	中部可变窄，畸形多

半月板周围有较丰富的血运，体部无血管而从关节液吸取营养。半月板的血液供应主要源于膝内、外动脉。半月板周围血管呈环形分布，发出放射状分支指向关节中心，血管透达内侧半月板宽度的 10%~30%，外侧半月板宽度的 10%~25%。半月板的无血管

区，会随着年龄的增加逐渐扩大，因此，成年人的半月板体部撕裂无法修复。只有边缘撕裂伤才可能愈合。

（四）膝关节韧带

1. 交叉韧带

（1）功能

交叉韧带以其在胫骨上的附着方式而得名，它在膝关节中发挥着重要的作用。交叉韧带的主要作用是稳定膝关节，阻止胫骨与股骨之间的前后向移位。其上分布众多的感觉神经末梢，从而在本体感觉上发挥重要作用。

交叉韧带为关节内韧带，但由于其表面覆盖一层滑膜，因此被认为是滑膜外的结构。它们由膝中动脉的分支和双侧膝下动脉提供血液供应。

（2）成分

交叉韧带以胶原基质为主要成分，大约占到净重的 3/4。主要的胶原为 I 型胶原，剩余的为 III 型胶原。在前交叉韧带中，这些胶原被组织成许多 20μm 粗的纤维束，大量的纤维束再组合成直径 20~400μm 的纤维束。纤维母细胞和弹性蛋白（< 5%）、蛋白多糖（1%）则构成了交叉韧带的其余部分。在生理条件下，水占到净重的 60%。在显微镜下观察到，韧带及肌腱与骨相连部位结构为胶原纤维，直接与骨内的纤维相连。可以分辨出钙化的前缘，类似介于类骨质和矿化骨之间的结构。

（3）前交叉韧带与后交叉韧带

①前交叉韧带：起于股骨外侧髁内面的后部，韧带的平均长度为 38mm，平均宽度为 11mm。（图 2-39、图 2-40）以一种半环形片段的形式与髁间切迹相连。韧带附着点前边界平直，后边界为凸形。韧带向前、远侧及向内侧走行，止于胫骨。在它的整个行程中，韧带的纤维轻度向外旋转。在股骨止点下方大约 10mm，韧带呈直立状态，韧带的胫骨止点呈宽阔下陷区域，位于髁间窝胫骨棘的前外侧。韧带的胫骨止点呈斜向，比股骨止点更牢固。它与外侧半月板的前角之间通过小束相连。

前交叉韧带可以限制胫骨在皮骨上向前滑动。伸膝时，它与关节囊、两侧副韧带及后交叉韧带一起限制侧方及旋转运动；屈膝时，则与胫侧副韧带、关节囊及后交叉韧带一同限制侧方运动及旋转运动（图 2-41）。与后交叉韧带一同限制过度屈曲。与后交叉韧带、两侧副韧带、关节囊及腘斜韧带共同限制过度伸直。当伸膝达最后阶段时，可限制胫骨旋转。前交叉韧带的最大牵张力约为（1725 ± 270）N，远小于许多剧烈体育活动所产生的应力。

膝关节的稳定性需要一些动态稳定结构，如肌肉通过膝关节产生稳定力，可使肌肉辅助稳定膝关节。前交叉韧带分布有大量的本体感受器和游离神经末梢，发挥重要的本体感觉功能。前交叉韧带运动由胫后神经的分支支配。

②后交叉韧带：起于股骨内髁外面偏前无关节面处，平均长度为 38mm，平均宽度为 13mm。与前交叉韧带一样，其起点也呈半环状，水平走向，附着点的上边界平直，下边界呈凸形。其中部最窄，呈扇形向两边延伸，上部比下部稍宽。韧带纤维以内外方向止于胫骨，以前后方向附着于股骨。韧带在胫骨的附着点位于关节内胫骨上关节面

后部的凹处。胫骨附着点向远端延伸至相邻胫骨后面达 1cm 处。在紧靠胫骨附着点处，后交叉韧带发出一小束与外侧半月板的后角混合在一起。

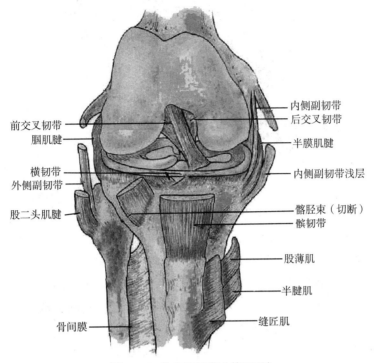

图 2-39 前交叉韧带（前面观）

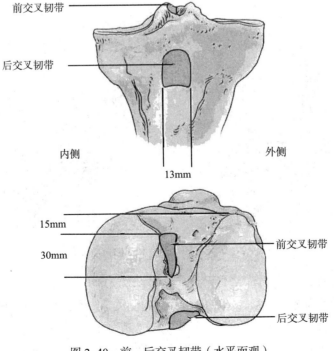

图 2-40 前、后交叉韧带（水平面观）

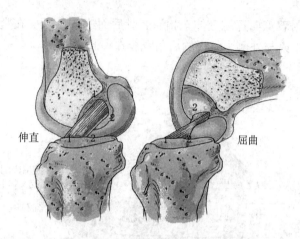

图 2-41　前交叉韧带伸直和屈曲位解剖位置

后交叉韧带能提供限制胫骨相对股骨向后滑移的大部分限制力。当膝关节屈曲时，其可被最大程度地拉紧，当膝关节内旋时则变得更紧张（图 2-42）。后交叉韧带由前部纤维和后部纤维组成，前部纤维组成下韧带的主体，在膝关节屈曲时紧张，在膝关节伸直时松弛。后部纤维较薄弱，组成韧带较细部分。后交叉韧带与侧副韧带及腘肌腱共同起到稳定膝关节的作用。一旦断裂，可导致胫骨向后不稳。切断试验表明，单独切断后交叉韧带时，膝关节屈曲时的后移位明显增加。

2. 侧副韧带

侧副韧带分为胫侧副韧带和腓侧副韧带。

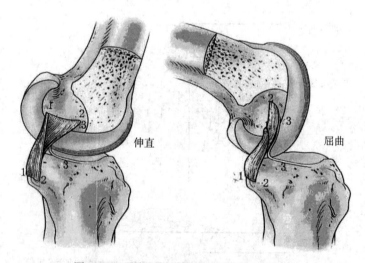

图 2-42　后交叉韧带伸直和屈曲位解剖位置

（1）胫侧副韧带

胫侧副韧带呈扁宽三角形，基底向前，为内侧关节囊纤维层加厚的部分。胫侧副韧带分为浅、深两层，两层密切结合无间隙。

深层较短，构成关节囊的一部分，即内侧关节囊韧带。又分为前、中、后三部分。

其后 1/3 又称为后斜韧带。深层纤维附着于股骨及胫骨内侧关节面之边缘，前后与关节囊相续，紧密附着于内侧半月板上。后斜韧带起于前部纤维后上方 1cm 处的内收肌结节，向后下分为 3 束止于胫骨、关节囊及腘斜韧带。

胫侧副韧带与半膜肌腱纤维相连，当屈膝 60° 时，韧带松弛，但可由半膜肌牵拉而使之紧张，同时也牵拉内侧半月板后移，以免受到股骨和胫骨关节面的挤压，所以后斜韧带具有动力性和静力性双重稳定作用。

浅层纤维较长，位于深层之外，是坚韧扁平的三角形纤维带。它起于股骨内上髁内收肌结节附近，止于胫骨上端的内面，位于胫骨关节面之下 2~4cm 处。部分纤维较长，远端止点可达胫骨内侧髁关节面下 7cm 处。前部纤维纵行向下，长约 1cm，亦称为前纵部，止于鹅掌下 2cm 处。前纵部与胫骨上端之间有黏液囊，关节活动时有利于韧带前后滑动。

胫侧副韧带浅层后部由短纤维组成，分为后上斜部及后下斜部。后上斜部起于前纵部浅层上端后缘，斜向后下，止于胫骨内侧髁后缘，并向后延伸，附着于内侧半月板后缘。后下斜部起于前纵部下端后缘，斜向后上，越过半膜肌腱，止于胫骨内侧髁后缘，并附着于内侧半月板后缘。

（2）腓侧副韧带

腓侧副韧带呈圆条状，长约 5cm。其近端附着于股骨外上髁，位于腘肌沟的近侧，向下后方止于腓骨头尖稍前处。它将股二头肌腱分为两部分，与外侧半月板之间被关节囊和腘肌腱隔开，该韧带后方的关节囊较肥厚。腓侧副韧带可分为深、浅两部，深部为外短韧带，浅部为腓骨长肌向上的延长部分。腓侧副韧带与外侧半月板被腘肌腱分开。

胫侧副韧带具有保持关节稳定和调节关节活动的功能，其紧张度随关节位置的不同而改变。膝关节完全屈曲时，韧带的前纵部紧张，后上斜部和后下斜部松弛；半屈位时，大部分韧带松弛，膝关节可以轻度外翻及旋转活动。膝关节完全伸直时，全部韧带紧张，通过神经调节可使膝关节周围肌群发生反射性收缩而加强关节的稳定。膝在全屈或全伸位时相对稳定而不易损伤；而在半屈位时比较松弛，易受损伤。

胫腓侧副韧带的位置均偏于膝关节的后方。屈膝时侧副韧带松弛，胫骨可有稍许旋转活动，不能限制内收、外展或旋转活动；伸膝时侧副韧带紧张，膝关节变得稳定，可防止膝过度伸直。小腿外旋时，腓侧副韧带松弛，有时可扭转、卷曲或突出。

（3）髌韧带

髌韧带为强壮扁平的韧带，长约 5cm。它在近端起于髌骨下极，在远端止于胫骨结节，位于髌骨前面的浅层纤维与股四头肌腱的纤维相连续。股四头肌腱内、外侧部分别从髌骨的两侧通过，止于胫周结节近端的两边。这些纤维性增宽部分与关节囊融合，形成髌骨内外侧支持带。髌韧带正常情况下在 MRI 上显示为低信号，但在它与髌骨及胫骨的附着处可以呈现中等密度的影像。与其他部位一样，肌腱局灶性的不连续或高信号影像表明该韧带的破裂或撕裂。

髌韧带连接髌骨下缘与胫骨结节。因为股骨干有一倾斜角，因此股四头肌与髌韧带不在一条直线上。所形成的角度经常为外翻角，在男性平均为 14°，在女性为 17°。这个角称为股四头肌角（Q角），在股骨内旋时角度增大。所导致髌骨的外脱位趋势，能被股骨滑车的外侧唇、股内斜肌的水平纤维及髌内侧支持带所对抗。

髌韧带后表面通过一个较大的髌下脂肪垫与关节的滑膜囊分开，通过一个滑囊与胫骨分开。脂肪垫填充了股骨髁和髌韧带之间的空隙。在运动时这个潜在性空腔的大小随膝关节活动的变化而改变形状。这个脂肪垫被无数的源于膝动脉的血管所贯穿。髌韧带在股骨髁间切迹和脂肪垫之间形成一不完全的间隔。

（五）膝关节囊

膝关节囊是一个独立的纤维膜性结构，由纤维层和滑膜层构成，狭义的关节囊仅指纤维层而言。

在膝关节前部，关节囊深层纤维将半月板前缘与胫骨髁以纵行纤维相连，称为冠状韧带。在近端，膝关节囊在髌骨以上3~4指的近股骨髁关节面边缘处附着于股骨髁间窝和股骨后部，纤维束被供血管和神经通过的孔隙分割；在远端，除了腘肌腱通过裂缝进入关节之外，膝关节囊附着于胫骨周缘。

在膝关节后部，膝关节囊包含起于股骨髁和髁间窝壁的垂直纤维。在此区域，膝关节囊被起于半膜肌腱的腘斜韧带加强。腘斜韧带构成腘窝底的一部分，腘动脉从其上通过。在腘裂缝处，膝关节囊移形向下，正对股骨头，形成外侧半月板和腓骨茎突之间的弓状韧带。

（六）膝关节周围的肌肉

膝关节外的肌肉肌腱是支持和影响膝关节功能的重要动力结构。既是膝关节运动的因素，也是膝关节稳定的因素。它与韧带、关节囊等静力稳定因素共同成为膝关节的稳定因素，按部位可以分为前、后、内、外4个区。

1. 膝关节前侧肌肉

（1）股四头肌

见本章"二、髋部肌肉"。

（2）缝匠肌

见本章"二、髋部肌肉"。

2. 膝关节后侧肌肉

（1）股二头肌

见本章"二、髋部肌肉"。

（2）半腱肌与半膜肌

见本章"二、髋部肌肉"。

（3）腓肠肌

腓肠肌以一个外侧头起于股骨外侧髁，以一个大的内侧头起于股骨的腘面和股骨内侧髁（图2-43）。外侧头有一大的肌性起点，但内侧头起于内侧髁与内侧副韧带的附着点相邻部分，为腱性结构。在膝关节以下，两头向中线靠拢，再向下与比目鱼肌合成为小腿三头肌，在下端形成约15cm长的跟腱，止于跟骨结节。

腓肠肌的主要功能为跖屈踝关节和屈膝。

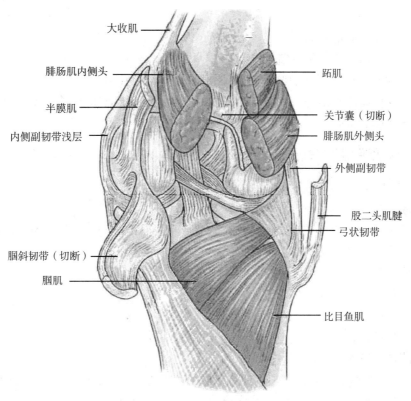

图 2-43　膝关节后侧肌群

（4）跖肌

跖肌有一小的肌腹，起于股骨外上髁线，位于腓肠肌外侧头的深面。它形成一条非常细长的肌腱，向远端走行位于腓肠肌内侧头的深面。大约 7% 的人跖肌缺如，形成一退化的结构。

3.膝关节内侧肌肉

见本章"二、髋部肌肉"。

4.膝关节外侧肌肉

（1）腘肌

起于股骨外侧髁的前方，向后下越过关节时居关节纤维囊与滑膜之间。腘肌有 3 个头，分别起于胫骨外髁、腓骨小头和外侧半月板后角。前两个起点组成斜的"Y"形韧带的臂，称为弓状韧带。此肌腱由滑膜包绕，穿过弓状韧带内侧支下缘，形成一薄扁三角形肌肉。止于胫骨后面腘线近端三角形平面的内 2/3，也有部分直接附着于腓骨头。此肌腱也附着于弓状韧带，大约一半的纤维附着于外侧半月板。半月板之下的滑膜向深嵌入肌肉中，形成腘滑囊。

腘肌的作用主要是在膝关节屈曲时，与半月板股骨韧带共同控制半月板的活动。并能在膝关节负重位时，通过使股骨外旋转，从而使膝关节解锁以允许屈曲，在收缩时拉小腿内旋，防止内收。腘肌由胫神经分支支配，此分支向远端走行与腘静脉交叉，到达肌肉下缘，进入深层。

（2）阔筋膜张肌

见本章"二、髋部肌肉"。

（3）股二头肌长头与半腱肌

股二头肌长头与半腱肌共同起于坐骨结节及骶结节韧带，短头起于股骨嵴下半外唇，在长头深面与之相结合。当膝关节屈曲时，股二头肌肌腱可在外侧皮下摸到。在内侧，有两条肌腱非常明显。

五、膝部滑膜腔与滑膜囊

（一）滑膜腔

1. 滑膜的特点

正常的滑膜为平滑、半透明粉红色的组织，其表面覆盖一层滑膜细胞。人类膝关节的发育最为完善，其滑膜具有以下特点。

①滑膜面积最大，分泌区最广。

②脂肪垫及绒毛数量最多、最大。

③与肌腱明显分开。

④滑膜形成许多囊状隐窝，使滑膜腔容积大为增加。

2. 滑膜内的细胞

滑膜细胞包含两类细胞群，即具有巨噬细胞功能的细胞和具有分泌功能的细胞。1型细胞具有吞噬作用，包含大量的线粒体、溶酶体和吞噬体，其表面呈波状。2型细胞具有分泌功能，包含粗面内质网和游离核糖体。这层细胞构成内膜层，位于其内的为内膜下层，即纤维血管带，包含小动脉、脂肪以及不同种类的结缔组织细胞、纤维母细胞和组织细胞。这层纤维血管带在关节囊的止点处逐渐变得更纤维化。

（二）滑液囊

滑液囊又称为滑膜囊、滑囊，为纤维组织囊袋，形扁壁薄，内衬有滑膜或细胞。囊内含有少量黏液以减少相邻组织之间的摩擦。滑囊多位于肌腱与骨面相接触之处，或相互摩擦的组织之间。膝关节周围肌腱较多，关节表浅，活动度大，因此摩擦劳损及创伤概率大，因而滑液囊也较多。其中有3个滑囊常与关节腔相通，即髌上囊、腘肌囊及腓肠肌内侧囊。有5个囊与关节腔不相通，分别为髌前囊、浅层髌下囊、深层髌下囊、鹅足囊、半膜肌囊（图2-44）。

1. 髌上囊

位于股四头肌腱深面，髌底之上方，为膝部最大的滑膜囊。往往与膝关节腔相通，而被视为膝关节滑膜腔的一部分。该滑囊与股骨之间有一层脂肪，可避免髌上囊与股骨粘连。起于股骨下端之膝肌，附于髌上囊。屈曲时髌骨向下移则髌上囊随之下移，伸膝时膝肌可拉髌上囊向上。膝关节腔的上界大约在髌骨上缘上方3cm处，但如果与髌上囊相连则可高出髌骨上缘达7~8cm。

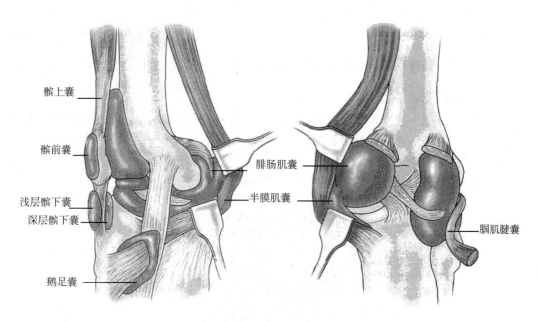

图 2-44　膝关节滑囊

2. 腘肌腱囊

腘肌腱囊与膝关节外髁腔相通，位于腘肌腱和外侧半月板、胫骨外髁、胫腓近侧关节之间，能减缓腘肌腱和其他坚硬结构间的摩擦及撞击。有时该囊与胫腓近侧关节相通，从而使膝关节腔也与胫腓近侧关节相交通。

3. 腓肠肌囊

腓肠肌囊位于腓肠肌内侧头深面，通常与内侧髁腔相通。该囊还与位于半膜肌深面的一个囊交通，因而它可以使半膜肌囊与膝关节交通。

4. 髌前囊

髌前囊在髌骨前面，位于深层皮下组织内，在髌骨下半及髌韧带上半与皮肤之间，有时其范围可高过髌骨。髌前皮下囊的存在可以允许膝前的皮肤自由活动，该囊可分为两个。浅层位于阔筋膜与股四头肌腱之间，为髌前筋膜下囊；深层在股四头肌腱与髌骨骨膜之间，为髌前腱下囊。受伤后肿起，有时髌前皮下囊可分成两部分，易误诊为骨折。

5. 浅层髌下囊（髌下浅囊）

浅层髌下囊介于皮肤与髌韧带、胫骨结节之间，可与髌前皮下囊相通连。可减少跪位时的摩擦。多次跪位摩擦导致该囊发炎时，称为侍女膝。

6. 深层髌下囊（髌下深囊）

深层髌下囊介于髌韧带深面与胫骨上端前面之间，为固有滑囊。

7. 鹅足囊

鹅足囊位于缝匠肌腱、股薄肌腱、半腱肌腱的深面与胫侧副韧带之间，此囊大而恒定，临床发病机会较多。

8. 半膜肌囊

半膜肌囊位于半膜肌与腓肠肌内侧头浅部之间。

六、膝部神经

膝关节周围的神经分布非常丰富，膝关节的活动主要由两组神经支配。

（一）胫神经

胫神经从大腿中段处发于坐骨神经。其向远端走行，穿过腘窝，先移行于深筋膜之下的脂肪层。再向远端，移行于腓肠肌两头之间。

1. 皮支

胫神经皮支即腓肠神经，在腓肠肌表面下行（图 2-45）。

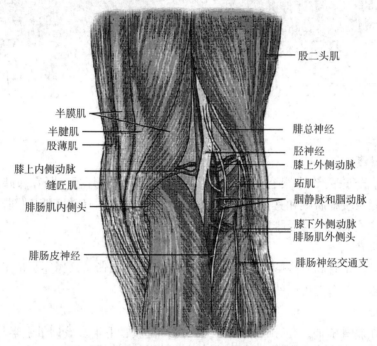

图 2-45　膝关节后部浅层血管神经分布

2. 肌支

胫神经肌支支配跖肌、腓肠肌、比目鱼肌和腘肌。

3. 后关节支

后关节支为胫神经最大、最恒定的分支，其向外走行，包绕腘血管，然后向深处走行，加入腘神经丛。其纤维穿过腘斜韧带，支配后关节囊、环半月板周围关节囊和覆盖交叉韧带的滑膜。两组神经纤维均穿入半月板的外层 2/3，该神经仅支配环绕半月板周围的关节囊。

4. 闭孔神经后部终末支

闭孔神经后部的终末支与股动脉并行进入腘窝，也加入腘神经丛，因此也支配关节囊和半月板。

膝关节前内侧和前外侧区域的关节囊和韧带由前组输出的神经支配，尤其是支配股四头肌神经的关节支。最大的分支起源于支配股内侧肌和部分前内侧关节囊的神经。在外侧，支配股外侧肌的神经支配上外侧关节囊；在前部，来自髌上囊的神经支配股中间肌。

隐神经起源于股神经后部分支，在收肌管的下端，该神经在膝关节内侧缝匠肌和股薄肌之间穿过深筋膜，加入髌神经丛，提供前内侧关节囊、髌肌腱和前内侧皮肤的神经支配（图 2-46）。在远端，隐神经的缝匠肌支和大隐静脉一起走行于小腿的内面（图 2-47）。

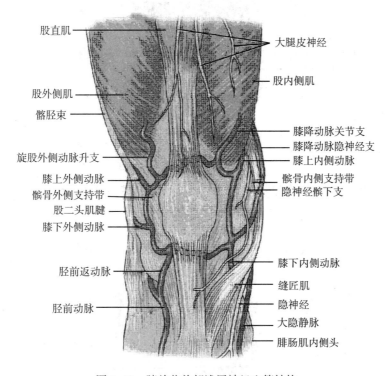

股直肌　　　　　　　　　　　　　大腿皮神经
股内侧肌
股外侧肌
髂胫束
　　　　　　　　　　　　　　　　膝降动脉关节支
　　　　　　　　　　　　　　　　膝降动脉隐神经支
旋股外侧动脉升支　　　　　　　　膝上内侧动脉
膝上外侧动脉　　　　　　　　　　髌骨内侧支持带
髌骨外侧支持带　　　　　　　　　隐神经髌下支
股二头肌腱
膝下外侧动脉
　　　　　　　　　　　　　　　　膝下内侧动脉
胫前返动脉　　　　　　　　　　　缝匠肌
　　　　　　　　　　　　　　　　隐神经
胫前动脉　　　　　　　　　　　　大隐静脉
　　　　　　　　　　　　　　　　腓肠肌内侧头

图 2-46　膝关节前部浅层神经血管结构

髌神经丛位于髌骨和髌肌腱的前部。它由位于大腿外侧、中间和内侧皮神经以及隐神经的髌下支之间无数的交通支形成。

（二）腓总神经

腓总神经由胫神经外侧进入腘窝，于股二头肌腱内侧向远端走行。腓总神经走行于股二头肌腱和腓肠肌肌腱外侧头之间，向远端走行于腓骨头后方（图 2-48）。随后其绕腓骨颈外侧面走向浅层，通过一纤维性通道穿过腓骨长肌，分为腓浅神经和腓深神经。其皮支是腓肠神经交通支，连接腓肠神经和小腿前外侧面上部皮肤的小分支。

腓总神经的两个关节支分别为外侧关节神经与腓肠返神经。外侧关节神经起于关节线水平，支配下外侧关节囊和外侧副韧带；腓肠返神经走行于胫骨前方、腓骨长肌的内部，进入关节的前外侧。

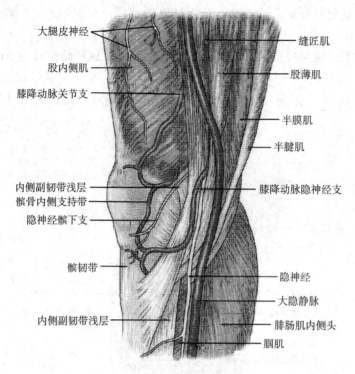

大腿皮神经
股内侧肌
膝降动脉关节支

缝匠肌
股薄肌
半膜肌
半腱肌

内侧副韧带浅层
髌骨内侧支持带
隐神经髌下支

膝降动脉隐神经支

髌韧带

隐神经
大隐静脉

内侧副韧带浅层
腘肌

腓肠肌内侧头

图 2-47　膝关节前内侧部浅层血管神经分布

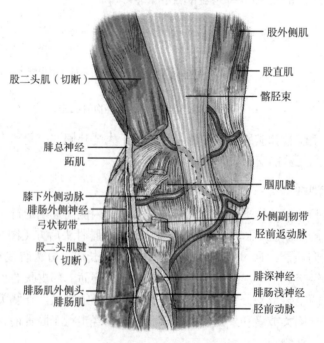

股二头肌（切断）

股外侧肌
股直肌
髂胫束

腓总神经
跖肌

腘肌腱

膝下外侧动脉
腓肠外侧神经
弓状韧带

外侧副韧带
胫前返动脉

股二头肌腱
（切断）

腓肠肌外侧头
腓肠肌

腓深神经
腓肠浅神经
胫前动脉

图 2-48　膝关节外侧面浅层血管神经分布

七、膝部血管

（一）膝部动脉

膝关节的血液供应主要来自环绕膝关节的动脉网，此网由股深动脉所发出的旋股外侧动脉降支，股动脉所发出的膝最上动脉，腘动脉所发出的膝上、膝中、膝下动脉，以及胫前动脉上端所发出的胫前返动脉共同组成。

1. 股动脉

股动脉在进入收肌裂孔之前向下发出膝动脉。此血管依次发出隐血管支、关节支和深斜支。

（1）隐血管

隐血管与隐神经一起向远端走行，经过缝匠肌，与膝下内侧动脉吻合。

（2）关节支

关节支在股内侧肌内向远端延伸，与膝上外侧动脉吻合，加入髌周血管网。

表 2-2 作用于膝关节的肌肉及神经支配表

神经支配	肌肉	肌肉类型	作用
臀上神经、臀下神经	髂胫束、阔筋膜张肌 部分臀大肌	伸肌	伸膝
股神经	股四头肌		锁紧机制
	缝匠肌	屈肌	内旋小腿
闭孔神经	内收肌		
	股薄肌		
坐骨神经的胫段	半腱肌、半膜肌、腘肌		
	腓肠肌、跖肌		
坐骨神经的腓段	股二头肌		外旋小腿

（3）深斜支

深斜支沿股骨内面走行，发出股骨髁上支和侧副肌支。腘动脉从 Hunter 管穿出，在股骨中、下 1/3 进入腘窝（图 2-49）。在近端，其通过一厚的脂肪垫与股骨分开，位于远端后关节线区域。它直接与腘斜韧带接触，在远端，此动脉向浅层走行至腘筋膜，止于腘筋膜下缘，分胫前动脉和胫后动脉。

2. 腘动脉

腘动脉自大收肌裂孔斜向外下，经股骨下端腘面，关节囊后面，到腘肌后而分为两末梢支，腘动脉发出无数肌支，5 个关节支。

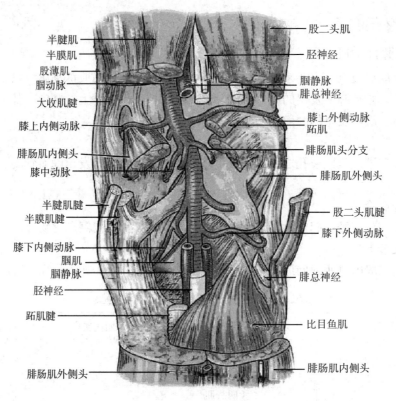

图 2-49 腘窝的腘动脉分支

（1）膝中动脉

起于腘动脉的前面，穿过后斜韧带，供应后关节囊和关节内结构，包括半月板后角。此动脉的韧带支横过滑膜，形成血管丛，覆盖于前交叉韧带和后交叉韧带，穿过韧带，与小血管吻合，纵行至胶原纤维。交叉韧带也接受膝下动脉终末支血供。前交叉韧带几乎不从韧带–骨止点处接受实质性血供。

（2）膝上内侧动脉与膝上外侧动脉

起于腘动脉的后面，继而绕过股骨下端正对股骨髁近端处。

①膝上外侧动脉进入股二头肌深处，与旋股外侧动脉降支吻合。

②膝上内侧动脉向前走行于半膜肌和半腱肌深面，移行于腓肠肌内侧头止点近端。

（3）膝下内侧动脉与膝下外侧动脉

在关节线以下水平从腘动脉双侧发出。

（二）膝部静脉

腘静脉位于腘动脉浅面，由腘动脉的外侧进入腘窝，在腘窝下端，偏于动脉内侧，至上端则偏于动脉外侧。在整个腘窝中，它位于动脉和胫神经之间。腘静脉向上进入收肌裂孔。

第三节　踝足部针刀应用解剖

一、踝部针刀应用解剖

（一）骨骼

踝关节的骨性结构包括胫骨下端、腓骨下端与距骨滑车3部分。内、外踝的关节面以及后踝的关节面和胫骨下端关节面构成踝穴，横跨在距骨体滑车的上方，是一种类马鞍状关节，其中以距骨滑车和胫骨下端为构成踝关节的主要部分。前后方向活动范围较大，左右方向活动范围较小。

1. 胫骨下端

胫骨外观呈三棱柱形，下端（见图2-50）逐渐扩大，呈四边形，其终末端称为平台，即胫骨远端关节面，是踝关节的主要负重关节面。内侧面向下延伸，形成一坚强的钝锥状骨突，称为内踝。内踝的关节软骨与胫骨远端关节面的软骨相连。内踝可分为前丘部和后丘部，两者以球部结间沟为界，前球部明显低于后球部。大隐静脉从其前侧通过，内踝处行针刀治疗时要注意勿刺破大隐静脉。胫骨下端的外侧面有一切迹，称为腓切迹。其下方粗糙的凹陷面为下胫腓韧带附着处。切迹前后缘隆起，前方隆起称为胫骨前结节，后方隆起称为胫骨后结节。腓切迹的后面粗糙，有浅、深两沟，外侧为浅沟，有踇长屈肌腱通过，内侧沟较深，称为踝沟，有胫骨后肌与趾长屈肌腱通过。胫骨下端关节面自前向后凹成弧形，后缘骨突形成一骨性突起，称为后踝，有些学者称其为第三踝。胫骨下端的前缘形成的骨突，有少数学者称其为前踝，是构成踝穴的前侧部分。

胫骨下端关节面的骨嵴，与距骨滑车上关节面中间的凹陷部分构成关节。若距骨发生侧向移位，距骨滑车上关节面中间的凹陷部分不能与胫骨下关节面的骨嵴相对应，则两骨之间有效接触面积必然减少，日久将导致踝关节损伤性关节炎的发生。

胫骨下端的冠状面与胫骨上端的冠状面不在同一平面上。国外有学者通过测量，发现胫骨下端向外扭转约0°~40°，使得踝关节的矢状面与人体冠状面所成的角度为120°。

胫骨下端的骨化中心一般出现在1~2岁时，男性到16~19岁，女性到15~18岁时此处骨骺和骨干愈合。在儿童，内踝处常有一附加骨化中心，临床易将此骨化中心误认为骨折，特别当该处外伤后更要注意鉴别。胫骨下端骨骺未愈合前，骺板不整齐，X线表现为波浪形。踝关节周围大部分韧带均附着于骨骺上，这常是骨骺分离的原因之一。临床上，骨骺分离多发生于9~14岁之间，且多合并有骨干边缘的骨折。通常骨骺分离发生于骺板的骨干侧，合并的骨干骨折块常常影响骨骺分离的复位。

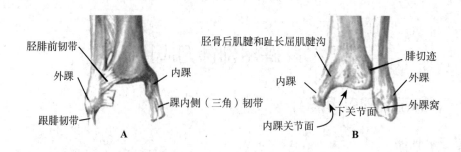

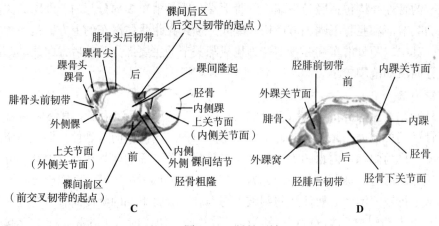

图 2-50　胫骨下端

A 前面观　B 后面观　C 上面观　D 下面观

2. 腓骨下端

　　虽然腓骨的重要性不如胫骨，但其下端向下突出的部分，即外踝，是构成踝关节不可缺少的部分。其外形呈锥形，约低于内踝 1cm。腓骨下端在临床上是容易发生撕脱性骨折的常见部位，也对踝关节的稳定性起着辅助加固作用。腓骨下端内侧面的前上部有微凹的关节面，称为踝关节面，与距骨相关节。其关节面多数呈梨形或三角形，少数呈菱形，外踝关节面的后下方为外踝窝，为胫腓后韧带及距腓后韧带的附着部。外踝的外侧面及其上方延长的三角区直接位于皮下，其前方有第 3 腓骨肌通过；后缘呈浅沟状，称为踝沟，有腓骨长短肌通过。外踝的前面较粗糙，有距腓前韧带，外踝前韧带及跟腓韧带附着。腓骨体有许多肌肉附着，上 1/3 有比目鱼肌附着；中 1/3 有踇长屈肌、腓骨长肌和胫后肌包绕；而下 1/3 因接近于体表，所以很少有肌肉附着。这样上中 1/3 交界处及中下 1/3 交界处，均为两组肌肉附着区的临界区，承受的张力较大，在外力的作用及肌肉强力收缩下，腓骨容易在这两处骨折。这也是踝关节在遭受扭转暴力损伤时，多合并腓骨中下 1/3 及中上 1/3 交界处骨折的原因。

　　腓骨下端开始和骨干愈合的年龄与胫骨大致相同。但腓骨下端骨骺的发生较胫骨早，愈合则较胫骨晚。

　　腓骨下端参与踝关节的组成，构成踝穴的外侧壁，其本身的轴线与腓骨干纵轴之间相交成向外的 10°~15° 角，另外腓骨可以传导 1/6 体重，所以近年来人们认为凡涉及外踝部位的腓骨骨折，外踝处均应正确对位，防止发生侧方、前后、旋转或重叠移位，并要做固定，才能保持踝穴的稳定。即使在切取腓骨做游离移植或植骨时，也需保留下段腓骨 8cm 以上，并与胫骨做融合固定，以保持踝关节的稳定。

3. 距骨

距骨（图 2-51）位于胫骨、腓骨下端与跟骨之间的踝穴内，分为距骨头、距骨颈、距骨体三部分，距骨体的上部称为滑车，与胫骨下端构成踝关节，内侧的半月形关节面与内踝相关节，外侧的三角形关节面与外踝构成关节。下方的 3 个关节面分别与跟骨上相应关节面形成距下关节，前方与舟骨相关节。距骨 75% 的表面为软骨覆盖，无肌肉附着，仅有小部分覆盖以骨膜，借以维持血供，其血液供应较差，故临床距骨骨折时不易愈合，易形成骨坏死。

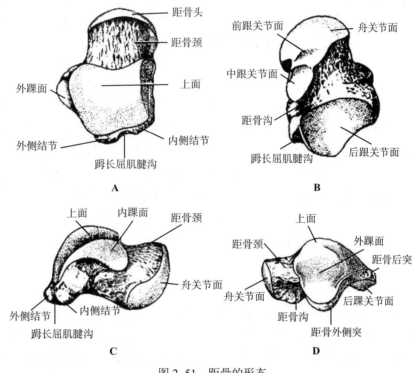

图 2-51　距骨的形态

A 上面观　B 下面观　C 内侧面观　D 外侧面观

距骨头位于距骨前部，斜向前内下方，远端凸向前，其关节面呈长卵圆形，为舟关节面，与足舟骨相关节。底面有前跟关节面和中跟关节面，分别与跟骨的相应关节面相关节。

距骨颈是介于距骨头与距骨体之间的缩窄部分，上面粗糙，为距舟韧带所附着。距骨颈的下面有一深沟，称为距骨沟，此沟与跟骨沟之间形成跗骨窦和跗骨管，有距跟骨间韧带和血管通过。

距骨体呈不规则立方形，两边突出呈鞍形，前宽后窄。其上、下、内、外 4 个关节面均与邻近骨相关节。距骨体的前面连接距骨颈，后面为上面向后的延续。上方覆以滑车关节面，前宽后窄，与胫骨下关节面相关节。上面自前向后隆起，上关节面中央前后方向凹陷，形成滑车沟，与胫骨关节面中央隆起之嵴形成关节。距骨体的外侧面向上与上关节面相接，其下方向外突出形成距骨外侧突，有距跟外侧韧带附着。外侧结节如果未和距骨体融合即成为游离的三角骨。内侧面的上半部是半月形的内踝关节面，其前部较深，与内踝相关节。下半部粗糙为三角韧带的深层纤维附着，此处有较大的滋养孔。距骨体的后端较小，有一粗糙的向后突起成为距骨后突。距骨后突被一斜行的沟分为两个结节，斜沟内有踇长屈肌腱通过。该肌腱向远侧延伸，直至载距突下面的沟中。外侧结节通常较大，内侧结节不太隆突，正好位于载距突的后面。距骨后突的内侧部有时与跟骨载距突形成骨桥，或以纤维软骨相连。距骨体长轴伸向远侧并向外倾斜，与正中面构成45°角。外侧结节是距腓后韧带的附着处，其足底缘为距跟后韧带的附着处。内侧结节是三角韧带浅层、胫距后韧带的附着点。内侧结节的下面附着有距跟内侧韧带。体的下面自前向后的深沟称为距骨沟，与跟骨的跟骨沟合成跗骨窦。有距跟骨间韧带和颈韧带附着，并有血管通过。有人将跗骨窦前部的扩大部分称为跗骨窦，后部狭细的部分称为跗骨管。距骨沟的外侧有大的后跟关节面，与跟骨相关节。

经过距骨体的轴线与经过距骨头的轴线不在一条直线上，两者相交成20°夹角。距骨滑车是由距骨体的上关节面、内踝关节面和外踝关节面共同组成的。当足在中立位或背伸位时，距骨的宽部进入踝穴，与胫腓骨下端的关节面正好形成嵌合，此时踝关节最稳定。但当足处于跖屈位时（如下楼时），距骨体的宽部滑出关节之外，而较窄的后部进入踝关节，此时踝关节不再稳定，所以在此位置时踝关节最容易受到损伤。距骨头呈圆隆的半球形，与舟骨构成关节，距骨体与距骨颈相交成160°的交角，儿童时稍小，为150°。两侧的距骨无肌肉附着，而主要负担体重的传导，所以距骨滑车关节面向下的骨小梁向前后作放射状。距骨的骨化中心一般在产生之前即出现。

（二）踝部关节及其韧带

1. 踝部关节

（1）踝关节

踝关节又称距小腿关节，是由胫骨的下关节面、内踝关节面、腓骨外踝关节面、胫骨滑车的上关节面和内、外侧关节面组成的，并且各个关节面均有透明软骨覆盖。踝关节担负着承载人体全身重量的重任，属于屈成关节，主要功能为背伸和跖屈。位于距骨体上面的关节面从前向后有一定的凹度，而胫骨下端关节面有一个相应的凸度，从而使两者构成了相互吻合的关节。正是这样的凹凸关系保证了踝关节的活动局限于屈伸的范围内。踝关节内踝的位置较外踝高，外踝把距骨体的外侧遮盖，内侧至少有1.5cm的区域未被遮盖。距骨体外侧有2/3是关节面，内侧只有1/3是关节面。经过内外踝的韧带、肌腱均在其前后通过，这样的解剖特点有利于踝关节的前后运动。使足背伸的小腿前侧肌群有使足跟着地的趋势，两者相互协调共同维持踝关节的运动平衡。但由于踝关节周围的肌腱中，除跟腱外，其止点均位于中跗关节之前，因此当肌肉收缩时，胫骨下端有前脱位的倾向。尤其是站立时，身体的重量使这种倾向更明显，这正是后踝骨折多于前踝骨折的原因之一。

（2）下胫腓关节

下胫腓关节由胫骨下端的腓切迹与腓骨下端的内侧面组成。腓切迹位于胫骨下端外侧略靠后，切迹面向后成角约 30°。腓切迹的深度与下胫腓关节的稳定有直接关系，深度越深该关节越稳定。下胫腓关节内部没有关节软骨，两者靠下胫腓韧带连接，该韧带非常有力，又分为 4 个韧带，分别是下胫腓前韧带、骨间韧带、下胫腓后韧带和下胫腓横韧带。下胫腓关节偶尔有一关节腔，其滑膜多为踝关节内滑膜向上的延伸部。

2. 踝关节关节囊、韧带

（1）关节囊

踝关节的关节囊前侧由胫骨下端前缘至距骨颈，后侧由胫骨下端后缘至距骨后结节。关节囊前后松弛软弱，前侧的韧带只有少量纤维，后侧关节囊韧带最薄弱，仅有少量纤维连接于胫骨后面、下胫腓后韧带及距骨后面。关节囊左右两侧坚实紧张，附于关节软骨的周围，内侧与三角韧带纤维相连，并得到加强，外侧由距腓前韧带、距腓后韧带加固。虽然跟腓韧带位于关节囊之外，如同膝关节的侧副韧带一样，但可使踝关节囊更加坚韧。其后部也有少量纤维，起自内、外踝后缘并向中央集合，再向下止于距骨后突的后内侧结节，充填于胫距后韧带及腓距后韧带的间隙内，在下面与前面附于距骨头之后，使距骨颈位于关节囊内。

（2）韧带

踝关节的韧带非常丰富，主要有以下几组：

①前、后侧韧带：即关节囊的前、后部，较薄弱，这样便于踝关节前后的屈伸运动。

②内侧韧带：踝关节内侧主要为内踝韧带，又称三角韧带，位于胫后肌腱的深面，由深、浅两部分组成。三角韧带的浅层纤维呈三角形，近端起于内踝之前丘部，远端止于舟骨、弹簧韧带、载距突的上部，小部分止于距骨；三角韧带的深层主要起于内踝之后丘部及前后丘部间沟，呈尖朝上底朝下的扇形分布，止于距骨滑车的内侧缘，由后部的内侧结节至距骨颈，并有少量纤维达舟骨粗隆。三角韧带被胫后肌穿过，并为胫骨后肌及趾长屈肌所加强。该韧带根据附着点的不同共分为 4 束，分别是胫跟韧带、胫舟韧带、胫距前韧带及胫距后韧带（图 2-52）。

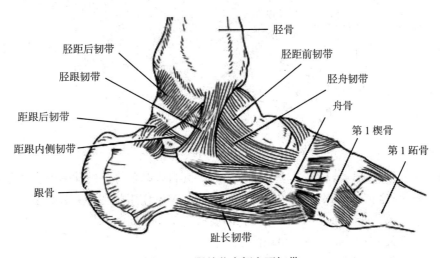

图 2-52　踝关节内侧主要韧带

　　胫跟韧带：是三角韧带的浅层部分，与胫距韧带相融合。此韧带肥厚而强韧，起于内踝尖，向下止于距骨颈，并向下附着于载距突、舟骨及跟舟跖短韧带。此韧带甚为坚强，其下部止点很少会发生撕脱，它从内侧加强踝关节，受到向外的暴力时，其前部、内踝附着点处可发生撕裂。

　　胫舟韧带：是三角韧带的浅层纤维，起于内踝前面，斜向前下方，止于舟骨粗隆与跟舟足底韧带的内侧缘。

　　胫距前韧带：是三角韧带的前部纤维，位于胫舟部的内侧，起于内踝前面的骨端，向前下行走，止于距骨颈后部与胫跟韧带融合。

　　胫距后韧带：较短，略斜向后方，与外侧的距腓后韧带相对应。起于内踝后丘部及内踝内面的窝，止于距骨的内侧面及后面的内侧结节，靠近踝关节的运动轴，正常运动时维持紧张状态。

　　三角韧带除了前部的纤维限制足的跖屈外，主要是限制足的背伸及过度外翻。由于解剖学的特点，三角韧带还限制了距骨向外侧移位，当三角韧带完整时，距骨向外移位不超过2mm。三角韧带十分坚固，并与踝关节囊紧密相连，当踝关节受到外翻、外旋暴力时，常发生内踝骨折，而很少发生三角韧带的断裂，但其前部纤维可出现撕裂。当三角韧带完全断裂时，X线显示踝关节处于外翻位，因为此时距骨向外旋转，距骨上关节面与胫骨下关节面之间呈向内开放的角度。

　　③外侧韧带：踝关节的外侧韧带又称腓侧副韧带，不如内侧的三角韧带坚韧。该韧带可分为前、中、后3束，即距腓前韧带、距腓后韧带、跟腓韧带，分别起自外踝的前、后及尖部，止于距骨和跟骨（图2-53）。

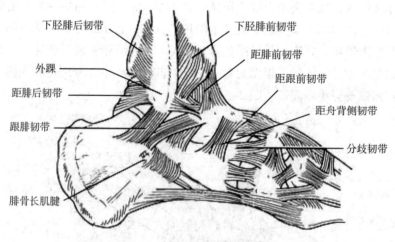

图2-53　踝关节外侧主要韧带

　　距腓前韧带：甚为薄弱，几乎呈水平方向，起自外踝前缘，向前内方止于距骨颈的外侧面，近跗骨窦处，紧贴外踝关节面的前方。其主要作用是在踝关节跖屈位时，限制踝关节的内旋及跖屈，而在踝关节中立位时，有对抗距骨向前移位的作用。当该韧带完全断裂时，踝关节前抽屉试验可出现阳性。

　　距腓后韧带：为踝关节外侧3束韧带中最坚韧的韧带，起自外踝内侧面的外踝窝，呈三角形水平向后，经距骨后面，止于距骨后突外侧结节，并与踇长屈肌腱相融合。该韧带有限制踝关节过度背伸的作用，可阻止踝关节内收、内翻。正常情况下，由于距腓后韧带在外踝上的附着点十分坚强，以致距骨与外踝很难分离，因此胫骨和腓骨能连成一个单位。而当此韧带完全断裂时，可使距骨与腓骨分离而无骨折，其间距可达 3cm，并伴有距骨向前运动。但临床上该韧带单独损伤较少见。

跟腓韧带为一强韧的圆形纤维束，位于腓骨长、短肌的深面。该韧带起自外踝尖前凹陷处，斜向后下，止于跟骨外侧面的一个小隆起处，其形状类似于膝关节的腓侧副韧带。该韧带为一强韧的圆形纤维索，长约 1.2cm，宽约 0.5cm。跟腓韧带位于踝关节运动轴线之后，越过踝关节及跟距关节，有限制距骨倾斜及内收的作用。由于解剖关系，仅在背伸时紧张，在跖屈时则松弛。当踝关节处于中立位时其有限制足内翻的作用。当该韧带完全断裂而被动足内翻时，距骨在踝穴内发生倾斜，可引起关节脱位，因此临床上一旦该韧带发生断裂损伤，应及时修补，以免影响踝关节的稳定。

在腓侧副韧带中，跟腓韧带最易发生断裂。当踝关节受到内翻暴力时，跟腓韧带首先断裂，踝关节外侧关节囊也可部分或全部撕裂，若暴力继续则可使下胫腓关节出现分离倾向。临床上距腓前韧带单独损伤则较少见，跟腓韧带与下胫腓前韧带的损伤多同时存在，即跟腓韧带损伤的同时多伴距腓前韧带损伤。这种情况下可引起踝关节的不稳、习惯性扭伤等。当踝关节脱位、内翻骨折或踝关节内侧发生挤压骨折时，腓侧副韧带可发生断裂。

④下胫腓韧带：或称为胫腓联合韧带。下胫腓韧带紧连胫腓骨下端，加深由胫腓骨下端所形成的关节窝，是维持下胫腓关节乃至踝关节稳定的重要韧带。该韧带十分坚强，由下胫腓前韧带、下胫腓后韧带、骨间韧带和下胫腓横韧带组成。

下胫腓前韧带是一坚韧的三角形韧带，上起于胫骨下端的边缘，向外下附着于外踝的前面及附近的粗糙骨面上，止于胫骨及腓骨的前结节。其纤维与胫骨骨膜相融合并向上至胫骨前面约 2.5cm 处（见图 2-54）。

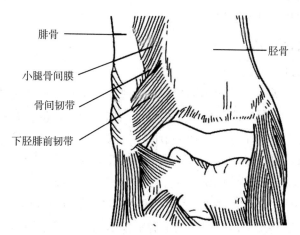

图 2-54　下胫腓前韧带（右踝关节前面观）

下胫腓后韧带与下胫腓前韧带位置相当，是一条强韧的纤维束，其中含有弹性纤维，其纤维斜行，有加深接受距骨窝的作用。下胫腓后韧带的深部由胫骨下关节面的后缘延伸至外踝内侧后部，与内、外踝的关节面合成一腔，以容纳距骨，形成与距骨相接触最深部的韧带。

　　骨间韧带为小腿骨间膜的延续，最为坚实，由胫骨向腓骨斜行，方向由内上向外下。其作用是使胫腓骨下端紧紧连在一起，以加强腓骨的稳定性，防止距骨脱位。

　　下胫腓横韧带是横行于胫骨后面的下缘与外踝内侧面的胫腓骨滑膜延长部，其作用主要是防止胫腓骨在距骨面上的向前脱位（图 2-55）。

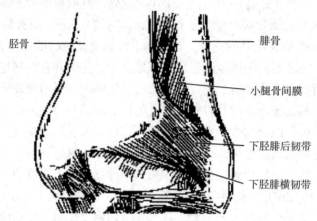

图 2-55　下胫腓横韧带（左踝关节后面观）

　　下胫腓关节及连接该关节的下胫腓韧带是维持踝穴完整，保持踝关节稳定的重要因素之一。下胫腓韧带除了加固下胫腓关节的稳定外，还能够防止胫腓骨前脱位及距骨的向外侧移位，临床上踝关节骨折时，常常合并有下胫腓韧带的损伤，因此在处理骨折的同时还要兼顾下胫腓韧带的处理，防止出现下胫腓关节分离。能引起下胫腓关节的分离的因素有外旋与外翻暴力，但尤以外旋暴力最为重要。当踝关节受到外旋暴力时，下胫腓前韧带首先变得紧张，若暴力继续，下胫腓前韧带所受的牵引力也逐步加大，从而引起韧带撕裂。有时也会伴有胫腓骨结节的撕脱骨折。

（三）踝关节的运动

1.踝关节的运动

　　踝关节属于屈戌关节，其运动轴在横贯距骨体的横轴上。踝关节可以围绕其运动轴做背伸和跖屈运动，这是由距骨体滑车关节面的形状所决定的。要描述踝关节的运动范围，要首先了解踝关节的中立位。踝关节的中立位（0°）是足的外缘长轴与小腿的纵轴垂直。一般正常人群踝关节可背伸 25°~30°，跖屈 40°~60°，最大运动范围可在 60°~90° 之间。平地步行时踝关节背伸 10° 左右，跖屈 15°~20°，活动范围共 30°。跖屈时还可有轻微的旋转、内收、外展与侧方运动。踝关节的运动范围测定以 X 线下的测量最为准确。其与年龄的差异无关，虽然外表上看踝关节的跖屈的范围很大，但其中相当大一部分是由于距下关节及跗横关节运动增大所致。这是由踝关节的解剖特点所决定的。

　　（1）背伸

　　当足底垂直于小腿时为踝关节的中立位。在中立位上做使足背接近小腿的运动为踝关节的背伸。通过踝横轴使足背伸的肌肉主要是来自小腿的前部肌肉，即胫骨前肌、姆长伸肌、趾长伸肌及第3腓骨肌。其中胫骨前肌和姆长伸肌除了使足发生背伸外，还可以使足内收和旋后。趾长伸肌及第3腓骨肌除了使足背伸外，还可使足外展和旋前。当踝关节背伸时，关节囊及跟腓韧带紧张，距骨上关节面的前部较宽，此时正好嵌于踝穴之内，并使踝穴紧张。踝间距离增大，最大可达约1.5 cm。此时外踝则靠下胫腓韧带的弹性压力紧压距骨，可防止其在水平面上的旋转运动。继续背伸时距骨后突向下移动，短的胫距韧带牵拉距骨内面朝向内踝，所以在足背伸到一定程度后总出现足的外翻。过度背伸时，胫骨下关节面的前缘支撑于距骨颈上，距骨隆凸的后部与胫骨不相接触而位于关节外，此时舟骨则稍微向足背突出。

（2）跖屈

在中立位，足沿横轴下降，做使足远离小腿的运动，为踝关节跖屈。通过踝横轴使足发生跖屈的肌肉主要来自于小腿后部的肌肉，主要为腓肠肌和比目鱼肌，其次还有胫股后肌、姆长屈肌、趾长屈肌及腓骨长短肌，最后靠跟腱的力量完成跖屈。跖屈的力线接近踝关节的轴线，作用力量较强。正常人群跖屈时，距骨体较宽的部分滑出踝穴，其较窄的部分进入关节内，与胫腓骨下关节面及内、外踝关节面相接，腓骨下降、内旋并向前移动，踝穴变窄。此时距骨与内、外踝关节面接触。下胫腓联合韧带松弛，踝关节变得不稳定。此位置下距骨可在踝穴中自由活动，距骨在后面可以向侧方旋转，并可稍在水平面上转动，足跟可做内、外翻活动。所以跖屈位时踝关节易发生韧带损伤，骨折则少见。当足强力跖屈时，距骨滑车可突出于足背，形成一围绕踝关节水平轴的突向下方的弧形。

2. 下胫腓关节的运动

下胫腓关节虽然是一微动关节，但随着踝关节的活动，其可做一定的运动，其活动度视胫腓关节的外形、腓切迹的深浅及腓骨的弹性而定。可有以下几个方向的活动。

（1）前后运动

下胫腓关节的前后活动范围可有个体差异，也与其解剖特点有关，一般前后方向可各有0.5~2mm的活动度。由于前后运动受骨间韧带和外踝前韧带的制约，所以有时感觉不明显，仅靠触摸才能感觉出。此运动可吸收前后方向的较小的震荡。

（2）侧方运动

侧方运动的范围也因人而异，最大者可达到2mm，最小者仅有极轻微的活动。这种运动有利于踝关节与距骨的不同宽度相适应。

（3）上下运动

因胫腓关节大都有一定的斜度，沿骨长轴方向的压力引起的震荡可被吸收，胫腓骨间韧带的方向一般由上内向下外，可允许腓骨向上或向下轻微活动，此时腓骨头可在胫骨的腓骨切迹关节面上有轻微的上下活动。但如果骨间韧带的方向相反，则这种运动将大受限制。

（4）旋转运动

常与侧方运动同时发生。胫腓横韧带的作用在于当踝关节运动时，使胫骨下关节面的后部紧贴距骨，防止胫腓骨沿距骨上面向前脱位。任何使腓骨内旋的倾向将首先使横韧带紧张，随后下胫腓后韧带紧张，以限制内旋发生。由于外踝在内踝的后方，向下的压力首先落于腓骨的前缘，所以腓骨较易发生外旋。外旋时下胫腓韧带的前侧开放，使下胫腓关节有轻微的旋转活动，下胫腓前韧带有限制该活动的作用。在尸体上切断下胫腓后韧带，下胫腓关节活动增加不明显，而切断下胫腓前韧带，胫腓骨下端可分离 4mm。

二、足部针刀应用解剖

（一）骨骼

踝关节以下的部位为足，足骨分为跗骨、跖骨及趾骨，共有 26 块。其中跗骨共有 7 块，分别为跟骨、距骨、足舟骨、骰骨及第 1~3 楔骨。跖骨 5 块，其底部膨大，呈楔形，体的上面中部略宽，两端较窄，前部为跖骨头，有与趾骨相关节的凸隆的关节面。趾骨共有 14 块，除姆趾为两节外，其余各趾均为 3 节，每节趾骨分底、体及滑车关节面三部分（图 2-56）。

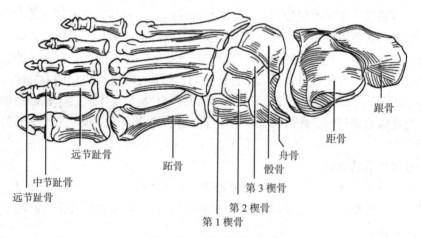

图 2-56 足部各骨上面观

1. 足部各骨的解剖特征

（1）跟骨

跟骨位于距骨下方，为足骨中最大者。其前部窄小，后部宽大，呈不规则长方形（图 2-57、图 2-58）。

跟骨后部宽大部分为跟骨体，体的后端突出，称跟骨结节，为跟腱的附着部。跟骨结节的内侧突较大，有姆展肌、趾短屈肌附着，外侧突较内侧突小，有小趾展肌附着。跟骨内侧面呈中凹形式，有一宽厚的向内隆起，称为载距突，支持距骨颈，为跟舟跖侧韧带或弹性韧带附着处，其下有姆长屈肌腱通过。跟骨外侧面也有一突起，称为滑车突，下方有腓骨长肌腱沟，有腓骨长肌腱通过。跟骨共有 4 个关节面，包括 3 个距下关节面和跟骰关节面。3 个距下关节面位于跟骨的上面，分别与距骨的 3 个关节面相关节，它们彼此互成一定角度由后向前排列，后 1/3 最大，称后关节面；中 1/3 位于载距突之上，向前下倾斜，称中关节面；前 1/3 较小，呈鞍形，为前关节面，与骰骨相关节。跟距关节关节面与跟结节成 30°~45° 角，称为 Bohler 角，为距跟关系的重要标志。

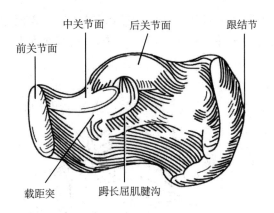

图 2-57 跟骨内侧面观

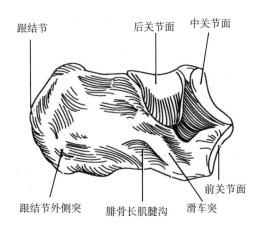

图 2-58 跟骨外侧面观

（2）距骨

距骨分为头、颈、体三部分。其骨骼解剖特点前面已有论述，由于距骨在临床上外伤后最易发生缺血性骨坏死，在此叙述一下距骨的血供特点。

距骨的血供来自小腿下部 3 个主要动脉，借骨膜血管网供给所有非软骨面；跗骨窦动脉，可起自足背动脉、外踝动脉或腓动脉穿支，经跗骨窦至跗骨管，在该处与跗骨管动脉吻合，共同为距骨提供血供；跗骨管动脉，约在踝关节下方 2cm 处起自胫后动脉，向前经三角韧带，分支至距骨内侧面，最后至跗骨管与跗骨窦动脉吻合，一起供应距骨的营养（图 2-59）。

（3）足舟骨

介于距骨头和 3 块楔骨之间，呈前凸后凹形。前面有 3 个大小不同的关节面，分别与第 1、2、3 楔骨相接，后面有关节面与距骨头相接。

（4）楔骨

有 3 个，均呈楔形，分别位于足舟骨与第 1~3 跖骨之间。各楔骨之间分别有关节形成。第 1 楔骨最大最长，第 3 楔骨次之，第 2 楔骨最小。第 1 楔骨内侧面粗糙，有一浅沟，为胫骨前肌腱通过；其上面狭窄，为韧带附着部；下面粗糙有腓骨长肌、胫前肌及部分胫骨后肌腱附着。第 2 跖骨底与楔骨相接部分较第 1、3 楔骨位于较后的平面，最为固定。各骨上下面的大小并非一致，第 1、3 楔骨的宽面朝上，窄面朝下，第 2 楔骨正好相反，三者互相嵌合。

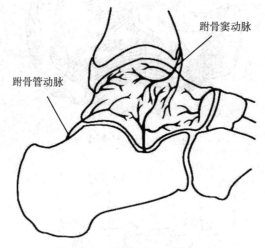

图 2-59　距骨的主要血供来源

（5）骰骨

呈不规则形，后面紧接跟骨，有跟骰关节面；前面与第 4、5 跖骨相接，内侧接第 3 楔骨与舟骨。骰骨的下面有一沟，有腓骨长肌腱通过，其后有一圆形隆起称为骰骨粗隆，位于跟骨平面以下。骰骨的骨化中心出现男女均为出生后 1~6 个月。骰骨有稳定足弓，限制跟骨旋前的作用。

（6）跖骨

跖骨位于跗骨和趾骨之间，为短管状骨，共有 5 个。第 1 跖骨短而粗，但最坚强，在负重上也最重要。第 1 跖骨头的跖面常有并行排列的两个籽骨。在第 1 跖骨底的下面有一粗隆，为腓骨长肌及部分胫前肌的附着部。第 5 跖骨底大致呈三角形，并向外下方突出，形成粗隆，超越骨干及相邻的骰骨外面，是足外侧的明显标志。

（7）趾骨

趾骨位于足骨的最末端，除踇趾为两节外，其他各趾均为 3 节，共 14 节。趾骨与指骨近似，每节趾骨也分底、体、滑车三部分。近节趾骨底与跖骨头相关节，滑车与第 2 节趾骨底相关节，第 2 节趾骨滑车与第 3 节趾骨底相关节。第 3 节趾骨前端较宽且粗糙，称甲粗隆。

2. 足部各骨的排列特点

从整体上看足部骨骼有以下特点。

①足内侧缘中点与外侧缘中点的连线为斜线，前部为跖骨和趾骨，后部为跗骨。

②跗骨为一呈六方形的短骨，各具六面，跗骨在足部能够起到支持重力、稳定足骨的作用。跖骨及近节趾骨为圆柱状长骨，有一体两端。中、远节趾骨在近端有骨骺，有部分人则愈合为一骨。

③也有人将足部骨骼分为 3 组，前组为跖骨和趾骨；中组为足舟骨、骰骨，第 1、

2、3 楔骨；后组为跟骨和距骨。

④第 1、2 跖骨间有一定的角度，其轴线之间的夹角称为 IMA 角，正常为 6°~12°。姆趾的跖骨与趾骨之间也有一定的角度，其轴线之间夹角称为 HVA 角，正常为 15°~20°，大于此角度即为姆外翻。

（二）足部关节及其韧带

足部的 26 块骨之间，形成众多的关节，以满足足部的不同功能要求。骨关节之间连接十分稳固，除关节囊外，还有许多韧带加强。

1. 跗骨间关节

（1）距下关节

距下关节又称距跟关节，由距骨体全部、距骨颈部及跟骨前 2/3 构成，位于跟骨稍前。跟骨的上面分为三部分，前 1/3 为一平台，比后 1/3 低，在其内侧面有跟骨距前关节面；后 1/3 关节面呈马鞍形，上有脂肪垫覆盖；中 1/3 关节面凸度向上，与前后 1/3 关节面凹进的情况恰好相反。跟骨上面的这 3 个关节面与距骨下面相应的关节面彼此相合共同构成距下关节。

距下关节的动脉主要来自胫后动脉、腓动脉分布到跗骨窦的分支、足背动脉分布到跗骨的分支。神经主要来自腓深神经、足背外侧皮神经的分支。

（2）距舟关节

距舟关节和跟骰关节合称跗横关节。距舟关节是由距骨和舟骨构成的关节，又由于其与距跟关节的前关节面相连，所以又称为距跟舟关节。该关节为"球 – 窝"关节，但由于周围有许多骨骼和韧带，所以不能如其他"球 – 窝"关节一样有一定的自由活动度。距舟关节的"球面"由距骨头的凸面构成，其"窝面"由舟骨后面关节面、跟骨前、中关节面及横过它们之间的跟舟跖侧韧带构成。关节囊附着于关节软骨的周缘，其前部较薄，后部较厚。

供应距跟舟关节的动脉主要来自足底内侧动脉的分支与足背动脉的分支。其支配神经主要来自腓深神经的外侧终支。

在运动时，距跟舟关节与距下关节形成联合关节，跟骨与足舟骨连同其他全部足骨在距骨上做内翻与外翻运动。

（3）跟骰关节

跟骰关节是跗横关节的另一部分，由跟骨前部的骰骨关节面与骰骨后部的凹形关节面连接构成。关节囊附着于关节软骨的周围，有的关节腔与距跟舟关节相通。

供应跟骰关节的动脉主要来自足底动脉及足背动脉分布到跗骨和跖骨的分支。神经主要来自腓深神经、足背外侧皮神经或足底外侧皮神经分支。

于足内、外翻时，跟骰关节可出现轻微的滑动与旋转。跟骰关节和距跟舟关节构成跗横关节。关节的内侧部突向前方，外侧部突向后方。

虽然距跟关节、距舟关节、跟骰关节在解剖上是相互独立的 3 个结构，但它们在功能上是一致的。距舟关节、跟骰关节的关节线位于同一曲线上，在中跗关节截肢时常被视为一个关节。在先天性马蹄内翻足矫形中最常用的三关节融合术，即是通过在跟距、距舟、跟骰这 3 个关节上的骨，达到矫正马蹄内翻之目的。

（4）楔舟关节

由足舟骨的前关节面和 3 个楔骨的后关节面构成，关节囊附于关节面的周缘，关节腔与第 2、3 跗跖关节及第 1、2 跖骨间关节相通。

关节周围有楔舟楔背侧韧带和楔舟楔足底韧带固定。前者为 3 条细而强韧的韧带，起自足舟骨背面，行向前外方，止于 3 个楔骨的上面；后者位于足的跖侧，连结在足舟骨与 3 个楔骨之间。此两条韧带虽然细小，但坚强牢固，共同维持舟楔关节的稳定。

（5）舟骰关节

一般为韧带联合，亦有形成关节者，位于足舟骨的外侧缘与骰骨的内侧缘之间。

关节囊与楔舟关节相移行，二者的关节腔相通，关节周围有舟骰背侧韧带、舟骰骨间韧带及舟骰足底韧带 3 条韧带加固。舟骰背侧韧带起自足舟骨的上面，斜向前外方，止于骰骨的上面；舟骰足底韧带为一强韧的韧带，起自足舟骨的下面，向外方止于骰骨的内侧面及下面；舟骰骨间韧带为一强韧的横行韧带，连结足舟骨、骰骨的相对面之间。其后部纤维延伸至足跖下面，并斜向后方，与跟骰足底韧带相融合。

（6）楔骰关节与楔骨间关节

楔骰关节位于第 3 楔骨外侧缘与骰骨的内侧面之间，楔骨骨间关节介于 3 个楔骨之间，它们有共同的关节囊及关节腔，并与楔舟关节相通。

关节周围有楔骰背侧韧带、楔骰足底韧带、楔间背侧韧带、楔间足底韧带、楔骰骨间韧带及楔骨间韧带。楔骰关节与楔间关节的动脉主要来自跖背及足底动脉的分支。神经主要来自腓深神经及足底内、外侧神经的分支。

2. 跗跖关节

跗跖关节分别位于内、中、外侧楔骨前面与第 1~3 跖骨底之间，骰骨前面与第 4、5 跖骨底之间。由骰跖关节和楔跖关节两个关节组成。骰跖关节为骰骨前面与跖骨底之间构成的关节；楔跖关节由楔骨前面与跖骨底所构成，包括第 1 楔骨与第 1 跖骨底构成的马鞍状关节和第 2、3 楔骨与第 2、3 跖骨底构成的平面关节。

3. 跖骨间关节

跖骨间关节有 3 个，分别位于第 2~5 跖骨基底之间，无独立的关节囊和腔，常与跗跖关节相通、关节周围有底背韧带、底跖侧韧带和底骨间韧带存在。

4. 跖趾关节

跖趾关节由跖骨头的凸形关节面和近节趾骨底的凹形关节面构成。其关节囊松弛，中背面较薄，跖面较厚，附着于关节面的周缘。

关节周围有侧副韧带、跖骨深横韧带及足底韧带保护。跖趾关节的主要活动为跖屈及背伸，另外亦可做轻微的内收与外展运动。屈趾的运动范围较大，但受伸肌腱及背侧韧带的限制；伸趾的范围较小，主要受屈肌肌腱及侧副韧带的限制。跖趾关节活动的最大背伸范围发生在行走起动时，而在正常行走时几乎无跖屈活动。

供应跖趾关节的动脉主要来自跖背和跖底的动脉以及趾背、趾底动脉的分支。跖趾关节的下面有趾底固有神经分布。第 1 跖趾关节的上面有腓深神经及足背内侧皮神经，第 2、3 跖趾关节的上面有腓深神经的分支分布。第 4、5 跖趾关节的上面有足背外侧皮神经分布。

5. 趾间关节

趾间关节如同手的指间关节，共有 9 个，由近侧趾骨的滑车与远侧趾骨的底构成，关节囊附于两骨关节面的边缘。

趾间关节周围的韧带有侧副韧带、背侧韧带及足底韧带加强。侧副韧带位于关节的两侧，连结趾间关节近、中节跖骨滑车侧面与中、远节趾骨底侧面；背侧韧带为关节上面的膜状韧带，两侧与侧副韧带融合；足底韧带为关节面下面的纤维软骨板，两侧与侧副韧带融合，与骨面之间有短纤维相连。趾间关节亦属于屈戍关节，也能做屈、伸运动。由于受屈肌腱及足底韧带的限制，关节的屈曲运动范围较大，而背伸范围较小。跗趾的趾间关节活动度最大，可跖屈 60° 左右。

（三）足部的运动

足可以做各种各样的运动，以适应人的不同需求。正常情况下，足的主要运动方式是背伸、跖屈，另外还可做内收、外展、内翻、外翻、旋前、旋后等活动。

①内收：指足围绕小腿前轴、趾尖转向内、接近正中面的运动。

②外展：指足围绕小腿前轴、趾尖转向外、远离正中面的运动。足的内收和外展只有当膝关节屈曲时才能产生。

③内翻：指足内缘提高、外缘降低、足底朝内的运动。

④外翻：指足外缘提高、内缘降低、足底朝外的运动。

⑤旋前：指足围绕其本身长轴旋转，使足底朝向下外的运动。

⑥旋后：指足围绕其本身长轴旋转，使足底朝向下内的运动。

其中，足的内翻包括内收、旋后和踝关节的背伸运动，而外翻则包括足的外展、旋前、踝关节跖屈等活动。

上述运动具体到某一关节，尚有不同的运动。

①踝关节的运动：足真正的跖屈和背伸活动发生在踝关节。有关踝关节的运动已在上一节中叙述过，在此不再重复。

②距下关节的运动：距下关节是由距骨和跟骨形成的关节。足的内、外翻运动主要发生在距下关节，其活动轴是舟状骨内背侧到跟骨外跖侧的连线，该轴与足中线成 16° 角，与水平面成 42° 角。正常情况下，足在平地行走时内、外翻活动范围约为 6°，平足者可达到 9°。其内翻的动力主要来自胫前肌和胫后肌，外翻的动力主要来自腓骨长肌和腓骨短肌。

行走时距下关节是和踝关节协同一起活动的，所以有人将踝关节和距下关节的活动称为踝关节 – 距下关节复合体，如此则可共同进行各方向活动，而当其中一个关节活动受限时，另一关节活动则增加，如在踝外旋时，踝关节的活动减少，而距下关节的活动则增加。当踝关节内旋或处于中立位时，踝关节本身活动增加而距下关节活动减少。正是由于这两个关节的相互代偿，协调一致才使得足能在各种不同的地面上自如行走和运动。

③跗横关节的运动：跗横关节是由距舟关节和跟骰关节组成的，其活动主要为内收

和外展，并有轻微跖屈及背伸和旋前及旋后活动。跗横关节的活动主要受距下关节的控制。当距下关节外翻时，距舟及跟骰关节是互相平行的，此时跗横关节可有某种程度的自由活动度。当距下关节内翻时，此两关节活动轴不再平行，关节活动受到限制，但关节会变得稳定。

④跖跗关节及跗骨间关节：跗跖关节为变形的平面关节，只能做轻微的滑动及屈伸运动。内侧即外侧跗跖关节还可做内收外展运动。跖跗关节及跗骨间关节是足部比较稳定的部位，并且骨间有强力的韧带加强，各个关节互相嵌合，所以关节间很少有明显的活动。跗跖关节运动的结果是跗跖关节跖屈时增大足前部横弓的弧度。相反，当跗跖关节背屈时，足横弓变得扁平。

⑤跖趾关节的运动：主要活动为跖屈和背伸，跖趾关节活动的最大背伸范围发生在行走起动时，而在正常行走时几乎无跖屈活动。此外，跖趾关节还可进行侧方运动，但远不如手指灵活。

⑥趾间关节的运动：趾间关节属于屈成关节，仅能做屈、伸运动，行走或中立位时趾间关节处于伸直位，无主动背伸活动。姆指间关节屈曲范围为 $0°\sim90°$，由姆长屈肌完成，伸展即由姆长伸肌完成。第 $2\sim4$ 趾近侧趾间关节为滑车关节，可做屈伸运动，屈曲范围为 $0°\sim40°$，由趾短屈肌完成。伸展范围在 $0\sim40°$，由趾短伸肌、骨间肌和蚓状肌共同完成。远侧趾间关节为单纯滑车关节，屈伸范围较大，在 $0°\sim60°$ 之间，由趾长屈肌完成，伸展范围在 $0°\sim60°$，由趾长伸肌完成。

总之，足趾的屈曲运动靠姆长屈肌及趾长屈肌，而伸直运动靠姆长伸肌及趾长伸肌。姆长屈肌除屈姆趾外，在行走中还起重要作用。它可使姆趾强度屈曲，并固定于该位置，如果作用继续，则有一个强大的推动力量，从而使体重前移。

在行走时，起步侧足跟因小腿后侧肌肉收缩由地面抬起，体重落于姆趾及足趾上，此作用发生于矢状平面上，直到完全屈曲为止。此后由于胫骨后肌的内收作用，使足呈内旋，足纵弓及足横弓凸度均增大，这时借助于跟腱、腓骨长短肌，胫骨后肌、趾屈肌的共同作用，体重朝前推移，与此同时，背伸肌亦起作用，而使足离开地面，完成足的位移。

（四）足弓、足底筋膜间隙

1. 足弓

（1）构成

在人类进化的过程中，为了负重、行走和吸收震荡，足骨的跗骨、跖骨及其连接的韧带，形成了突向上方的弓，称为足弓。人的足弓是一个富有弹性的结构，可随姿势的改变而有所不同。足弓可分为内侧纵弓、外侧纵弓和横弓。

内侧纵弓较高，自前至后由第 1 跖骨、内侧楔骨、足舟骨、距骨、跟骨构成。距骨是足弓顶，于直立姿势时，足弓的两端与地面接触，前为第 1 跖骨头，后为跟骨结节下面。足舟骨是内侧纵弓顶端，距地面 $15\sim18$mm。体重负荷在内侧纵弓上造成的应力线汇合在距骨上，负重应力线在内侧纵弓诸骨上的配合与骨小梁的排列方向是一致的。体重的应力传递到距骨后，其应力线分为前后两组：前组由胫骨下端后部皮质发出，斜行走向前下方，经足舟骨、楔骨在第 1 跖骨头处传达到地面；后组应力线起自胫骨下端前部皮质，斜行向后下，经跟骨体后端与地面接触。

内侧纵弓主要由胫骨后肌、踇长屈肌、趾长屈肌、足底的小肌、跖腱膜及跟舟跖侧韧带维持，此弓曲度大、弹性强，故有缓冲震荡的作用。

①外侧纵弓（图 2-60）：自前向后由第 4、5 跖骨、骰骨及跟骨构成。其中第 4、5 跖骨头为弓的前部着地点，跟骨结节后外侧为后部着力点。骰骨位于足弓的顶部，骰骨底一般距地面垂直距离为 3~5mm。外侧纵弓的应力也分为前后两组：前组应力线起自胫骨下端后部皮质，呈扇形经骰骨与第 5 跖骨，由第 5 跖骨头传达到地面；后组应力线起自胫骨下端前部皮质，经踝关节传到距骨后部，然后呈扇形分开，再呈弧形由跟骨传达到地面。

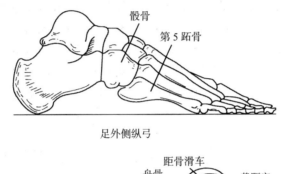

足外侧纵弓

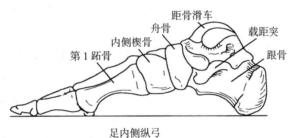

足内侧纵弓

图 2-60　外侧纵弓与内侧纵弓的组成

维持外侧纵弓的结构有腓骨长肌、腓骨短肌、趾长伸肌、趾短展肌、跖前韧带及跟骰足底韧带等。外侧纵弓曲度小、弹性弱，主要与维持身体的直立有关。该弓与骨间韧带联合较强，故比较稳定。

由此可见，跟骨为内、外侧纵弓的后柱，跟骨结节与距骨头为负重点，两者比较，外侧纵弓低，各节运动范围甚小。外侧纵弓覆被以肌肉及其他软组织，站立时几乎全着地；内侧纵弓则较高。

②横弓：由 5 个跖骨基底及跗骨的前部构成（图 2-61）。足底自前向后共有 3 个横弓，依次是跖骨头平面横弓、楔骨平面横弓、足舟骨与骰骨平面横弓。全体作拱桥，其背侧面较跖侧面大，上宽下窄，在足的跖面形成一个很深的凹，整体成为横弓。横弓的前部由第 1~5 跖骨构成，相当于跖骨头平面横弓。

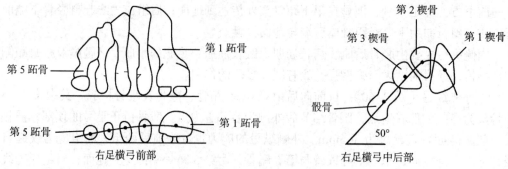

图 2-61　足的横弓示意图

（2）功能

足弓是人类直立行走后的产物，也是进化的结果。由于人类要进行各种各样的活动，对于长期从事承担身体重量的足来说，难免会发生疲劳，甚至结构被破坏，这就要求足底有一定的弹性，对来自全身的重量要有缓冲。人的内外侧纵弓和横弓在人体的足部形成了一个力学性能非常合理的拱形弹力结构系统，能够使足底应力分布均匀，足弓和维持足弓的韧带、肌肉能够吸收能量、缓解震荡，保护足部以上的关节，防止内脏损伤。

2. 足底筋膜间隙

足底筋膜分为浅深两层，浅层称为跖腱膜，深层称为骨间跖侧筋膜。

（1）跖腱膜

跖腱膜位于足底，是足底深筋膜增厚部。跖腱膜起自跟骨结节，在足底前部大约相当于跖骨颈部，分为浅深两层，深层厚而强大，又分为 5 束，沿跖骨表面行走，在跖骨头处分为两支，浅深两层之间有屈肌腱通过，外侧 4 束止于跖趾关节囊下方增厚而形成的跖板的内外侧；内侧束的两分支则分别止于第 1 跖骨头下的两颗籽骨，后者又有强大的韧带连于近节趾骨基底及第 1 跖骨颈。相邻的跖腱膜及跖筋膜与跖骨头处的跖深横韧带相互交织，组成强大的筋膜韧带系统，共同维持足弓的三维形态。

跖腱膜的功能：支持足的纵弓，对足纵弓起到"绞盘样作用"，在足负重时能储存一定的弹性势能，是足纵弓坚强的稳定结构；保护足底的肌肉及肌腱，便利活动；保护足底的关节。

（2）骨间跖侧筋膜

足底的骨间跖侧筋膜覆盖于骨间肌的跖侧面，与跖骨跖侧面骨膜愈合，与骨间背侧筋膜及相邻两侧的跖骨共同构成 4 个跖骨间隙，各间隙内均含有神经、血管。

三、踝足部肌肉

运动足的肌肉及其肌腱大致可分为 3 组，包括起于小腿止于足与足趾的外在肌，或称小腿肌；以及起于足止于足趾的足内肌。足部肌肉的功能主要是维持足弓和协调足外在肌的屈、伸肌之间的作用力，保持足在活动时的平衡和稳定。

1. 外在肌

足的外在肌由位于小腿前侧的胫骨前肌、趾长伸肌、姆长伸肌及第 3 腓骨肌所组成的小腿前群肌肉和小腿外侧的腓骨长、短肌以及小腿后侧的腓肠肌、跖肌、比目鱼肌、姆长屈肌、趾长屈肌、胫骨后肌等肌肉组成（见图 2-62）。这些肌肉在运动中担负大部分体重，管理足的运动，能支持足弓，既可使足背伸和跖屈，又可使足内翻、外翻和内收、外展。

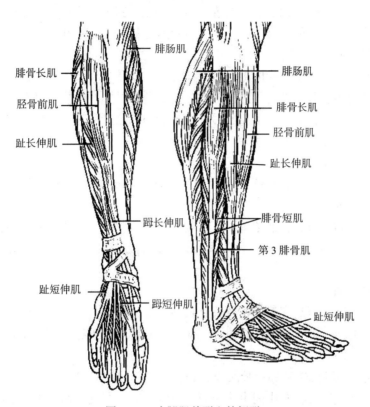

图 2-62　小腿肌前群和外侧群

（1）胫骨前肌

位于小腿前外侧面的皮下，紧贴于胫骨外侧面，其外侧的上方与趾长伸肌相邻，下方与姆长伸肌相邻。该肌起自胫骨外侧面的上 2/3 及其邻近的小腿骨间膜和小腿深筋膜深面。在小腿上半，该肌覆盖着胫前血管和腓深神经。肌束向下，约在小腿下 1/3 段前面移行于长腱，经小腿横韧带和十字韧带深面，止于第 1 楔骨内侧面和第 1 跖骨基底部。作用为背伸足，并使足内翻、内收。还帮助维持足的内侧纵弓。

（2）胫骨后肌

位于小腿三头肌的深面，趾长屈肌与姆长屈肌之间。该肌起自小腿骨间膜上 2/3 及邻近的胫、腓骨骨面，肌束向下移行为长肌腱，经趾长屈肌的深面，进入内踝后的沟内。该肌腱分叉如指状，抵止于舟骨粗隆及 3 个楔骨的基底面。此肌在足部为最强大的内收肌。

（3）腓骨长、短肌肌腱

腓骨长肌起于腓骨头、腓骨外侧面上 2/3 和小腿深筋膜，腓骨短肌腱起于腓骨外侧面下 2/3 及前后肌间隔，在小腿中部腓骨长、短肌腱互相掩叠并移行为肌腱，短肌止于第 5 跖骨底，长肌下行由足的外侧缘进入足底，止于第 1 楔骨内侧及第 1 跖骨底跖侧面的外侧。

（4）腓肠肌

有内、外两头，内侧头起于股骨内侧髁上的三角形隆起，外侧头起于股骨外侧髁的压迹近侧端，在两头的深面各有一滑囊。两个头在腘窝下角会合，又互相分开，在小腿后部中点相连为一扁宽的腱膜，向下与比目鱼肌腱相融合为跟腱。

（5）比目鱼肌

起于腘线水平，胫骨内侧缘中 1/3、腓骨头、及腓骨干上 1/3 的后面，向下到小腿中部以下，移行为扁腱，参与跟腱的构成。比目鱼肌的肌纤维排列呈双羽状，肌肉的起点为腱纤维所加强，构成比目鱼肌腱弓，横架于小腿的骨间隙上。该肌与腓肠肌、跖肌一起起到行走时抬起跟骨的作用。

（6）第三腓骨肌

起于腓骨前面下 1/4，止于第 5 跖骨底的背侧面，能背伸及外翻足。

（7）踇长伸肌

位于胫骨前肌和趾长伸肌之间，起于腓骨内侧面之下 2/3 及其邻近的骨间膜，向下移行于长腱，经十字韧带深面，止于踇趾末节趾骨基底部的背面。作用为伸踇趾，并使足背伸和内翻。

（8）踇长屈肌

起于腓骨后面，至足底后开始位于趾长屈肌腱的外侧，继斜向内行，与趾长屈肌腱相交叉而至其内侧。踇长屈肌腱穿过屈肌腱纤维鞘后，止于踇趾末节趾骨底。

（9）趾长伸肌

起于腓骨前面上 2/3 和邻近骨间膜、胫骨上端、前肌间隔及小腿深筋膜，在足部分为 4 支，止于外侧四趾，其中间束止于第 2 节趾骨底的背侧，两侧束止于第 3 节趾骨底背侧，趾长伸肌能伸第 2~5 趾及背伸足。此肌与胫骨前肌有起于胫腓骨上端及骨间膜的共同起点。

（10）趾长屈肌

起于胫骨后面，经分裂韧带的深面入足后，先经跟骨载距突的跖而斜向前外，接收踇长屈肌腱之一支或数支及跖方肌的止端，与踇长屈肌腱相交叉而经其浅面。趾长屈肌腱向前分为 4 支，抵达外侧四趾，各腱与相应的趾短屈肌腱协同进入屈肌腱纤维鞘，最初长肌腱在短肌腱之下，在第 1 节趾骨的中部穿过短肌腱达其浅面，止于末节趾骨。

2. 内在肌

足的内在肌主要分为足背肌和足底肌。足的内在肌主要作用是稳定和支持体重，大多纵行，可加强足的纵弓。

（1）足背肌

足背肌包括踇短伸肌和趾短伸肌，这两块肌肉在解剖学上有共同的起点、共同的血供来源和神经支配。

趾（踇）短伸肌位于皮下，趾长伸肌的深面，为一小的扁肌，于跗骨窦的前方起自跟骨的下面、外侧面及伸肌下支持带，扁平的肌腹向前内侧方走行，至第 5 跖骨粗隆平

面移行为 3 束细的肌腱。各肌腱分别在趾长伸肌腱的外侧向前内与其交叉并会合，止于
姆趾第 1 节趾骨底的背面及第 2~4 趾的趾背腱膜。

　　姆、趾短伸肌的神经来自腓深神经，功能是伸姆趾的跖趾关节及第 2~4 趾的跖趾
关节和趾间关节，协助姆长伸肌和趾长伸肌发挥伸趾作用。

　　（2）足底肌

　　足底肌分为 3 群，即内侧群、外侧群和中间群。

　　内侧群（见图 2-63）包括姆展肌、姆短屈肌和姆收肌。

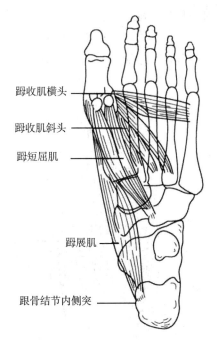

图 2-63　足底肌内侧群

　　①姆展肌：拇展肌位于足底浅层的内侧缘，覆盖足底血管和神经的起始部，其外侧
为姆短屈肌。姆展肌主要起于跟骨结节内侧突、舟骨粗隆，部分肌束起自足底肌腱和
屈肌支持带，沿足内侧缘前行，移行为扁腱，与姆短屈肌内侧头合并后止于姆趾近节
趾骨底的跖面和内侧面。

　　姆展肌由足底内侧神经支配，有外展跗趾及维持足弓作用。

　　②姆短屈肌：位于足内侧缘前端的皮下，姆展肌腱的外侧及深面，直接与第 1 跖
骨相贴。起始于内侧楔骨的跖面、胫骨后肌腱和足底面的各个肌腱，肌束向前分为内、
外两个肌腹，两肌腹之间的足底面沟内有姆长屈肌腱通过。内侧肌腹与姆展肌合为一
腱，止于姆趾远节趾骨底跖面的内侧；外侧肌腹与姆收肌斜头合成一腱，止于姆趾近
节趾骨底跖面的外侧。

　　姆短屈肌由足底内、外侧神经支配，其作用为屈姆趾近节趾骨，并参与维持足弓。

　　③姆收肌：位于足底中部，包括斜头和横头。斜头位于趾长屈肌腱、蚓状肌和跖
方肌的深面，紧贴骨间肌，斜头呈纺锤状，起始于足底长韧带，腓骨长肌腱纤维鞘，
外侧楔骨跖面和第 2、3、4 跖骨底跖面，肌纤维斜向前内方与姆短屈肌内侧腹合成一

腱，止于踇趾近节趾骨基底部跖面的外侧。横头较小，位于趾长屈肌腱和蚓状肌的深面，横列于第 2~5 跖骨头的基底面，此部有时可以单独成为一个小肌，即足横肌。横头以单独肌束起自第 3~5 跖趾关节囊，肌纤维横行向内，至踇趾跖趾关节后面与斜头会合成总腱，而移行为斜头肌腱。与踇短屈肌外侧腹共同止于踇趾第 1 节趾骨底跖面的外侧。

踇收肌受足底外侧神经深支支配，有内收、屈踇趾的作用。

外侧群包括小趾展肌和小趾短屈肌。

①小趾展肌：位于足的外侧缘，足底腱膜的深面，前端位于小趾短肌的外侧。起始于跟骨结节足底面，肌纤维向前移行为两条肌腱，外侧腱止于第 5 跖骨粗隆，内侧腱止于小趾近节趾骨基底跖面的外侧。小趾展肌受足底外侧神经或足底内侧神经支配，其作用是外展和屈小趾（见图 2-64）。

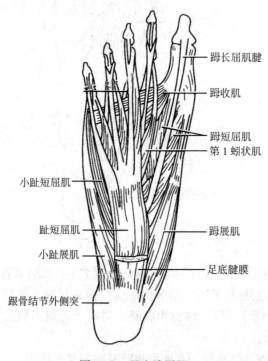

图 2-64　足底浅层肌

（图中标注）踇长屈肌腱　踇收肌　踇短屈肌　第 1 蚓状肌　小趾短屈肌　趾短屈肌　踇展肌　小趾展肌　足底腱膜　跟骨结节外侧突

②小趾短屈肌：位于足底外侧缘的前端，深面与第 5 跖骨底面紧贴，外侧部分为小趾展肌遮盖。该肌起始于第 5 趾骨底跖面及足底长韧带，止于小趾近节趾骨底跖侧面的内侧。

小趾短屈肌受足底外侧神经浅支支配，其作用为屈小趾的跖趾关节。

中间群（见图 2-65）包括趾短屈肌、足底方肌、足蚓状肌和骨间肌。

①趾短屈肌：位于足底中部，足底腱膜的深面，呈梭形，与跖腱膜关系密切。起自跟结节内侧突和足底腱膜。肌束向前移行为 4 条肌腱，分别止于第 2~5 趾。各肌腱经趾长屈肌腱的浅层，并共同进入趾腱鞘，在鞘内分为两束，止于中节趾骨底。

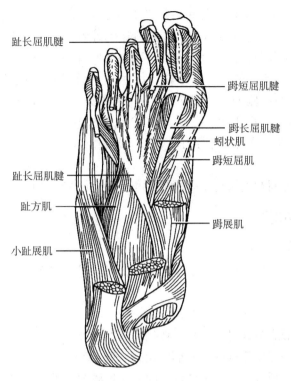

图 2-65　足底深层肌

趾短屈肌受足底内侧神经支配，其作用为屈第 2~5 趾跖趾关节及近侧趾间关节，并参与足纵弓的维持。

②跖方肌：即足底方肌，位于足底中部，趾短屈肌的深面，为斜方形的小扁肌。有内外两头，内侧头较宽大。起自跟骨下面的内侧及足底长韧带的内缘，外侧头起自跟骨下面的外侧及足底长韧带，肌纤维斜向前内方，两头会合后止于趾长屈肌腱的外侧缘。

该肌受足底外侧神经支配，其作用为增强至第 3、4 趾的趾长屈肌腱，协助后者屈曲足趾。

③蚓状肌：有 4 条，位于足底腱膜的前部的深面，趾长屈肌腱之间，因形似蚯蚓而得名。第 1 蚓状肌起自第 2 趾趾长屈肌腱的内侧缘，其余 3 条起于第 2~5 趾趾长屈肌腱的相对缘。各蚓状肌经相应的趾长屈肌腱的内侧向前，跨过跖骨深横韧带的跖面移行为肌腱，向上绕过第 2~5 趾的近节趾骨底的内侧，止于各相应趾近节趾骨的趾背腱膜。各肌腱与跖趾关节囊之间有蚓状肌囊。

第 1~2 蚓状肌受足底内侧神经支配，第 3~4 蚓状肌受足底外侧神经支配。蚓状肌有屈第 2~5 趾的跖趾关节、伸趾间关节的作用，并可使第 2~5 趾内收。

④骨间肌：包括 4 条骨间背侧肌和 3 条骨间足底肌。

骨间背侧肌有 4 条，位于 4 个跖骨间隙内。分别起于相邻两个跖骨的侧面，向前经跖骨深横韧带的足背侧止于第 2~4 趾近节趾骨基底部。第 1 骨间背侧肌的肌腱向前，绕过第 2 趾的近节趾骨底之内侧面，部分止于该节趾骨基底部的内侧，部分移行于趾背腱膜。其作用是屈跖趾关节、伸趾骨间关节，使第2趾内收。第2~4骨间背侧肌分别经第2~4趾骨的外侧，部分止于第2~4趾近节趾骨底的外侧面，部分止于趾背腱膜。其作用为屈第2~4趾的跖趾关节、伸趾间关节、使第2~4趾外展。

骨间足底肌有3条，位于第2~4跖骨间隙内，骨间背侧肌的外侧。分别起始于第3~5跖骨近侧端的内侧面，肌腱向前经跖骨深横韧带的足背侧，绕过第3~5趾的近节趾骨底的内侧面，止于第3~5趾近节趾骨底的内侧，其中部分纤维移行于趾背腱膜。其作用为屈跖趾关节、伸趾间关节、使第3~5趾内收（向着第2趾的中轴线运动）。

骨间足底肌和骨间背侧肌均受腓深神经和足底外侧神经支配。

四、踝足部神经

（一）运动神经分部

足踝部的神经来自小腿，均发自腰丛和骶丛，主要有胫神经、腓总神经、隐神经等。

1. 胫神经

当小腿三头肌形成跟腱时，胫神经转到胫后血管外侧，贴胫骨后面，行于跟腱与内踝构成的踝管内，表面仅为皮肤和深筋膜覆盖。胫神经在踝管内呈圆形，直径5~6mm。胫神经伴血管穿过踝管后，在分裂韧带深面分为足底内侧神经和足底外侧神经，进入足底（图2-66）。

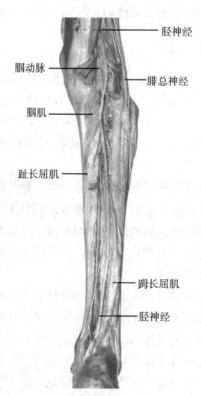

图2-66　胫神经的分布

足底内侧神经于屈肌支持带深面分出后进入足底，经蹞展肌与趾短屈肌之间，沿足底内侧动脉外侧前行，走在蹞长屈肌浅面，先分出 1 支趾足底固有神经至蹞指内侧缘。随后在跖底处又分出 3 支趾足底总神经，行于足底腱膜与趾短屈肌之间。每一趾底总神经又分为 2 支趾足底固有神经至第 1~3 趾蹼毗邻缘。分支支配蹞展肌、趾短屈肌、蹞短屈肌及最内侧蚓状肌，支配内侧三趾半的皮肤。

足底外侧神经经蹞展肌深面斜向前外，行于趾短屈肌和跖方肌之间，沿趾短屈肌和小趾展肌的沟内前行，达第 5 跖骨底，分为浅支和深支。浅支分出 2 支足底总神经，其中，外侧支分布于小趾外侧缘，内侧支分布于第 4、5 趾相对缘，还分支绕至足趾中节及远节的背面。肌支至小趾短屈肌、第 3 骨间足底肌及第 4 骨间背侧肌。深支自第 5 跖骨底弓形向内，行于足底方肌、趾长屈肌腱、蚓状肌和蹞收肌斜头深面，沿跖骨基底部，与足底外侧动脉的足底弓伴行，神经位于动脉弓近侧。深支支配第 2~4 蚓状肌、蹞收肌、内侧 3 个骨间肌，并有分支支配外侧一趾半皮肤。足底外侧神经发出的第 4 趾底神经与足底内侧神经发出的第 3 趾底神经之间有吻合支。

胫神经发出的肌支至小腿后肌群支配腓肠肌、比目鱼肌、腘肌、胫骨后肌、蹞长屈肌及趾长屈肌。足底内外侧神经支配足底肌和管理足底皮肤。胫神经还发出皮支与腓总神经皮支吻合成腓肠神经，延续为足背外侧皮神经，分布于小腿后、足背及小趾外侧的皮肤。

2. 腓总神经

腓总神经（图 2-67）来源于大腿的坐骨神经，在腘窝上角处分出，沿着股二头肌的内侧缘下降，斜向外下，达股二头肌腱与腓肠肌外侧头之间，绕腓骨颈外侧向前，穿腓骨长肌达小腿前面，多在股骨内上髁水平以下 60~70mm 处分为腓浅神经和腓深神经两个终支，也有的在更靠下的位置才分出。亦有学者认为，在分腓浅、腓深神经之前就分出肌支，支配胫骨前肌、腓骨长肌、趾长伸肌及蹞长伸肌等肌肉。

（1）腓深神经

腓深神经为腓总神经的前终支，从腓骨头后下方起始，穿腓骨长肌和趾长伸肌起始部与胫前动、静脉伴行，在骨间膜前方下降，先在胫骨前肌和趾长伸肌之间，后在胫前肌与蹞长伸肌之间下行至足背。行程中腓深神经先位于动脉外侧，后至其前方，介于胫骨前肌与蹞长伸肌之间。在小腿下部，腓深神经又居动脉外侧，而介于蹞长伸肌与趾长伸肌之间。在踝关节前分为内、外侧支，内侧支向远侧行于足背，经趾短伸肌内侧腱深面和足背动脉外方，在第 1 跖骨间隙发出蹞背外侧皮神经和第 2 趾背内侧皮神经，分别支配蹞指和第 2 趾毗邻缘皮肤、第 1 骨间背侧肌、跗跖关节。外侧支行于趾短伸肌外侧腱深面，常分为 2~4 支到其余跖骨间隙，支配跗跖关节及跖趾关节第 2 骨间背侧肌和蹞短伸肌。总之，腓深神经主要分布并支配小腿前肌群、足背肌及第一趾间隙背侧皮肤。

（2）腓浅神经

腓浅神经为胫神经的后终支，约当腓骨颈平面穿腓骨长肌起始部，于小腿的上 1/3 交界处，行于腓骨长肌与腓骨之间，离开肌腓骨管后，在腓骨长、短肌之间下行，继而在腓骨肌与趾长伸肌之间下行，在小腿中下 1/3 段交界处，穿固有筋膜至浅筋膜层内下降至足背，分为足背内侧皮神经和足背中间皮神经。足背内侧皮神经越伸肌支持带浅面，分为 2 支，内侧支分布于踇指内侧皮肤，外侧支分布于第 2 趾蹼毗邻处皮肤。足背中间皮神经经伸肌支持带浅面，至足背外侧分为 2 支，内侧支分布于第 3 趾蹼毗邻缘，外侧支分布于第 4 趾蹼毗邻缘。腓浅神经发出腓骨长、短肌支支配腓骨长、短肌。腓骨长肌支有数支，第 1 支可起自腓总神经、腓浅神经或腓深神经。腓骨短肌则多为 1 支。

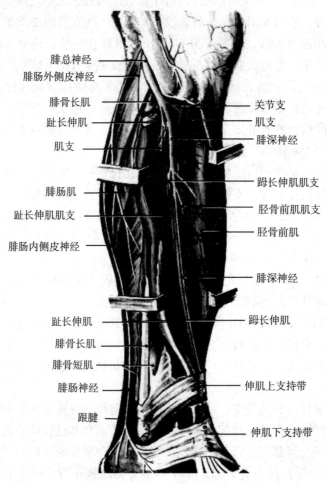

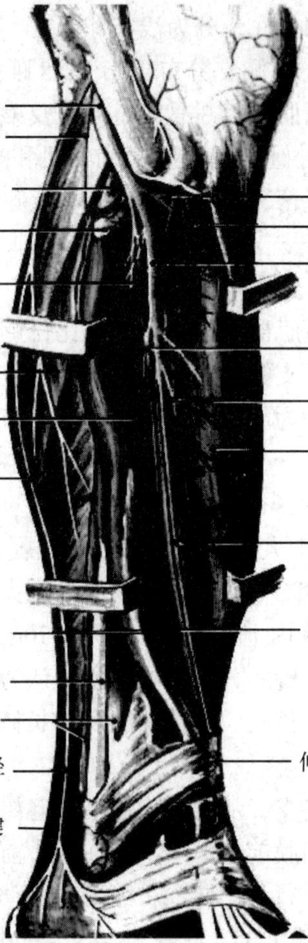
腓总神经
腓肠外侧皮神经
腓骨长肌
趾长伸肌
肌支
腓肠肌
趾长伸肌肌支
腓肠内侧皮神经
趾长伸肌
腓骨长肌
腓骨短肌
腓肠神经
跟腱
关节支
肌支
腓深神经
踇长伸肌肌支
胫骨前肌肌支
胫骨前肌
腓深神经
踇长伸肌
伸肌上支持带
伸肌下支持带

图 2-67　腓总神经及其主要分支走行

（二）感觉神经分布

支配踝足部的感觉神经主要为踝足部的皮神经，主要有隐神经、腓浅神经分支、腓深神经皮支、腓肠内侧皮神经、腓肠外侧皮神经、腓肠神经、跟骨内外侧皮神经等。

1. 隐神经

是股神经的终末支，伴股动脉进入内收肌管，在膝关节内侧穿出深筋膜，分出髌下支，伴大隐静脉沿小腿内侧缘下降至足内侧缘，有分支分布于小腿内侧面和足内侧缘的皮肤。

2. 腓浅神经皮支

在小腿中下 1/3 交界处穿出筋膜变为皮神经，在小腿前侧肌群及外侧肌群之间下行，最终在足背分叉变为皮支，分为足背内侧皮神经和足背中间皮神经，分布小腿外侧、足背及跖背的皮肤，支配该处的感觉。

3. 腓深神经皮支

由腓总神经下行分出，发出胫前肌肌支后，继续下行，于第 1 趾蹼间浅出，支配第 1、2 趾相对缘的皮肤感觉。

4. 腓肠内侧皮神经

该神经在腘窝下部起自胫神经，伴小隐静脉下行，在小腿深筋膜下降至腓肠肌两头之间，约在小腿中部穿出深筋膜，与发自腓总神经的腓肠外侧皮神经吻合成腓肠神经，经外踝后方弓形向前分布于足背，称足背外侧皮神经。负责支配相应区域的皮肤感觉。

5. 腓肠外侧皮神经

腓肠外侧皮神经在腘窝处发自腓总神经，多为 1 支。腓肠外侧皮神经自深筋膜穿出后，分布于小腿外侧皮肤，并与腓肠内侧皮神经吻合成腓肠神经。

腓肠外侧皮神经可有干线型和弥散型两种类型。前者沿途很少分支，后者则在沿途有较大分支。

6. 腓肠神经

腓肠神经多由腓肠外侧皮神经和腓肠内侧皮神经的吻合支连接构成，其吻合部位多位于小腿后面的中 1/3 或下 1/3，少数在上 1/3、腘窝、踝部等处，甚至还会重复吻合。腓肠神经行于浅筋膜深层，伴小隐静脉下行，沿跟腱内侧下降，经外踝后下方，转向足背外侧缘，改名为足背外侧皮神经，分布于足的外侧缘及小趾外侧缘皮肤。

7. 跟骨内、外侧皮神经

跟骨内侧皮神经发自胫神经，沿跟腱内侧至跟骨的内后方。神经走行于跟腱内侧缘，并进入胫距间隙，恰在内踝的后上方。跟骨内侧皮神经的分支分布并支配足底内侧、跖面皮肤和跟骨内骨膜等处的感觉。

跟骨外侧皮神经有 1~3 条分支，均起自腓肠神经，与小隐静脉的外踝属支伴行，分布于足跟外侧皮肤和跟骨外侧骨膜。支配足跟后缘、外侧缘及跟外侧骨膜的感觉。

五、踝足部血管

（一）踝部的动脉

踝部的血供主要来自胫前动脉和胫后动脉。

1. 胫前动脉

胫前动脉发自腘动脉，在胫骨后肌起点的上端，穿小腿骨间膜近侧的裂孔进入小腿前区（图 2-68）。上段行于胫骨前肌与𧿹长伸肌之间，中、下段沿胫骨外侧面下降。胫前动脉经小腿前肌群之间下降后，穿过小腿伸肌上支持带深面，在踝关节的前方，即在踝间线上方又转至𧿹长伸肌和趾长伸肌之间，移行为足背动脉。

胫前动脉在小腿沿骨间膜行走，沿途发出许多分支，供应胫前间隙内的肌肉。其主要分支如下：

（1）胫后返动脉

为胫前动脉在小腿后面穿骨间膜而发出的属支，至小腿前部时，行于趾长伸肌和𧿹长伸肌内侧，胫骨前肌外侧。该动脉亦可发自腘动脉，发出后向上外斜行，穿腘肌至膝关节后，与膝下内、外侧动脉吻合。该动脉外侧有腓深神经，并有两条静脉与之伴行。

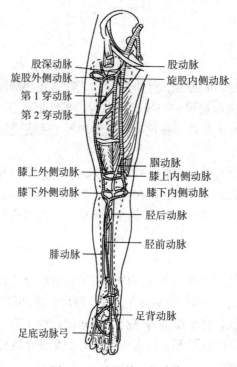

图 2-68　小腿前区的动脉

（2）胫前返动脉

于腓骨头前下方由胫前动脉发出，向前外上行走，穿胫骨前肌，分支至肌肉及髌韧带，并与膝下内外侧动脉和膝降动脉吻合。

（3）外踝前动脉

为胫前动脉在踝关节平面以上发出的分支，发出后向外经趾长伸肌腱与骨面之间至外踝，与跗外侧动脉和腓动脉穿支吻合。该动脉也可发自足背动脉。

（4）内踝前动脉

为胫前动脉在踝关节附近发出的分支，发出后行向内下方，经胫骨前肌和踇长伸肌腱的深面至内踝，并与跗内侧动脉和足底动脉吻合。该动脉亦可发自足背动脉。

在小腿中 1/3，神经走在动脉之前；在小腿下 1/3，踇长伸肌越过胫前动脉。胫前动脉常在小腿中 1/3 段发出一个穿支，在小腿后面分为一个升支一个降支，分别与胫后动脉与腓动脉相吻合，供应小腿后面伸肌。

2. 足背动脉

足背动脉于两踝中间伸肌支持带下缘续于胫前动脉。足背动脉行程中有两条同名静脉伴行，其位置表浅，于踇长伸肌腱的外侧可触及搏动。血管浅面覆以皮肤、浅筋膜和伸肌支持带，接近终端处，还覆以踇短伸肌腱。该动脉内侧有踇长伸肌腱，外界有趾长伸肌至第 2 趾的腱和腓深神经内侧终支。从内外踝中点至第 1 跖骨间隙近端，可摸及动脉搏动。该动脉与腓深神经伴行，越过距骨、足舟骨及中间楔骨，至第 1 跖骨间隙近侧发出终支。在踝关节的前方，经踇长伸肌和趾长伸肌之间前行，与腓深神经伴行，至第 1 跖骨间隙分为第 1 跖背动脉和足底深支（图 2-69）。

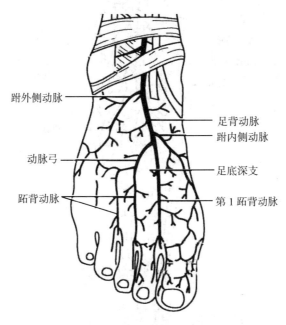

图 2-69　足背动脉及其分布

沿途分支有外踝前动脉、内踝前动脉、跗内外侧动脉、跗骨窦动脉、弓形动脉、第 1 跖背动脉等。弓形动脉又可分出跖背动脉，分别走向第 2、3、4 趾间。

3. 胫后动脉

为腘动脉两大终末分支中较大者，直接延续于腘动脉，沿小腿后侧浅、深屈肌之间下降，经内踝后方转入足底（图 2-70），至小腿下 1/3 处，动脉行于趾长伸肌腱外缘与跟腱内缘之间，仅为小腿深筋膜掩盖。向下至内踝与跟骨结节内侧突之间，踇展肌起端的深面，分为足底内侧动脉和足底外侧动脉。胫后动脉有两条静脉与之伴行，其主要分支有腓动脉、足底内侧动脉、足底外侧动脉及发出的内踝支和跟支。

（1）腓动脉

为胫后动脉分支中最大者，于腘肌下方发自胫后动脉，在胫骨后肌的浅面斜向下外，再沿腓骨的内侧下降，紧贴小腿后肌间隔，居腓骨长肌和比目鱼肌之间。其下段紧贴腓骨后侧下行，被踇长屈肌所掩盖，下行至外踝上方浅出，分布于外踝和跟骨的外侧面。腓动脉的远端终于跟支，沿途发出分支营养腓骨及其邻近的肌肉，另外也分支营养小腿的伸肌。

（2）胫骨滋养动脉

起自胫后动脉起始部，发出后在腘线下方沿胫骨后面下降，发出 1~2 个肌支后，经胫骨滋养孔进入骨内。胫骨中下 1/3 骨折易伤及此血管，有时可引起迟延愈合或不愈合。

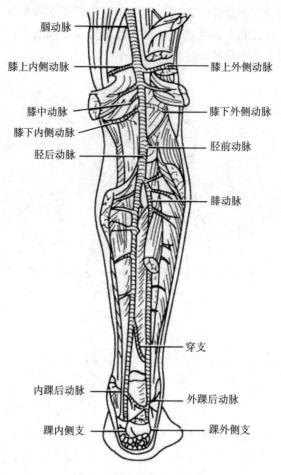

膪动脉
膝上内侧动脉
膝中动脉
膝下内侧动脉
胫后动脉
穿支
内踝后动脉
踝内侧支

膝上外侧动脉
膝下外侧动脉
胫前动脉
腓动脉
外踝后动脉
踝外侧支

图 2-70　小腿后区的动脉

（3）足底内侧动脉

为胫后动脉较小分支，起始时行于蹈展肌的深侧，继而经蹈展肌和趾短屈肌之间伴足底内侧神经前行，最后沿蹈长屈肌腱下缘至蹈趾胫侧，至第 1 跖骨底迅速变细，于蹈指内侧与第 1 跖背动脉分支吻合，分支至蹈趾两侧及足底内侧皮肤。其深支在第 1、2、3 趾间隙与跖底动脉支吻合，有时与足底外侧动脉支吻合，形成足底浅动脉弓（图 2-71）。

（4）足底外侧动脉

为胫后动脉的较大终支，较足底内侧动脉稍大，在足底内侧神经的外侧走向前外，沿趾短屈肌和足底方肌之间，至第 5 跖骨底附近弯向内侧，发出小趾固有趾底动脉后，转向内行，经蹈收肌斜头与骨间肌之间，至第 1 跖骨间隙附近与足背动脉的足底深支吻合，形成足底弓。弓的凸面朝向前外，位于足底外侧深支后方。由足底弓向前发出 4 支趾足底总动脉行于跖骨间隙内，分布于足跖趾关节。每一趾足底总动脉分为 2 支趾足底固有动脉，滋养相邻趾的相对缘。足弓还发出 3 条穿支，经 2~4 跖骨间隙与跖背动脉吻合。

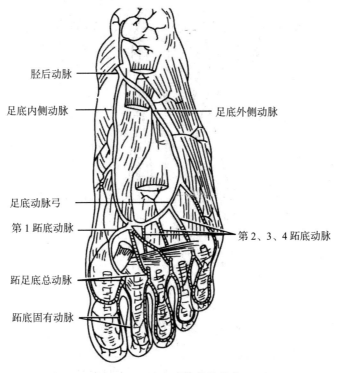

图 2-71 足底动脉及其分布

（5）内踝支

于内踝后方发出，绕内踝前行，与内踝前动脉共同构成内踝网。

（6）跟支

起自胫后动脉分出终末支处的上方，穿过屈肌支持带分支至跟骨内面，足跟部皮肤和足底内侧部肌肉，并与内踝前动脉和腓动脉跟支组成足跟弓。

（7）跟内侧动脉支

为营养跟部的皮动脉，起点为内踝与跟骨结节内侧突连线的中点，位于内踝尖之后。做跟部手术时要注意保护，否则有发生跟部皮肤坏死的可能。

此外，胫后动脉还发出和腓动脉相交通的交通支，其体表的行程位置相当于小腿后面的中线，上起胫骨粗隆平面，下达内踝与跟骨结节内侧突连线的中点。

（二）踝足部的静脉

踝足部的静脉有浅静脉和深静脉两组，均有较丰富的静脉瓣，浅深静脉间有许多交通支吻合。浅静脉位于皮下，深静脉则与同名动脉相伴行。

1. 浅静脉

在足背有趾背静脉和足背静脉弓，浅静脉几乎均起自足背静脉弓，足背静脉弓横行于跖骨远侧端，大隐静脉发自内侧，即为足背内侧缘汇合而成的一条较粗大的静脉，于内踝前约 1cm 处继续上行；小隐静脉发自外侧。足背浅静脉接受第 3~4 跖背静脉、踇趾内侧缘趾背静脉、小趾外侧缘趾背静脉及来自足底的小静脉的血液。踝足部常见的浅深静脉主要有大、小隐静脉（图 2-72）。

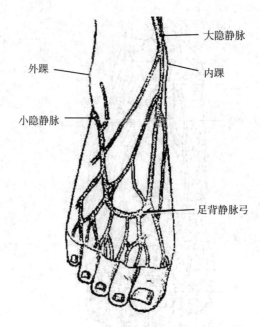

图 2-72　踝足部主要浅静脉

（1）大隐静脉

　　为全身最大最长的浅静脉，在足的内侧缘，起于足背静脉弓，并接受足底和足跟部的小静脉的血液。大隐静脉位置固定，位于内踝前缘与胫骨前肌腱的沟中，经内踝前面沿小腿内侧伴随隐神经行向后上。大隐静脉的内侧缘有 2~8 个属支注入，多数由来自足底皮下组织的静脉支汇合而成。在小腿和足部，大隐静脉与隐神经伴行，至小腿下 1/3 时，隐神经紧贴静脉，并分支由静脉前方越过。

（2）小隐静脉

　　在足的外侧缘起自足背静脉弓，自外踝后方沿小腿后面上行，先在跟腱外侧，继而沿小腿腹侧中线，经过腓肠肌两头之间至腘窝，注入腘静脉。

　　浅静脉与深静脉之间有交通支，常以直角方向回流。有瓣膜阻止血液向浅静脉倒流，当瓣膜失去作用，如浅静脉曲张时，深静脉血液会倒流回浅静脉，引起下肢肿胀、疼痛等。

2. 深静脉

　　足部的深静脉有 2 支，多与同名的动脉伴行，位于动脉的两侧，主要接受足部深部的静脉属支。静脉干与浅静脉间吻合较少，对足背皮肤及足趾的静脉血液引流作用不大。在足底，趾足底静脉沿跖趾侧行走，每 2 条趾足底静脉汇合成跖足底静脉，该静脉接受小头间静脉的血液。在第 1 跖骨间隙基底部的穿支，是连接足背浅深静脉弓的主要途径。最后静脉汇入小腿的胫前、胫后及腓静脉。

168

第三章

骨与软组织的力学系统——人体弓弦力学系统

第一节　人体与力学的关系

一、人类的基本属性与力的关系

1. 人类有两大属性

第一是人的自然属性，第二是人的社会属性。人的自然属性告诉我们，人为了生存必须进行物质索取（比如衣、食、住、行），人类为了自身的延续必须自我再生产（性欲）；人的社会属性告诉我们，人的一切行为不可避免地要与周围的人发生各种各样的关系，比如生产关系、亲属关系、同事关系等。现实社会中的人，必然是一个生活在一定社会关系中的人。这种复杂的社会关系就决定了人的本质，形成了人的社会属性。从物理学角度，人的这两大基本属性都离不开一个共同点——运动，如人的衣、食、住、行是运动，人与人的沟通、合作需要语言、肢体运动。因此，运动是物质的固有性质和存在方式，是物质的根本属性，世界上没有不运动的物质，也没有离开物质的运动。同时，运动具有守恒性，即运动既不能被创造又不能被消灭。人类的一切行为都离不开运动。吃饭、穿衣、出行是运动，人与自然界一切人和事物的联系也需要运动，如人与他人建立关系需要交流，交流要靠语言、肢体动作、眼神、听觉等，从物理学分析这些都是运动，而且这些运动要适度，否则就会给对方发出错误的信息，这就是运动守恒性的体现。

2. 力是运动中不可缺少的最重要的元素

力是一个物体对另一个物体的作用，物体间力的作用是相互的，力可以改变物体的运动状态，也可以改变物体的物理状态。人生活在地球上，首先会受到地心引力的影响。要维持人体的正常姿势，包括卧姿、坐姿、站姿，就必须形成与重力相适应的解剖结构，其次，人体为了生存要劳动、运动，会受到各种力的影响。

3. 人体内部的解剖结构

人体内部的解剖结构分为两大类，即固体物质和流体物质。固体物质包括各种软组织（如肌肉、韧带、血管、淋巴管、神经、腱鞘、滑囊、关节囊、筋膜、大脑、脊髓和各种内脏器官）和骨骼，流体物质包括血液和各种组织液。因此，人体内的力学系统包括固体力学系统和流体力学系统。这两大系统所表现的力学形式是多种多样的，但是概括起来说，只有 3 种基本的力学形式，即拉力、压力、张力。

二、人体内的 3 种基本力学形式

力的反作用力，又称为应力。各种力作用于人体时，都有一个反作用力，所以在研究力对人体影响时，都采用应力这个概念，这样人体内的 3 种基本的力学形式称之为拉应力、压应力、张应力。

1. 拉应力

拉应力是沿一条线向两端方向相反的离心作用力（图 3–1）。

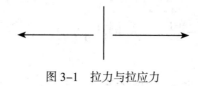

图 3–1　拉力与拉应力

2. 压应力

压应力是沿一条线方向相对的向心作用力（图 3–2）。

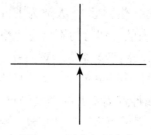

图 3–2　压力与压应力

3. 张应力

张应力是从一个圆的中心或一个球的中心向周围扩散的作用力（图 3–3）。

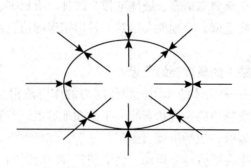

图 3–3　张力与张应力

组成人体的各种物质从外部物理性质来分类，可分为刚体、柔体和流体。骨组织属于刚体，各种软组织，包括大脑、脊髓、各内脏器官、肌肉、韧带、筋膜、腱鞘、神经、滑囊、关节囊等都属于柔体，各种体液（包括血液）都属于流体。压应力主要作用于刚体。它是沿一条线方向的相对向心作用力，不管是刚体、柔体还是流体，都可能受到压力的影响，但主要是刚体。拉应力主要作用于柔体，它是沿一条线方向的离心作用力；张应力主要作用于流体，它是当流体在流动时，管腔容量小而流体流量大而产生的张力或流体被堵塞、滞留而产生的作用力。人体的所有关节都是由骨性组织（刚体）构成主要部分，故关节大多受到压应力的影响；大脑、脊髓和内脏器官（柔体）在人体内都呈现悬挂式，受到地球引力的作用，自身的重量就形成了对抗性的拉力，所以都受到拉应力的影响。软组织（柔体）的两端或周边都附着在其他的组织结构上，因此也都受到拉应力的影响。体液（包括血液）容易产生张力，在组织器官内都易受到张应力的影响。

三、人体对异常应力的 3 种自我调节方式

当异常力学状态影响和破坏组织结构和生理功能时，人体通过自我调节进行纠正，恢复正常，这是最佳的结果。

当异常力学状态影响和破坏骨关节时，人体通过对抗性的调节进行自我修复，即通过软组织的增生、硬化、钙化、骨化来对抗这种异常力学状态，阻止力的继续影响和破坏作用，但这种调节造成新的病理因素，形成新的疾病。如肌肉增生和各种软组织硬化、钙化、骨化最终形成骨质增生，引发临床表现。

当异常的力学状态对人体的组织结构和生理功能产生较大强度的破坏时，以上两种调节方法已经无效，人体则被迫采取第 3 种调节方法，即适应性调节方法。这种调节只能保持一部分组织结构和生理功能不被破坏，而另一部分被破坏。比如，小儿髋关节半脱位长期得不到正确治疗和纠正，直至长大成人，人体就通过适应性的调节功能使髋臼变形、股骨头变形、股骨头外侧肌肉硬化和钙化，来保持髋关节的部分伸屈功能。

四、人体是一个复杂的力学结构生命体

根据人类的自然属性、社会属性及运动属性得知，人体是一个复杂的力学结构生命体。比如，人体为了生存和自我保护，形体结构形成了类似于圆形的外形，这种近似圆形的形体结构最大限度地保护了人体免受外力的损伤。同时，人体将重要的结构均置于身体的内部或内侧，如神经系统位于颅腔和椎管内，心血管系统位于胸腔内，四肢的重要神经血管位于肢体的内侧深层，保证人体重要器官组织不受外力干扰和损伤。

第二节　骨杠杆力学系统

从物理学的知识得知，一个直的或曲的刚体，在力的作用下能围绕一固定点或固定轴（支点）作转动，并克服阻力而做功。这个刚体在力学上称为杠杆。

人体的骨骼是支架，连接骨骼的软组织是使这个支架保持正常位置和完成运动功

能的纽带。骨骼本身不能产生运动功能，只有在软组织的牵拉作用下，才会完成运动功能。为了完成运动功能，人体根据其自身的特点形成了骨杠杆力学系统。所谓骨杠杆力学系统，是指骨相当于一硬棒（刚体），它在肌肉拉力（动力）作用下，围绕关节轴（支点）作用，并克服阻力而做功。为了完成不同的生理功能，人体形成了不同类型的关节连结，如单轴关节、双轴关节和多轴关节（图3-4），以保证关节能够沿冠状轴面进行屈伸运动，沿矢状轴面进行内收外展运动，沿垂直轴面进行内旋外旋以及环转运动。

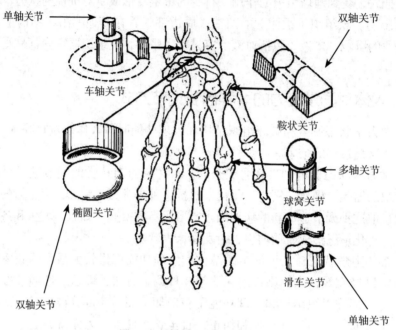

图 3-4　骨杠杆系统示意图

综上所述，运动是人体的根本属性之一，力是人体运动的基本元素。所以，人体的力学结构就成为我们研究人体生理病理时的一个重要部分。那么，人体运动系统的力学结构是什么？这些力学结构的组成成分有哪些？它们之间的关系如何？力学结构如何影响疾病的发生、发展和转归？针刀治疗的原理是什么？不搞清楚这些问题，就不可能从学术的高度认识针刀神奇的疗效，不可能解释针刀治疗众多临床疑难杂症的机制，不可能将针刀医学作为一门新兴的医学学科进行推广应用。经过上万例的针刀临床实践，编者发现，人类运动的力学解剖结构是人体弓弦力学系统，并根据弓弦力学系统提出了慢性软组织损伤的病理构架理论——网眼理论。现论述如下。

第三节　人体弓弦力学系统

一副完整的弓箭由弓、弦和箭3部分组成，弓与弦的连接处称为弓弦结合部，一副完整弓弦的力学构架是在弦的牵拉条件下，使弓按照弦的拉力形成一个闭合的静态力学系统。弦相当于物理学的柔体物质，主要承受拉力的影响；弓相当于物理学的刚体物质，主要承受压力的影响。射箭时的力学构架是在弦的拉力作用下，使弓随弦的拉力方向产生形变，最后将箭射出（图3-5）。

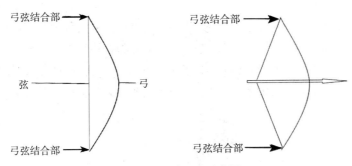

图3-5 弓弦组成示意图

人类在逐渐进化过程中，各骨骼与软组织的连结方式类似弓箭形状的力学系统，编者将其命名为人体弓弦力学系统。通过这个系统，人体能够保持正常的姿势，完成各种运动生理功能。人体弓弦力学系统是以骨为弓，以关节囊、韧带、肌肉、筋膜为弦，完成人体特定运动功能的力学系统。它由动态弓弦力学单元、静态弓弦力学单元和辅助装置3个部分组成。静态弓弦力学单元是维持人体正常姿势的固定装置；动态弓弦力学单元以肌肉为动力，是人体骨关节产生主动运动的基础；辅助装置是维持人体弓弦力学系统发挥正常功能的辅助结构，包括籽骨、副骨、滑液囊等，籽骨、副骨的作用是在人体运动应力最集中部位，将一个弓弦力学单元分为两个，从而最大限度地保持该部位的运动功能。比如，髌骨是人体最大的籽骨，它将膝关节前面的弓弦力学系统一分为二，减少了股四头肌的拉应力，避免了股四头肌腱与股骨和胫骨的直接摩擦，尤其是膝关节屈曲超过90°以后的肌肉与骨的摩擦。滑液囊的作用是在弓弦结合部周围分泌润滑液，减少软组织起止点与骨骼的摩擦。

人体弓弦力学系统分为3类，即四肢弓弦力学系统、脊柱弓弦力学系统和脊-肢弓弦力学系统。这3个弓弦力学系统相互联系，相互补充，形成了人体完整的力学构架。每个系统由多个单关节弓弦力学系统组成。由此可见，要理解人体弓弦力学系统，首先要掌握单关节弓弦力学系统（图3-6），因为它是人体弓弦力学系统的基础。

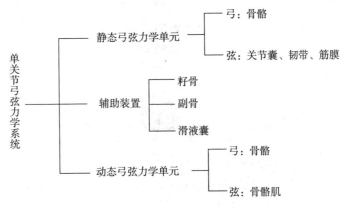

图3-6 弓弦力学系统的组成构架示意图

一、单关节弓弦力学系统

1. 静态弓弦力学单元

骨与骨之间以致密结缔组织形成的关节囊及韧带连接方式称为关节连接。关节连接是人体保持姿势及运动功能的基本单位，是一个典型的静态弓弦力学系统。一个静态弓弦力学单元由弓和弦两部分组成，弓为连续关节两端的骨骼；弦为附着在关节周围的关节囊、韧带或 / 和筋膜，关节囊、韧带或 / 和筋膜在骨骼的附着处称为弓弦结合部（图 3-7）。

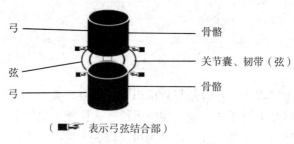

（ ☞ 表示弓弦结合部）

图 3-7　静态弓弦力学单元示意图

由于关节囊、韧带及筋膜本身没有主动收缩功能，它们的作用是保持关节正常的对合面，同时又维持关节稳定性，所以，静态弓弦力学单元的作用是维持人体正常姿势的固定装置。

2. 动态弓弦力学单元

人体进化为直立行走，其关节连接的形状和关节受力方式也发生了变化。骨骼本身不能产生运动，关节是将骨骼连接起来的一种高度进化模式，只有骨骼肌收缩，才能带动关节的运动，从而完成关节运动，也就是说，正常的关节是运动的基础，肌肉收缩是运动的动力。我们的骨骼肌都是跨关节附着，即肌肉的两个附着点之间至少有一个以上的关节，肌肉收缩会使这些关节产生位移，完成特定的运动功能。一个动态弓弦力学单元包括一个以上的关节（静态弓弦力学系统）和跨关节附着的骨骼肌，骨骼肌在骨面的附着处称为弓弦结合部（图 3-8）。

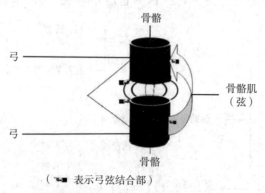

（ ☞ 表示弓弦结合部）

图 3-8　动态弓弦力学单元示意图

动态弓弦力学单元以肌肉为动力，以骨骼为杠杆，是骨杠杆系统的力学解剖结构。

骨骼肌有主动收缩功能，所以，动态弓弦力学单元是骨关节产生主动运动的力学解剖学基础。

二、颈部弓弦力学系统

1. 颈部静态弓弦力学单元

颈部静态弓弦力学单元以颈椎关节连结的骨为弓，以关节囊、韧带、筋膜为弦，维持颈椎关节的正常位置及静态力学平衡。颈椎关节，如关节突关节、椎间盘等连结以及由韧带或筋膜连结起来的棘突连结都属于颈部单关节静态弓弦力学单元。

2. 颈部动态弓弦力学单元

颈部动态弓弦力学单元以颈椎关节连结的骨为弓，以骨骼肌为弦，完成颈部运动功能及动态力学平衡。如关节突关节、颈椎间盘运动都属于单关节动态弓弦力学单元。

三、脊柱弓弦力学系统

脊柱是人体的中轴线，人体为了生存的需要，在脊柱的矢状面上逐渐形成了一个曲线形状，这就是脊柱弓弦力学系统，也就是我们常说的脊柱的生理曲度。脊柱弓弦力学系统由多个单关节弓弦力学系统组成，由颈段、胸段、腰段、骶尾段的弓弦力学系统组成（图 3-9）。

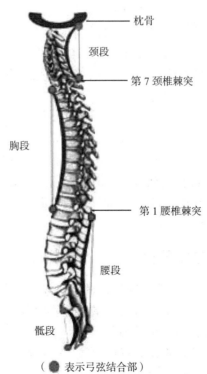

枕骨

颈段

第 7 颈椎棘突

胸段

第 1 腰椎棘突

腰段

骶段

（● 表示弓弦结合部）

图 3-9　脊柱弓弦力学系统

1. 颈段弓弦力学系统

是以枕骨、颈椎为弓，以连结颈椎的软组织（如椎间关节的关节突关节韧带、颈椎间盘、项韧带、黄韧带、椎枕肌、前斜角肌、中斜角肌、后斜角肌、竖脊肌颈段等）为弦所形成的一个弓弦力学系统。颈段弓弦力学系统的功能是维持颈椎的生理曲度，完成颈部的部分运动功能，另一部分颈部的运动功能由脊肢弓弦力学系统完成。

2. 胸段弓弦力学系统

是以胸椎及肋骨、胸骨为弓，以连结这些骨骼的软组织（如椎间关节的关节突关节韧带、肋横突韧带、黄韧带、前后纵韧带、胸段、胸椎间盘等）为弦所形成的一个弓弦力学系统。胸段弓弦力学系统的功能主要是维持胸椎的生理曲度，并参与胸椎在矢状面的运动功能。

3. 腰段弓弦力学系统

是以腰椎为弓，以连结腰椎的软组织（如椎间关节的关节突关节韧带、腰椎间盘、前后纵韧带、黄韧带、髂腰韧带、竖脊肌腰段等）为弦所形成的一个弓弦力学系统。腰段弓弦力学系统的功能是维持腰椎的生理曲度，完成腰部的部分运动功能，另一部分腰部的运动功能由脊肢弓弦力学系统完成。

4. 骶尾段弓弦力学系统

是以骶尾椎为弓，以连结骶尾椎的软组织（如骶棘韧带、骶结节韧带、竖脊肌腰段等）为弦所形成的一个弓弦力学系统，骶尾段弓弦力学系统的功能是维持骨盆平衡。

颈段、胸段、腰段、骶尾段的弓弦力学系统共同组成脊柱矢状面的整体弓弦力学系统，竖脊肌、项韧带、斜方肌等软组织在枕骨的附着处及第7颈椎的附着处为颈段的弓弦结合部，前纵韧带在第1胸椎、第12胸椎前面的附着处为胸段的弓弦结合部，竖脊肌、棘上韧带、背阔肌等软组织在第1腰椎、第5胸椎后面的附着处为腰段的弓弦结合部，骶棘韧带、骶结节韧带等软组织在骶椎侧面、坐骨结节、坐骨棘的附着处为骶尾段的弓弦结合部。

根据数学曲线变化规律，当一段曲线弧长一定时，这段曲线其中的一部分曲率变小，剩下的那一部分曲线的曲率会相应的增大。由于这些弓弦结合部都是脊柱矢状轴发生转曲的部位，所以，此部位的软组织尤其容易受到损伤。当弓弦结合部的软组织发生粘连、瘢痕、挛缩等损伤时，就会引起脊柱生理曲度的变化，引发颈椎病、腰椎病、颈－腰综合征等众多临床疑难病症。

四、脊－肢弓弦力学系统

躯干是人体的主干，人体要完成复杂的运动功能，如肢带关节（肩关节、髋关节）的运动，上、下肢同时运动，就需要围绕脊柱的多个关节联合协调运动，从而形成脊肢弓弦力学系统。后者由多个单关节弓弦力学系统组成，分为胸廓与肢体弓弦力学系统及脊柱与肢体弓弦力学系统。脊肢弓弦力学系统以脊柱为中心，相互协调，相互补充，保证了脊动肢动、肢动脊动的统一。这个弓弦力学系统从形状上看，类似斜拉桥的结构，斜拉桥的桥塔相当于脊柱，斜拉桥的桥面相当于肢带骨，连续斜拉桥的拉索相当于连结脊柱和肢带骨的软组织。桥塔和桥面相当于弓，拉索相当于弦（图3–10）。

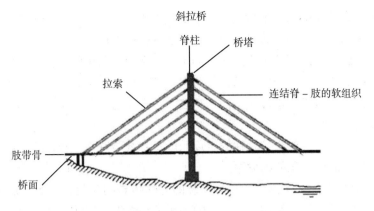

图 3-10　脊肢弓弦力学系统示意图

　　根据斜拉桥的原理，我们得知，斜拉桥由桥塔、拉索和桥面组成。我们以一个索塔来分析。桥塔两侧是对称的斜拉索，通过斜拉索将桥塔和桥面连接在一起。假设索塔两侧只有两根斜拉索，左右对称各一条，这两根斜拉索受到主梁的重力作用，对桥塔产生两个对称的沿着斜拉索方向的拉力。根据受力分析，左边的力可以分解为一个水平向左的力和一个竖直向下的力；同样的右边的力可以分解为一个水平向右的力和一个竖直向下的力。这两个力是对称的，所以水平向左和水平向右的两个力互相抵消了，最终主梁的重力成为对桥塔的两个竖直向下的力，这样力就传给索塔下面的桥墩了。斜拉索数量越多，分散主梁给斜拉索的力就越多。

　　脊柱与肢带骨的连结类似于斜拉桥的力学原理，脊柱两侧肌肉、韧带、筋膜等软组织的正常应力是维持脊柱和肢带骨的正常力学传导的必要元素。如果这些软组织受到异常的拉应力，就会造成脊柱的移位。换言之，脊柱的错位不是脊柱本身引起的，而是由于脊柱两侧软组织的应力异常导致的。当脊柱一侧的软组织的拉应力异常，脊柱就会向拉力侧倾斜，在影像学上就会发现脊柱在矢状面、冠状面、垂直面出现单一的或多方向的移位表现。而且一侧的软组织的拉应力异常引起了脊柱的移位，必然引起对侧的软组织的拉应力异常。

　　与颈椎病有关的脊柱与肢体的弓弦力学系统：一是以颈椎、肩胛骨为弓，以肩胛提肌为弦的动态弓弦力学单元；二是以脊柱、肱骨、肩胛骨为弓，以斜方肌、背阔肌为弦的动态弓弦力学单元；三是以颈椎横突、肋骨为弓，以前、中、后斜角肌为弦的动态弓弦力学系统。以斜方肌、背阔肌的动态弓弦力学单元为例，当斜方肌、背阔肌慢性劳损，人体在修复过程中在肌肉的起止点形成粘连、瘢痕，造成局部的应力异常，根据斜拉桥的力学原理，必然引起颈椎在冠状面的受力异常，最终引起颈椎侧弯，出现颈椎病的临床表现；同时，由于斜方肌与背阔肌有部分相同的起点，斜方肌的损伤后期会引起背阔肌慢性劳损，背阔肌又是腰部的脊肢弓弦力学系统，当背阔肌损伤应力异常以后，必然引起腰椎弓弦力学系统的代偿，严重者引起腰椎错位，引发腰神经根的卡压，出现下肢神经压迫的临床表现。这就是颈腰综合征的病理机制。

　　综上所述，我们可以得出以下结论：

　　①人体的弓弦力学系统是物理学的力学成分在人体骨关节与软组织之间的具体表现

形式，是人体运动系统的力学解剖结构，它的基本单位是关节，一个关节的弓弦力学系统包括静态弓弦力学单元和动态弓弦力学单元及其辅助结构。

②由于人体骨关节周围软组织起止点的不同，在同一部位的骨骼上可以有一个或多个肌肉、韧带的起止点。起于同一部位的肌肉、韧带可止于不同的骨骼，起于不同骨骼的多条肌肉、韧带等软组织也可止于同一骨骼。各部分的弓弦力学单元相互交叉，形成人体整体弓弦力学系统。

③脊柱弓弦力学系统对维持脊柱的生理曲度具有重要意义，脊柱前、后面软组织损伤是引起脊柱生理曲度变化的始发原因。

④脊肢弓弦力学系统找到了脊柱与四肢的力学传导的路径，从力学层面实现了脊柱与四肢的统一。动、静态弓弦力学单元的关系可归纳为4句话，即动中有静，静中有动，动静结合，平衡功能。

⑤弓弦力学系统组成部分的慢性损伤，必然引起弓弦组成部的受力异常。在弓弦力学系统中，应力集中的部位首先是弓弦结合部，即软组织的起止点；其次是弦，即软组织的行经路线；最后是弓，即骨关节。这就是为什么骨关节周围的软组织损伤在临床上最为多见，其次才是软组织行经路线的损伤，最后是骨关节本身的损伤，如骨质增生、创伤性关节炎、骨性关节炎等。

⑥弓弦力学系统的创立，阐明了慢性软组织损伤及骨质增生等临床疑难杂症的病理机制和疾病的病理构架，完善和补充了针刀医学基础理论，将针刀治疗从"以痛为输"的病变点治疗提到对疾病的病理构架治疗的高度上来。解决了针刀治疗有效率高、治愈率低的现状，为针刀治愈困扰全人类健康的慢性软组织损伤性疾病提供了解剖力学基础。

第四章
脑卒中后痉挛性瘫痪针刀
病因病理学理论

一、脑卒中后痉挛性瘫痪针刀医学病因

脑卒中，一般认为相当于现代所说的脑血管意外，临床特点包括发病迅速、出现局限性或弥散性脑功能缺损症状，是一种器质损伤性脑血管病。而痉挛性瘫痪是脑卒中患者较常见和较严重的并发症之一，其临床表现主要有：患侧肌张力明显增高、腱反射亢进、动作僵硬迟钝及协调性下降。

针刀医学根据人体组织的物理性能及外部物理形态，将人体分为刚体（骨组织）、柔体（软组织）和流体（人体的各种体液）。硬组织指骨组织。软组织包括肌肉、韧带、筋膜、关节囊、滑囊、腱鞘等运动系统的软组织、内脏器官以及神经、血管、大脑、小脑、延髓、脊髓等，体液包括血液、淋巴液、各种组织液。根据人体各部位的软组织和硬组织的形态结构和功能不同，将人体软组织和硬组织分为脊柱弓弦力学解剖系统，四肢弓弦力学解剖系统，脊 – 肢弓弦力学解剖系统和内脏弓弦力学解剖系统。这4个系统相互制约、相互联系、共同完成人体的力学功能，维持人体的力学平衡。

过去对慢性软组织损伤疾病的范围认识不足，认为慢性软组织损伤就是运动系统组织器官的损伤。其实这种认识是不完善的，例如头颈项部慢性软组织损伤疾病不仅是指以上这些组织器官受到损害而导致的疾病，还包括头颈项部的神经、血管、韧带、筋膜、大脑、小脑、延髓、脊髓等。这些组织既然是软组织，那么它们的损伤性疾病就应该是软组织损伤疾病，由此导致的慢性疾病，就属于慢性软组织损伤的范围，因此脑卒中后痉挛性瘫痪应归属于其范畴。

（一）动态平衡与力平衡失调学说

慢性软组织损伤是人体对软组织损伤的自我修复和自我代偿的结果。当人体某一软组织受到异常应力的作用后，首先在病变部位造成局部的出血、渗出，人体会通过自身的调节系统，利用粘连、瘢痕对损伤部位进行修复。如果这种修复在人体的代偿范围内，人体的力学平衡状态未被打破，则不会引起相关的临床表现。如果这种修复超过人体代偿所能承受的最大范围，就会导致人体的力学平衡失调，从而引起相应的临床症状。

（二）人体对异常力学状态的调节和适应

1. 人体的异常力学状态表现方式

人体内正常的力学状态对生命活动具有重大意义。但是，任何事物都有两面性。当人体内的力学状态发生异常时，"力"对生命活动就会产生不良影响，甚至引起严重疾病。人体的异常力学状态表现方式为"力"的作用点、"力"的方向、"力"的大小的改变。

通过人体弓弦力学解剖系统，我们认识到，人体的力学传导是通过骨连接进行的。不管是直接骨连接还是间接骨连接，它们的功能都是进行力的传导。所以，单关节弓弦力学解剖系统就是人体内最小的力学传导系统。后者是一个密闭的力学解剖系统，它同时传导 3 种力，即压应力、拉应力和张应力。

2. 人体对异常应力的 3 种自我调节方式

人是有生命的活体，人体内一切组织结构的力学状态都是为生命活动服务的，当这些组织结构的力学状态发生改变时，就会对人的生命活动产生影响甚至破坏，人体就会发挥生命的本能，对影响或者破坏生命活动的力学状态进行调整或对抗，使这种影响和破坏的程度尽量降低或消失。只有当这种影响和破坏的程度完全超越了人体自身的调整和对抗能力，这种自身调节和对抗的能力才无法发挥作用，这时人体的生命活动必将遭受严重的破坏，甚至死亡。

绝大多数情况下，关节的损害都是从软组织开始的，根据人体弓弦力学解剖系统理论分析，弓弦结合部及弦的行径路线是应力的集中点，是最容易损伤的。临床上也是如此。外力首先损伤软组织，如肌肉、韧带、筋膜、关节囊，造成关节软组织的拉力平衡失调，出现局部软组织损伤出血、水肿、功能障碍，代谢产物堆积等，人体在损伤的同时就会自我修复和自我调节，首先动员体内凝血机制止血，同时在局部产生炎症样改变，最终通过粘连、瘢痕和挛缩形成纤维结缔组织，代偿软组织所丧失的力量。如果是轻微损伤，粘连、瘢痕和挛缩的纤维组织就会转变成为正常组织，恢复软组织的拉力平衡，短时间内完全恢复正常。如果损伤重，就会遗留部分粘连、瘢痕和挛缩的组织，软组织的拉力平衡不能恢复，随着病情的发展，在弓弦结合部（软组织在骨骼的附着处）的粘连、瘢痕和挛缩组织逐渐增加，当这些纤维结缔组织达到一定的面积和体积，超过人体自身的代偿和调节能力时，就会牵拉关节两端的骨骼，导致关节间隙变窄，此时就不单单是软组织的问题了。关节间隙变窄，会使骨骼承受更大的压力，如果人体不对其进行调节，就会引起关节面的破坏，导致关节强直。此时人体动员另一种力学调节方式，即通过分泌大量滑液，达到润滑关节软骨的目的，在临床上，就会表现为关节积液。但大量的滑液又会产生巨大的张力，使周围的软组织承受更大的拉力，粘连、瘢痕和挛缩进一步加重。由于人体的代偿和调节能力是有限的，当超过人体的代偿能力和调节能力，人体就会通过将软组织变硬，甚至骨化来代偿。如果还不能代偿和调节异常应力，就会发生关节强直，以牺牲关节功能为代价维持人体的生命活动。

综上所述，人体对异常力学损伤有 3 种调节方式。

①第一种：将被异常力学状态所影响和破坏的组织结构和生理功能通过自我调节功

能进行纠正，使人体的组织结构和生理功能恢复正常。这样既不会造成疾病，也不会导致新的病理变化。这是最佳的结果。

②第二种：将被异常力学状态所影响和破坏的组织结构和生理功能，进行对抗性的调节，即用增生、硬化、钙化、骨化和组织重建来对抗被异常力学状态所破坏的组织结构和生理功能，并阻止这种异常力学状态的继续影响和破坏作用，这是在没有纠正异常力学状态的情况下的自身保护性调节。如人们在劳动时双手握镐柄，时间长了，手掌接触镐柄的部位就会长出老茧。老茧是什么？是角质，是人体代偿作用的结果，手掌通过角质增生的方式来抵抗磨擦。否则，手掌这些部位的皮肤就会被镐柄磨破。但是这种调节容易造成新的病理因素，形成新的疾病。如骨质增生、肌肉增生和各种软组织硬化、钙化、骨化，都是这种对抗性调节的结果。

③第三种：当异常的力学状态对人体的组织结构和生理功能产生影响和较大强度的破坏时，以上两种调节方法已经无效，人体则被迫采取第 3 种调节方法，即使身体适应的调节方法。这种适应性的调节方法中间有时也夹杂着对抗性的调节，这种适应性的调节可以理解为人体的一种无可奈何的选择，因为这种调节只能保持一部分组织结构和生理功能不被破坏，另一部分组织结构和生理功能将被破坏。

3. 人体对异常力学状态的适应

当异常的力学状态对人体的组织结构和生理功能产生影响或较大强度的破坏，人体的自我调节功能长时间不能纠正时，人体则发挥另一种调节功能，使其逐渐适应，这也一种是人体避免进一步损伤的调节，这种调节可使人体相应的组织器官相对保留一部分生命活动中必需的功能，这也可以说是人体对异常力学状态所造成的破坏无力纠正时的一种对策。

二、脑卒中后痉挛性瘫痪针刀医学病理机制——网眼理论

脑卒中后肢体痉挛状态的发病机制目前还无统一定论。现代研究大多数认为脑卒中后肢体痉挛状态与中枢神经系统受损后亢进的脊髓反射活动密切相关。其是一种异常泛化的牵张反射后肢体出现的速度依赖性抵抗。脑卒中后痉挛性瘫痪既然在针刀医学归属于慢性软组织损伤疾病范畴，网眼理论则可为其病理机制做出解释。

（一）网眼理论的定义

慢性软组织损伤不是一个点的病变，而是以人体弓弦力学解剖系统为基础，形成以点成线、以线成面、以面成体的立体网络状的一个病理构架。我们可以将它形象地比喻为一张渔网，渔网的各个结点就是弓弦结合部，是软组织在骨骼的附着点，是粘连、瘢痕和挛缩最集中、病变最重的部位，是慢性软组织损伤病变的关键部位，连结各个结点的网线就是弦（软组织）的行径路线。

由于软组织的附着部位不同，同一个骨骼又有多个软组织附着，而这些软组织的行径路线也各不相同，所以就形成了以软组织在骨骼的附着点为结点，以软组织的路线为网线的立体网络状病理构架。

慢性软组织损伤是人体对软组织损伤的自我修复和自我代偿的结果。当人体某一

软组织受到异常应力的作用后，首先在病变部位造成局部的出血、渗出，人体会通过自身的调节系统，利用粘连、瘢痕对损伤部位进行修复。如果这种修复在人体所能承受的代偿范围内，人体就恢复正常的力学平衡状态，不引发临床表现。如果人体不能通过粘连、瘢痕和挛缩对抗异常应力，就会引起软组织挛缩，导致软组织的力平衡失调。由于同一骨平面有多个软组织的附着，一个软组织损伤后，就会引起周围软组织的粘连和瘢痕，导致周围软组织受力与异常。而同一骨平面所附着的软组织的行径路线各不相同，又会引起多个软组织的粘连、瘢痕和挛缩，从而形成一个以点成线、以线成面、以面成体的网络状病理构架。

慢性软组织损伤病理构架的网眼理论为研究慢性软组织损伤提供了形态病理学论据，为提高针刀治愈率，降低复发率，提供了形态解剖学基础。理解和掌握网眼理论，首先要弄清创伤的修复愈合方式——粘连、瘢痕、挛缩和堵塞，才能理解慢性软组织损伤的本质及其病理构架。

（二）慢性软组织损伤的本质

慢性软组织损伤后，人体通过自我修复、自我调节过程对受损软组织进行修复和重建，其修复重建方式有 3 种：一是损伤组织完全修复，即组织的形态、功能完全恢复正常，与原来组织无任何区别；二是损伤组织大部分修复，维持其基本形态，但有粘连、瘢痕或挛缩形成，其功能可能正常，或有所减弱；三是损伤组织自身无修复能力，必须通过纤维组织的粘连、瘢痕和挛缩进行修复，其形态和功能都与原组织不同，成为一种无功能或有碍正常功能的组织。了解创伤愈合和过程，正确认识粘连、瘢痕、挛缩及堵塞的本质，对针刀治疗此类疾病具有重要临床指导作用。

1. 粘连的本质

粘连是部分软组织损伤或手术后组织愈合时必然经过的修复过程，它是一种人体自我修复的生理功能。但是，任何事物都有两面性，当急、慢性损伤后，组织的修复不能达到完全再生、复原，而在受伤害的组织中形成粘连、瘢痕或（和）挛缩，且这种粘连和瘢痕影响了组织、器官的功能，压迫神经、血管等，就会产生相关组织、器官的功能障碍，从而引发一系列临床症状。此时，粘连就成为慢性软组织损伤中的病理因素。粘连的表现形式有以下几种。

（1）肌束膜间的粘连

正常状态下，肌肉收缩时并非所有的肌纤维同时参与活动，而是部分舒张，部分收缩，这样交替运动才能保持肌张力。如果肌肉内部损伤，肌束间发生粘连，肌束间便会产生感觉或运动障碍，在肌肉内可产生条索或结节之类的病变，这种情况多发生在单一的肌肉组织肌腹部损伤。

（2）肌外膜之间的粘连

即相邻的肌肉外膜之间的粘连。如果两块肌肉的肌纤维方向相同，而且是协同肌之间的粘连，可能不产生明显的运动障碍，也就不会引起较重症状；如果两块肌肉的肌纤维走行方向不同，当一块肌肉收缩时，这种粘连影响到收缩肌肉本身及相邻肌肉的运动，妨碍其正常功能，临床上可检查到压痛、条索、结节等改变，如肱二头肌短头与喙

肱肌之间的粘连

（3）肌腱之间的粘连

如桡骨茎突部肌腱炎引起拇长展肌与拇短伸肌之间的粘连。

（4）腱周结构之间的粘连

腱周结构包括腱周围疏松结缔组织、滑液囊、脂肪垫或软骨垫等组织，它是保护腱末端的组织结构，当肌腱末端受到损伤时，因出血、渗出、水肿等无菌性炎症而产生腱末端与腱周结构的紧密粘连，这种粘连可发生在腱与自身的腱周结构之间，也可发生于两个相邻的腱周围结构之间。

（5）韧带与关节囊的粘连

关节囊周围有许多韧带相连，有的与关节囊呈愈着状态，密不可分，成为一体，而另一部分则多是相对独立、层次分明的。它们各自有独立的运动轨迹，当损伤之后，关节囊与韧带之间、韧带与韧带之间会产生粘连。如踝关节创伤性关节炎就是外伤引起踝关节囊与三角韧带及腓跟韧带的粘连。

（6）肌腱、韧带与附着骨之间的粘连

肌腱和韧带均附着于骨面上，有的肌腱行于骨纤维管道中，在肌腱、韧带的游离部损伤时，肌腱和韧带的起止点及骨纤维管会产生粘连，影响关节运动，造成关节运动障碍，产生一系列症状。如肩关节的挛缩就是肩关节周围的肱二头肌短头起点、肱二头肌长头通过结节间沟部，以及肩袖周围起止点之间的粘连，引起肩关节功能障碍。

（7）骨间的粘连

即骨与骨之间连接的筋膜、韧带和纤维组织之间的粘连，如胫腓骨间膜的粘连、尺桡骨间膜的粘连、腕关节内部韧带连接处的粘连等。

（8）神经与周围软组织的粘连

神经与周围软组织发生粘连或神经行径线路周围的软组织因为粘连对神经产生卡压，从而引起该神经分布区域产生临床症状和体征。

2. 瘢痕的本质

病理学研究表明，损伤后组织的自我修复要经过炎症反应期、细胞增殖分化期和组织修复重建期才能完成。在急性炎症反应期和细胞增殖分化期后，损伤处会产生肉芽组织，其成分为大量的纤维母细胞，这些细胞分泌原胶原蛋白，在局部形成胶原纤维，最终，纤维母细胞转变为纤维细胞。随着胶原纤维大量增加，毛细血管和纤维细胞则减少，肉芽组织随之变为致密的瘢痕组织。3 周后胶原纤维分解作用逐渐增强，3 个月后分解、吸收作用明显增加，可使瘢痕在一定程度上缩小变软。在软组织损伤的自我修复过程中，肌肉、肌腱纤维及关节囊等组织往往再生不全，代之以结缔组织修复占主导地位。于是，出现的瘢痕也不能完全吸收。从病理学的角度看，瘢痕大都是结缔组织玻璃样变性。病变处呈半透明、灰白色，质坚韧，纤维细胞明显减少，胶原纤维组织增粗，甚至形成均匀一致的玻璃样物。当这种瘢痕没有影响到损伤组织本身或损伤周围的组织、器官的功能时，它是人体的一种自我修复的过程。然而，如果瘢痕过大、过多，造成了组织器官的功能障碍，使相关弓弦力学系统力平衡失调，成为一种病理因素，这时，就需要针刀治疗了。

3. 挛缩的本质

挛缩是软组织损伤后的另一种自我修复形式，软组织损伤以后，引起粘连和瘢痕，以代偿组织、器官的部分功能。如果损伤较重，粘连和瘢痕不足以代偿受损组织的功能时，特别是骨关节周围的慢性软组织损伤，由于关节周围应力集中，受损组织就会变厚、变硬、变短，以弥补骨关节的运动功能需要，这就是挛缩。瘢痕是挛缩的基础，挛缩是粘连、瘢痕的结果。它们都因为相关弓弦力学系统力平衡失调，而成为一种病理因素。

4. 堵塞的本质

针刀医学对堵塞的解释是软组织损伤后正常组织代谢紊乱，微循环障碍，局部缺血缺氧，在损伤的修复过程中形成粘连、瘢痕、挛缩，使血管数量进一步减少，血流量锐减，导致局部血供明显减少，代谢产物堆积，影响组织器官的修复，相关弓弦力学系统力平衡失调，从而成为一种病理因素。

综上所述，通过对慢性软组织损伤的病理构架分析，我们可以得出以下结论。

第一，慢性软组织损伤是一种人体自我代偿性疾病，是人体在修复损伤软组织过程中所形成的病理变化。人体的自我修复、自我代偿是内因，损伤是外因，外因必须通过内因才能起作用。针刀的作用只是帮助人体进行自我修复、自我代偿，针刀治疗恢复了人体弓弦力学解剖系统的力平衡。

第二，粘连、瘢痕和挛缩的组织学基础有一个共同的特点——它们的结构都是纤维结缔组织。这是为什么呢？因为纤维结缔组织是软组织中力学性能最强的组织。由此可以看出，人体对外部损伤的修复和调节方式是一种力学的调节方式，意在加强人体对异常应力损害的对抗能力。

第三，慢性软组织损伤的病理过程是以点、线、面、体的形式形成的立体网络状病理构架。它的病理构架形成的形态学基础是人体弓弦力学系统。慢性软组织损伤后，该软组织起止点即弓弦结合部的粘连、瘢痕、挛缩和堵塞，会影响在此处附着的其他软组织，通过这些组织的行径路线，即弦的走行路线，向周围发展辐射，最终在损伤组织内部、损伤组织周围、损伤部位与相邻组织之间形成立体网状的粘连、瘢痕，导致弓弦力学系统形态结构异常，影响相关弓弦力学系统的功能。

第四，内脏弓弦力学解剖系统的力平衡失调是引起慢性内脏疾病的重要原因。

三、慢性软组织损伤病因病理学理论对针刀治疗的指导作用

汉章先生通过对慢性软组织损伤类疾病及骨质增生疾病的病因病理学研究得出：动态平衡失调是引起慢性软组织损伤的根本病因。针刀通过切开瘢痕、分离粘连与挛缩、疏通堵塞，恢复动态平衡，恢复力平衡，使疾病得以治愈。也就是说，慢性软组织损伤使人体软组织和骨关节的运动功能受到限制。但针刀治疗与功能平衡的关系是什么？针刀手术如何调节平衡？病变的粘连、瘢痕在什么部位？疼痛点或者压痛点就是粘连、瘢痕和挛缩的主要部位吗？针刀通过什么方式促进局部微循环？针刀治疗脊柱相关疾病的机制是什么？某种疾病的针刀治疗点如何把握？多少个治疗点是正确的？疾病针刀治疗的疗程如何确定？在同一部位反复多次做针刀有没有限度？其根本在于平衡只是一个功

能概念，针刀治疗与功能平衡之间缺乏一个物质基础，没有这个基础，针刀疗法就变成了一种无序化过程，一种无法规范的盲目操作——想扎几针就扎几针，哪里疼痛就扎哪里。

有学者将针刀术视为盲视闭合性手术。对照《新华字典》上对"盲"的解释，盲就看不见东西，对事物不能辨认。针刀切割和分离的是人体的解剖结构。如果将针刀闭合性手术定性为盲视手术，就会给人一种针刀是在人体内瞎扎乱捣的感觉，那么谁还敢接受针刀呢？这就导致了学术界和针刀医生都无法理解针刀治疗部位与疾病的内在联系，直接影响了针刀医学的纵深发展，限制了针刀医学与中医、西医界的学术交流，严重阻碍了针刀医学的产业化进程。搞清楚人体弓弦力学系统受损是引起慢性软组织损伤的根本原因，以及慢性软组织损伤的病理构架以后，针刀治疗的解剖部位及范围就迎刃而解了，针刀治疗就从盲视手术变为非直视手术，就能做到有的放矢，准确治疗，从源头上解决针刀安全性操作的问题，对针刀医学的发展具有重要的现实意义和深远的历史意义。

综上所述，可以得出以下结论：

第一，根据慢性软组织损伤的网眼理论，针刀整体治疗也应通过点、线、面、体进行整体治疗，破坏疾病的整体病理构架。针刀治疗的最终目的是恢复弓弦力学解剖系统力平衡失调，而不是仅以止痛作为治疗的目标。

第二，网眼理论将中医宏观整体的理念与西医微观局部的理念有机结合起来，既从总体上理解疾病的发生发展，又从具体的病变点对疾病进行量化分析，对于制定慢性软组织损伤性疾病治疗的整体思路，确定针刀治疗的部位、针刀疗程，以及针刀术后手法操作都具有积极的临床指导意义。

第三，慢性软组织损伤的病理构架所提出的网眼理论将针刀治疗从"以痛为腧"的病变点治疗提高到对疾病的病理构架治疗的高度上来，将治疗目的明确为扶正调平，显著提高了针刀治疗疾病的治愈率，降低了针刀治疗疾病的复发率。

第五章
脑卒中后痉挛性瘫痪的
临床表现与康复评估

第一节　脑卒中后痉挛性瘫痪的临床表现

1. 脑卒中的临床表现

脑卒中以突然起病、迅速出现定位和全身症状为特征。脑卒中早期多出现病变侧头痛，范围可扩大至全头。疼痛剧烈时可伴有喷射状呕吐，表明颅内压升高，多见于脑出血。患者出现眩晕伴有头痛，可为小脑出血。典型的脑卒中"三偏"症状即为对侧同向偏盲、对侧偏瘫及对侧偏身感觉障碍，即病侧眼视野缺失或模糊不清、口眼㖞斜、半身不遂。如果脑卒中病灶发生在优势半球，可出现失语，表现为言语含糊、口齿不清，严重者不能发音。有些脑卒中发病早期出现的癫痫表现即较重，提示预后不良。

2. 脑卒中后痉挛性瘫痪的临床表现

脑卒中康复患者中 70%~80% 有肢体痉挛产生。脑卒中后痉挛性瘫痪主要以肢体，肌张力明显增高、腱反射亢进、动作僵硬迟钝及协调性下降为临床表现。现代研究认为，脑卒中后肢体痉挛状态的病理机制与中枢神经系统受损后亢进的脊髓反射活动密切相关。其是由于高级神经系统受损后失去对于低级中枢的神经传导的控制，是一种异常泛化的牵张反射后肢体出现的速度依赖性抵抗。

神经系统失调后，其支配的肢体伸肌与屈肌的原有平衡状态被打破，使肌张力增高，肌肉协调失常，导致异常的运动模式，主要表现为上肢内侧屈肌群占优势的屈曲性痉挛，上肢外侧伸肌群占优势的强直性痉挛。

（1）头颈部及上肢临床表现

头颈向患侧旋转屈曲，而面朝向健侧。肩内收、内旋畸形，肘关节屈曲，伴前臂旋前，腕关节屈曲尺偏，手指屈曲内收。

（2）躯干及下肢临床表现

躯体向患侧侧屈、后旋。患侧骨盆旋后、上提，髋关节伸展、内收、内旋，膝关节伸展，足跖屈曲、内翻，足趾屈曲、内收。

脑卒中后痉挛性瘫痪的主要肌肉见表 5-1。

表 5-1　脑卒中后痉挛性瘫痪的主要肌肉

上肢	背阔肌、肩胛下肌、大圆肌、胸大肌、肱桡肌、肱二头肌、肱肌、旋前圆肌、旋前方肌、桡侧和尺侧腕屈肌、指浅和指深屈肌、拇长屈肌、拇内收肌或大鱼际肌
下肢	胫前肌、胫后肌、趾屈长肌、内侧和外侧腓肠肌、比目鱼肌、踇趾长伸肌、腓骨长肌、髂腰肌、股四头肌、腘绳肌、耻骨肌、长收肌、短收肌、大收肌、股薄肌

脑卒中的下肢痉挛相比于下肢软瘫而言，一定意义上有助于患者早期站立行走，但是其形成异常的运动模式，如髋外展困难、足跟下垂等，使得行走跌倒风险增加。同时，上肢痉挛的产生明显影响患者日常生活能力，如穿衣、吃饭、洗澡等日常生活功能。同时，由于痉挛影响受累关节的活动，引起疼痛，可限制患者恢复，阻碍病情康复。

第二节　脑卒中后痉挛性瘫痪的康复评估

康复评估在脑卒中后痉挛性瘫痪中具有重要作用。评定是工作的基础，康复的目标、疗效及方案的制定均以评定作为依据。脑卒中后痉挛性瘫痪的评定方法有力学评定方法、电生理方法、痉挛量表及功能量表评定方法。目前较广泛选择量表作为评价方式，观察量表由专业人员操作，能保证获得较为客观准确的数据。选择具有良好的效度和信度的量表，从肌张力、日常生活能力等维度对脑卒中后痉挛性瘫痪患者进行评价。

1. 改良 Ashworth 量表

肌张力的评定对于脑卒中后痉挛性瘫痪患者康复至关重要，改良 Ashworth 痉挛分级量表（MAS）由 Ashworth 首先提出，1987 年 Bohannon 和 Smith 等人进行改良完善，其将肌张力从 0~4 分为 6 个详细的等级，评定人员牵张患者肌肉进行评价，无需其他仪器设备，具有简便易用的特点，拥有良好的信度和效度，是目前评估脑卒中后肌痉挛程度应用最广泛的量表（见表 5-2）。

表 5-2　改良 Ashworth 量表

	评定标准
0 级	无肌张力的增加
1 级	肌张力略增加：被动屈伸时在关节活动范围末呈现最小阻力或出现突然卡住和释放
1+ 级	肌张力轻度增加：在关节活动 50% 范围内出现突然卡住，继续活动呈现最小阻力
2 级	肌张力较明显增加：关节活动大部分范围出现卡信，但仍能较容易被移动
3 级	肌张力严重增高：被动活动困难
4 级	僵直：受累部分被动屈伸时呈现僵直状态，不能活动

时间 部位	初期日期	中期日期	末期日期
上肢近端（屈、伸肌）			
上肢远端（屈、伸肌）			
下肢近端（屈、伸肌）			
下肢远端（屈、伸肌）			
评定人			

2. 痉挛指数（CSI）评分

临床痉挛指数（CSI）在 20 世纪 90 年代初首先由加拿大学者 Levin 和 Hui-Chan 提出。其评定内容主要有肌张力、腱反射、阵挛。根据以上 3 个方面来评定肢体的痉挛程度。该量表具有良好的信度，多应用于下肢痉挛的评定（见表 5-3）。

表 5-3　痉挛指数（CSI）评分量表

临床痉挛指数（CSI）评分量表	
腱反射	0 分：无反射
	1 分：反射减弱
	2 分：反射正常
	3 分：反射活跃
	4 分：反射亢进
肌张力	0 分：无阻力（软瘫）
	2 分：阻力降低（低张力）
	4 分：正常阻力
	6 分：阻力轻到中度增加
	8 分：阻力中度增加
阵挛	1 分：无阵挛
	2 分：阵挛 1~2 次
	3 分：阵挛 2 次以上
	4 分：阵挛持续超过 30s
总分	

3. Brunnstrom 偏瘫运动功能评价

Brunnstrom 偏瘫运动功能评价（布氏分期）是 Brunnstrom 在对大量偏瘫患者观察后，总结提出的偏瘫恢复六阶段理论构成，主要是根据运动功能情况以及肌张力变化对偏瘫肢体功能的恢复过程进行分期。该量表广泛应用于脑卒中后偏瘫患者运动功能的恢复情况的评估（见表5-4）。

表5-4　Brunnstrom 偏瘫运动功能评价表

	运动特点	上肢	手	下肢
I	无随意运动	无随意运动	无随意运动	无随意运动
II	引出联合反应、共同运动	开始出现轻微的屈曲共同运动（肩伸展过度，肘屈曲，肩外展、外旋，前臂旋后）	无主动手指屈曲	最小限度地随意运动，开始出现共同运动或其成分
III	随意出现的共同运动	痉挛加剧，可随意引起共同运动，并有一定的关节运动	能全指屈曲，勾状抓握，但不能伸展，可由反射引起伸展	随意引起共同运动或其成分；坐位和仰位时髋、膝、踝可屈曲
IV	共同运动模式打破，开始出现分离运动	手能置于腰后部；上肢前屈90°；屈肘90°前臂能旋前、旋后	能侧捏和松开拇指，手指有半随意的小范围伸展	开始脱离共同运动的运动：坐位，足跟触地，踝能背屈；坐位中可向后滑动，使屈膝大于90°
V	共同运动进一步减弱，分离运动增强，痉挛明显减轻	上肢外展90°，（肘伸展，前臂旋前）；上肢前平举及上举过头（肘伸展）；肘呈伸展位，前臂能旋前、旋后	用手掌抓握，能握圆柱状及球形物，但不熟练；能随意全指伸开，但范围大小不等	从共同运动到分离运动：立位，髋伸展位能屈膝；立位，膝伸直，足稍向前踏出，踝能背屈
VI	协调运动正常或接近正常，痉挛基本消失，只是速度较健侧慢	痉挛基本消失，协调运动大致正常，5级动作的运动速度达健侧2/3以上	能进行各种抓握；可全范围伸指；可进行单指活动，但比健侧稍差	协调运动大致正常：立位，伸膝位髋能外展；立位，髋可交替进行内、外旋，并伴有踝内外翻

部位 ＼ 时间				
手				
上肢				
下肢				
治疗师签名				

4. 上肢 Fugl-Meyer 功能评定表（FMA）

对肢体功能障碍的评价是反映疗效的重要部分，Fugl-Meyer 肢体功能评定（上肢）部分作为评价指标。它是1975年由 Fugl-Meyer 在 Brunnstrom 脑卒中偏瘫六阶段理论的基础上进一步发展细化所得。该量表从肢体运动、平衡、感觉功能及关节活动度方面对脑卒中偏瘫情况进行综合评价。Fugl-Meyer 量表能准确、稳定、及时反映脑卒中患者肢体功能障碍情况，因此被广泛应用于临床及科研（见表5-5）。

表 5-5　上肢 Fugl-Meyer 功能评定表

运动功能检测	评分标准	评分
I 上肢反射活动		
A. 肱二头肌腱反射	0 分：不能引出反射活动	
B. 肱三头肌腱反射	2 分：能够引出反射活动	
II 屈肌共同运动		
A. 肩关节上提		
B. 肩关节后缩		
C. 外展（至少 90°）	0 分：完全不能进行	
D. 外旋	1 分：部分完成	
E. 肘关节屈曲	2 分：无停顿，充分完成	
F. 前臂旋后		
III 伸肌共同运动		
A. 肩关节内收 / 内旋	0 分：完全不能进行	
B. 肘关节伸展	1 分：部分完成	
C. 前臂旋前	2 分：无停顿，充分完成	
IV 伴有共同运动的活动		
A. 手触腰椎	0 分：没有明显活动 1 分：手必须通过髂前上棘 2 分：能顺利进行	
B. 肩关节屈曲 90° （肘关节位 0° 时）	0 分：开始时手臂立即外展或肘关节屈曲 1 分：肩关节外展及肘关节屈曲发生在较晚时间 2 分：能顺利，充分完成	
C. 在肩关节 0° 肘关节 90° 时前臂旋前旋后运动	0 分：在进行该活动时肩关节 0° 但肘关节不能保持 90° 和完全不能完成该动作 1 分：肩肘关节正确位时能在一定的范围内主动完成该活动 2 分：完全旋前，旋后活动自如	
V 分离运动		
A. 肩关节屈曲 90° 肘关节 0° 位，前臂旋前	0 分：一开始肘关节就屈曲，前臂偏离方向，不能旋前 1 分：可部分完成这个动作或者在活动时肘关节屈曲或前臂不能旋前 2 分：顺利完成	
B. 肩关节屈曲 90°~180°，肘于 0° 位时前臂旋前旋后	0 分：开始时肘关节屈曲或肩关节外展发生 1 分：在肩部屈曲时，肘关节屈曲，肩关节外展 2 分：顺利完成	
C. 在肩关节屈曲 30°~90° 时、肘关节 0° 位时前臂旋前旋后	0 分：前臂旋前旋后完全不能进行或肩肘位不正确 1 分：能在要求肢位时部分完成旋前、旋后 2 分：顺利完成	

运动功能检测	评分标准	评分
VI正常反射活动（该阶段若得2分，病人在V阶段必须得6分）		
A. 肱二头肌肌腱反射	0分：至少2~3个位相性反射明显亢进	
B. 指屈肌反射	1分：1个反射明显亢进或至少2个反射活跃	
C.肱三头肌反射	2分：反射活跃不超过1个并且无反射亢进	
VII腕		
A 肘关节90°，肩关节0°	0分：患者不能背屈腕关节达15° 1分：可完成腕背屈，但不能抗阻 2分：有些轻微阻力但仍可保持腕背屈	
B 肘关节90°，肩关节0°时腕关节屈伸	0分：不能随意运动 1分：患者不能在全关节范围内自主活动腕关节 2分：能平滑地不停顿地进行	
C 肘关节0°，肩关节30°	评分同VII –A	
D 肘关节0°，肩关节30°，屈伸腕	评分同B项	
E 环形运动	0分：不能进行 1分：活动费力或不完全 2分：正常完成	
VIII手		
A 手指共同屈曲	0分：不能屈曲 1分：能屈曲但不充分 2分：能完全主动屈曲	
B 手指共同伸展	0分：不能伸展 1分：能放松，主动屈曲的手指 2分：能充分主动伸展	
C 握力1：掌指关节伸展并且近端和远端指间关节屈曲，检测抗阻握力	0分：不能保持要求位置 1分：握力微弱 2分：能够抵抗相当大的阻力抓握	
D 握力2：所有关节于0位时，拇指内收	0分：不能进行 1分：能用拇食指捏住一张纸，但不能抵抗拉力 2分：可牢牢捏住纸	
E 握力3：拇食指可夹住一支铅笔	评分方法同VII–D	
F 握力4：能握住一个圆筒物体	评分方法同VII–D	
G 握力5：抓握球形物体，如网球	评分方法同VII–D	
IX协调性与速度指鼻试验		
A 震颤	0分：明显震颤 1分：轻度震颤 2分：无震颤	
B 辨距不良	0分：明显或不规则的辨距障碍 1分：轻度或规则的辨距障碍 2分：无辨距障碍	

运动功能检测	评分标准	评分
C 速度	0分：健侧长 6s 1分：较健侧长 2~5s 2分：两侧差别少于 2s	
总分		

5. 改良 Barthel 指数评定量表（MBI）

日常生活能力对反映脑卒中患者康复水平有重要意义。改良 Barthel 指数评定量表（MBI）由 Barthel 和 Mshoney 于 1965 年首次提出，1989 年 Shah 和 Vanchay 进一步完善而成。该量表对多个与日常生活能力相关项目进行相应加权评分，可信度和灵敏度较高，临床运用较广泛（见表 5-6）。

表 5-6 改良 Barthel 指数评定量表

项目	评分标准（分）	治疗前	治疗后
1. 进食	完全独立（10） 少量帮助（8） 中等帮助（5） 大量帮助（2） 完全依赖（0）		
2. 洗澡	完全独立（5） 少量帮助（4） 中等帮助（3） 大量帮助（2） 完全依赖（1）		
3. 个人卫生	完全独立（5） 少量帮助（4） 中等帮助（3） 大量帮助（2） 完全依赖（1）		
4. 穿衣	完全独立（10） 少量帮助（8） 中等帮助（5） 大量帮助（2） 完全依赖（0）		
5. 大便控制	完全独立（10） 少量帮助（8） 中等帮助（5） 大量帮助（2） 完全依赖（0）		

项目	评分标准（分）	治疗前	治疗后
6. 小便控制	完全独立（10） 少量帮助（8） 中等帮助（5） 大量帮助（2） 完全依赖（0）		
7. 如厕	完全独立（10） 少量帮助（8） 中等帮助（5） 大量帮助（2） 完全依赖（0）		
8. 转移	完全独立（15） 少量帮助（12） 中等帮助（8） 大量帮助（3） 完全依赖（0）		
9. 行走	完全独立（15） 少量帮助（12） 中等帮助（8） 大量帮助（3） 完全依赖（0）		
10. 轮椅操作	完全独立（5） 少量帮助（4） 中等帮助（3） 大量帮助（2） 完全依赖（0）		
11. 上下楼梯	完全独立（10） 少量帮助（8） 中等帮助（5） 大量帮助（2） 完全依赖（0）		
总　分			

第六章

针刀操作技术

第一节　针刀手术室的设置

　　针刀是一种闭合性手术，与普通手术一样，必须在无菌手术室进行。针刀是新生事物，投入少，疗效好，执业范围广，从业人员对针刀手术的无菌要求的掌握程度参差不齐。有的医生对针刀手术器械也缺乏严格的消毒，仅在消毒液中做短时间的浸泡即重复使用，难以达到杀灭肝炎病毒、HIV 等病毒的消毒效果，极易造成伤口感染，也容易造成肝炎和 AIDS 等疾病的传播。

　　有条件的医院应建立针刀专用手术室，一般医院要开展针刀也必须有单独的针刀手术间。手术室基本条件包括：手术区域应划分为非限制区、半限制区和限制区，区域间标志明确，手术室及设施要求必须符合有关规定。为了防止手术室空间的飞沫和尘埃带有致病菌，应尽可能净化手术室空气。

1. 空间消毒法

（1）紫外线消毒法

　　多用悬吊紫外线灯管（电压 220V，波长 253.7mm，功率 30W），距离 1m 处，强度大于 70μw/cm^2，每立方米空间用量大于 115W，照射时间大于 30min。室温宜在 20℃~35℃，湿度小于 60%。须有消毒效果监测记录。

（2）化学气体熏蒸法

　　①乳酸熏蒸法：每 100m^2 空间用乳酸 12ml，加等量水，放入治疗碗内。加热后所产生的气体能杀灭空气中细菌。手术间要封闭 4~6h。

　　②福尔马林（甲醛）熏蒸法：用 40% 甲醛 4ml/m^3 加水 2ml/m^3 与高锰酸钾 2g/m^3 混合。通过化学反应的产生气体能杀灭空气中细菌。手术间封闭 12~24h。

　　除了定期进行空间消毒外，尽量限制进入手术室的人员数量；手术室的工作人员必须按规定更换着装和戴口罩；患者的衣物不得带入手术室；用湿法清除室内墙地和物品的尘埃。

2. 手术管理制度

（1）严格手术审批制度

　　正确掌握手术指征，大型针刀手术由中级职称以上医师操作。

（2）术前完善各项常规检查

如血常规检查、尿常规检查、凝血功能检查，对中老年人应做心、肝、肾功能检查等。

（3）手术室常用急救药品

如中枢神经兴奋剂、强心剂、降压药、镇静药、止血药、阿托品、地塞米松、氨茶碱、静脉注射液、碳酸氢钠等。

（4）手术室基本器械配置

应配有麻醉机、呼吸机、万能手术床、无影灯、气管插管、人工呼吸设备等。

第二节　针刀手术的无菌操作

建立针刀治疗室，室内紫外线空气消毒 60min，治疗台上的床单要经常换洗、消毒。每日工作结束时，彻底洗刷地面，清洁大扫除 1 次。

推荐使用一次性针刀，若用铁柄针刀、骨科锤、纱布、外固定器、穿刺针等，须高压蒸气消毒。

医生、护士术前必须洗手。用普通肥皂先洗 1 遍，再用洗手刷沾肥皂水交替刷洗双手，特别注意指甲缘、甲沟和指蹼。继以清水冲洗。

术野皮肤充分消毒，选好治疗点，用记号笔在皮肤上做一记号。然后用 2% 碘酒棉球在记号上按压一下使记号不致脱落，以记号为中心逐渐向周围涂擦，直径 5cm 以上。不可由周围再返回中心。待碘酒干后用 75% 酒精脱碘 2 次。若用 0.75% 碘伏消毒皮肤可不用酒精脱碘。之后，覆盖无菌小洞巾，使进针点正对洞巾的洞口中央。

手术时医生、护士应穿干净的白大衣，戴帽子和口罩，医生要戴无菌手套。若做中、大型针刀手术，如关节强直的纠正，股骨头缺血性坏死、骨折畸形愈合的折骨术，则要求医生、护士均穿无菌手术衣，戴无菌手套。患者术后常规服用抗生素 3 天，预防感染。

术中护士递送针刀等手术用具时，均应严格按照无菌操作规程进行。不可在手术人员的背后传递针刀及其他用具。

一支针刀只能在一个治疗点使用，不可在多个治疗点进行治疗，以防不同部位交叉感染。连续给不同患者做针刀治疗时，应更换无菌手套。

参观针刀操作的人员不可太靠近术者或站得太高，也不可随意在室内走动，以减少污染的机会。

术毕，迅速用创可贴覆盖针孔，若同一部位有多个针孔，可用无菌纱布覆盖、包扎。嘱患者 3 天内不可擦洗施术部位。3 天后，可除去包扎。

第三节　常用针刀刀具

（一）Ⅰ型针刀

Ⅰ型针刀（图6-1）根据尺寸不同分为4种型号，分别记作Ⅰ型1号、Ⅰ型2号、Ⅰ型3号、Ⅰ型4号。

图6-1　Ⅰ型针刀示意图

1. Ⅰ型1号针刀

全长15cm，针刀柄长2cm，针刀体长12cm，刀刃长1cm。针刀柄为一长方形或扁平葫芦形；针刀体为圆柱形，直径1mm；刀刃为齐平口，末端扁平带刃。刀口线1mm，刀口线和刀柄在同一平面内，只有在同一平面内才能在刀刃刺入肌肉后从刀柄的方向辨别刀口线在体内的方向。

2. Ⅰ型2号针刀

结构模型和Ⅰ型1号相同，针刀体长度比Ⅰ型1号短3cm，即针刀体长度为9cm，刀刃长1cm。

3. Ⅰ型3号针刀

结构模型和Ⅰ型1号相同，针刀体长度比Ⅰ型1号短5cm，即针刀体长度为7cm，刀刃长1cm。

4. Ⅰ型4号针刀

结构模型和Ⅰ型1号同，针刀体长度比Ⅰ型1号短8cm，即针刀体长度为4cm，刀刃长1cm。

Ⅰ型针刀适用于治疗各种软组织损伤和骨关节损伤，接通电生理线路，以及其他杂病的治疗。

（二）Ⅱ型针刀

Ⅱ型针刀（图6-2）全长12.5cm，针刀柄长2.5cm，针刀体长9cm，刀刃长1cm。针刀柄为一梯形葫芦状；针刀体为圆柱形，直径3mm；刀刃为楔形，末端扁平带刃。末端刀口线1mm，刀口线和刀柄在同一平面内，刀口为齐平口。

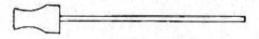

图6-2　Ⅱ型针刀示意图

Ⅱ型针刀适用于深层大范围软组织松解治疗。

（三）注射针刀

注射针刀（图6-3）根据其长短分为两种。

1. 长型注射针刀

全长10cm，针刀柄长2cm，针刀体长7cm，刀刃长1cm。针刀柄为一扁平葫芦形；针刀体为圆柱形，直径2mm；刀刃为楔形，末端扁平带刃。刀口线为1mm，刀口为斜口。刀口线和刀柄在同一平面内。针刀柄、体、头均为中空设计，针刀柄端有一注射器接口，可接注射器。

2. 短型注射针刀

全长7cm，针刀柄长2cm，针刀体长4cm，刀刃长1cm，其他结构与长型注射针刀相同。

注射针刀用于针刀松解的同时可注射麻醉药物、封闭药物及神经营养药物等。

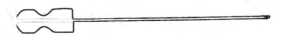

图6-3 注射针刀示意图

（四）芒针刀

芒针刀（图6-4）根据其尺寸不同分为3种型号，分别记作1号、2号、3号。

1. 芒针刀1号

全长10cm，针刀柄长2cm，针刀体长7cm，刀刃长1cm。针刀柄为一扁平葫芦形；针刀体为圆柱形，直径0.5mm；刀刃为楔形。末端扁平带刃，刀口线为0.4mm，刀口为齐平口，刀口线和刀柄在同一平面内。

图6-4 芒针刀示意图

2. 芒针刀2号

结构模型和芒针刀1号同，针刀体长度比芒针刀1号短3cm，即针刀体长度为4cm。

3. 芒针刀3号

结构模型和芒针刀1号同，针刀体长度比芒针刀1号短5cm，即针刀体长度为2cm。

芒针刀适用于眼角膜和其他黏膜表面的治疗，以及因电生理线路紊乱或短路引起的各种疾病的治疗。

第四节 患者的体位选择与术前麻醉

（一）患者的体位选

1. 俯卧低头位（图 6-5）

患者俯卧，胸部置软枕，头部突出于床缘，尽量收紧下颌，低头。此体位适用于颈项部位的针刀治疗。

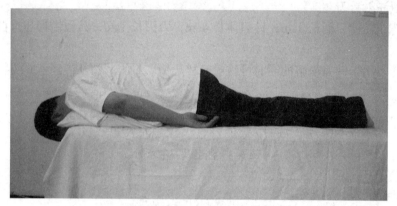

图 6-5 俯卧低头位

2. 俯卧位（图 6-6）

患者俯卧在治疗床上，腹部置软枕。此体位适用于身体背面脊柱区域的针刀治疗。

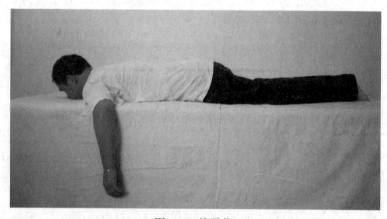

图 6-6 俯卧位

3. 仰卧位（图 6-7）

患者平卧于治疗床上，项部加软枕，头后仰。此体位适用于胸腹部及四肢的针刀治疗。

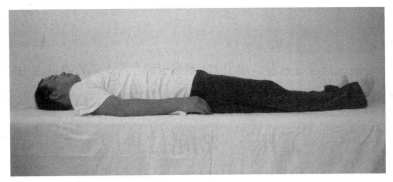

图 6-7　仰卧位

4. 侧卧位（图 6-8）

患者侧卧于治疗床上，下肢屈曲 90°。此体位适用于身体侧面的针刀治疗。

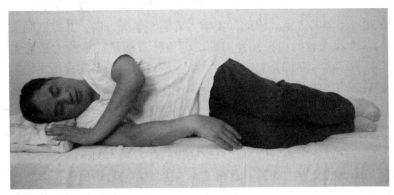

图 6-8　侧卧位

5. 坐位（图 6-9）

患者端坐于治疗床前，将患侧上肢屈曲 90° 放于治疗床上，并将前臂下置软枕。此体位适用于上肢前外侧的针刀治疗。

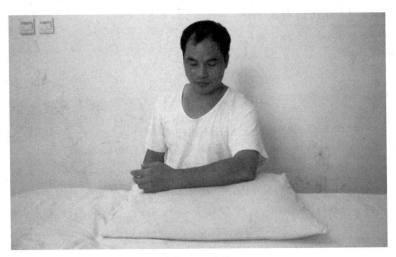

图 6-9　坐位

（二）术前麻醉

头颈项部疾病多采用局部浸润麻醉。

由针刀手术者完成局部麻醉。选用 1% 利多卡因，每个治疗点退出式局麻 1ml，每次治疗不超过 10 个治疗点。

第五节　常用针刀刀法

一、持针刀姿势

正确的持针刀方法是针刀操作准确的重要保证。针刀不同于一般的针灸针和手术刀，是一种闭合性的手术器械，在人体内可以根据治疗要求转动方向，而且对不同疾病的治疗刺入深度有不同的规定。因此，要求术者能够掌握方向，并控制刺入的深度。

以医者的右手食指和拇指捏住针刀柄。因为针刀柄是扁平的，并且和针刀刃在同一个平面内，针刀柄的方向即是刀口线的方向，所以可用拇指和食指来控制刀口线的方向。针刀柄扁平呈葫芦状，比较宽阔，方便拇、食指的捏持，便于用力将针刀刺入相应深度。中指托住针刀体，置于针刀体的中上部位。如果把针刀总体作为一个杠杆，中指就是杠杆的支点，便于针刀体根据治疗需要改变进针刀角度。无名指和小指置于施术部位的皮肤上，作为针刀体刺入时的支撑点，以控制针刀刺入的深度。在针刀刺入皮肤的瞬间，无名指和小指的支撑力和拇、食指的刺入力的方向是相反的，以防止针刀在刺入皮肤的瞬间因惯性作用而刺入过深（图 6-10）。另一种持针刀方法是在刺入较深部位时使用长型号针刀，其基本持针刀方法和前者相同，只是要用左手拇、食指捏紧针刀体下部。一方面起扶持作用；另一方面起控制作用，防止针刀体过长而发生形变，引起方向改变（图 6-11）。

以上两种是常用的持针刀方法，适用于大部分的针刀治疗。治疗特殊部位时，根据具体情况，持针刀方法也应有所变化。

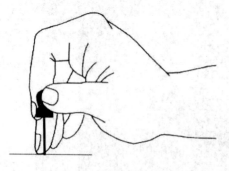

图 6-10　单手持针刀法

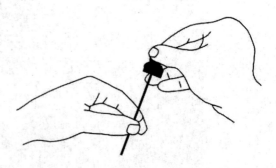

图 6-11　夹持进针刀法

二、进针刀方法

（一）方法

1. 定点

在确定病变部位和准确掌握该处的解剖结构后，在进针刀部位用记号笔做一标记，局部碘酒消毒后再用酒精脱碘，覆盖上无菌小洞巾。

2. 定向

使刀口线与重要血管、神经及肌腱走行方向平行，将刀刃压在进针刀点上。

3. 加压分离

持针刀手的拇、食指捏住针刀柄，其余三指托住针刀体，稍加压力不使刀刃刺破皮肤，使进针刀点处形成一个线形凹陷，将浅层神经和血管分离在刀刃两侧。

4. 刺入

继续加压，刺破皮肤，到达病灶部位（图6-12）。

所谓四步规程，就是针刀进针时，必须遵循的4个步骤。定点就是定进针刀点，定点的正确与否，直接关系到治疗效果。定点是基于对病因病理的准确诊断，对进针部位解剖结构立体的微观掌握。定向是在精确掌握进针刀部位的解剖结构的前提下，采取各种手术入路确保手术安全进行，有效地避开神经、血管和重要脏器。加压分离，是在浅层部位有效避开神经、血管的一种方法。在前3步的基础上，才能开始第4步的刺入。刺入时，以拇、食指捏住针刀柄，其余三指作支撑，压在进针刀点附近的皮肤上，防止刀锋刺入过深而损伤深部重要神经、血管和脏器，或者深度超过病灶损伤健康组织。

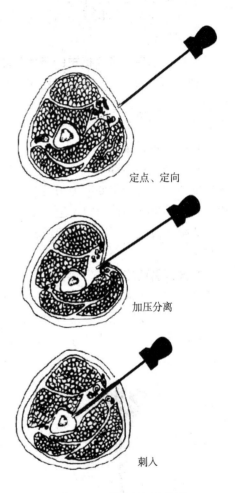

定点、定向

加压分离

刺入

图 6-12　进针刀四步规程

（二）入路

1. 针刀入皮法

按照针刀四步规程进针，当定好点，将刀口线放好以后（刀口线和施术部位的神经、血管或肌肉纤维的走行方向平行），给刀锋加一适当压力，不使刺破皮肤，使体表形成一线形凹陷，这时刀锋下的神经、血管都被推挤在刀刃两侧，再刺入皮肤进入体内，借肌肉皮肤的弹性，肌肉和皮肤膨隆起来，线形凹陷消失，浅层的神经、血管也随之膨隆在针体两侧，这一方法可有效地避开浅层的神经、血管，将针刀刺入体内。

2. 按骨性标志的手术入路

骨性标志是在人体体表可以触及的骨性突起，这些骨性突起除了可以给部分病变组织定位外，也是手术入路的重要参考。骨突一般都是肌肉和韧带的起止点，也是慢性软组织损伤的好发部位。在颈椎定位时，常以 C_2 棘突部和 C_7 棘突部作为颈椎序列的定位标志。

3. 按肌性标志的手术入路

肌性标志是在人体体表可以看到和触及的肌肉轮廓和行径路线，是针刀手术体表定位的常用标志之一。

4. 以局部病变点为标志的手术入路

病变局部的条索、硬结、压痛点是针刀手术体表定位的参考标志。

三、常用针刀刀法

1. 纵行疏通法

针刀刀口线与重要神经、血管走行一致，针刀体以皮肤为圆心，刀刃端在体内做纵向的弧形运动。主要以刀刃及接近刀锋的部分刀体为作用部位。其运动距离以厘米为单位，范围根据病情而定，进刀至剥离处组织，实际上已经切开了粘连等病变组织。如果疏通阻力过大，可以沿着肌或腱等病变组织的纤维走行方向切开，进行纵行疏通（图6-13）。

2. 横行剥离法

横行剥离法是在纵行疏通法的基础上进行的，针刀刀口线与重要神经、血管走行一致，针刀体以皮肤为圆心，刀刃端在体内做横向的弧形运动。横行剥离使粘连、瘢痕等组织在纵向松解的基础上进一步加大松解度。其运动距离以厘米为单位，范围根据病情而定（图6-14）。

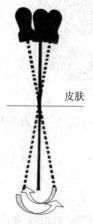

图 6-13　针刀纵行疏通法示意图

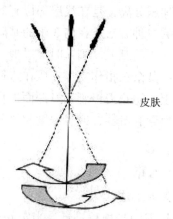

图 6-14　针刀横形剥离法示意图

纵行疏通法与横行剥离法是针刀手术操作的最基本和最常用的刀法。临床上常将纵行疏通法与横行剥离法相结合使用，简称纵疏横剥法。纵疏横剥1次为1刀。

3. 提插切割法

刀刃到达病变部位以后，切开第 1 刀，然后针刀上提 0.5cm，再向下插入，切开第 2 刀，如此提插 3 刀为宜（图 6-15）。适用于粘连面大、粘连重的病变。如切开棘间韧带，挛缩的肌腱、韧带、关节囊等。

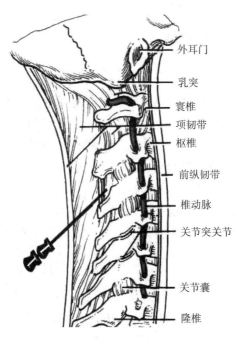

外耳门
乳突
寰椎
项韧带
枢椎
前纵韧带
椎动脉
关节突关节
关节囊
隆椎

图 6-15　侧面观颈椎棘间韧带针刀松解术

4. 骨面铲剥法

针刀到达骨面，刀刃沿骨面或骨嵴将粘连的肌肉、韧带从骨面上铲开，至感觉针刀下有松动感时为宜。此法适用于骨质表面或者骨质边缘的软组织（肌肉起止点、韧带及筋膜的骨附着点）病变松解，如颈椎横突前后结节点，颞骨乳突点，枕骨上、下项线点等的松解。

5. 通透剥离法

针刀刺破囊壁，经过囊内，刺破对侧囊壁。此法适用于腱鞘囊肿、滑囊积液、肩峰下滑囊炎、髌下脂肪垫损伤等疾病。

第六节　针刀术后处理

一、针刀术后常规处理

1. 全身情况的观察

头颈项部针刀手术，尤其是颈椎病针刀手术后绝对卧床 1~2h，防止针刀口出血，其间注意观察病人生命体征变化，如出现异常，及时通知医生处理。

2. 预防针刀治疗部位感染

针刀术后立即用无菌敷料或创可贴覆盖针刀治疗部位，术后 3 天内施术部位保持清洁、干燥，防止局部感染，72h 后去除无菌敷料或创可贴。

3. 术后用药

常规服用抗生素 3 日预防感染。

二、针刀意外情况的处理

（一）晕针刀

晕针刀是指在针刀治疗过程中或治疗后半小时左右，患者出现头昏、心慌、恶心、肢冷汗出、意识淡漠等症状。西医学认为晕针刀多为"晕厥"现象，是由于针刀的强烈刺激使迷走神经兴奋，导致周围血管扩张、心率减慢、血压下降，从而引起脑部短暂的（或一过性）供血不足而出现的缺血反应。

晕针刀本身不会给机体带来器质性损害，在晕针刀出现早期（患者出现反应迟钝，表情呆滞或头晕、恶心、心慌等）及时采取应对措施，一般可避免发生严重晕针刀现象。据统计，在接受针刀治疗患者中，晕针刀的发生率为 1%~3%，男女之比约为1：1.9。

1. 发生原因

（1）体质因素

有些患者属于过敏性体质，血管、神经功能不稳定，多有晕厥史或肌内注射后的类似晕针史，采用针刀治疗时很容易出现晕针刀现象。

在饥饿、过度疲劳、大汗、泄泻、大出血后，患者正气明显不足，此时接受针刀治疗亦容易导致晕针刀。

（2）精神因素

恐惧、精神过于紧张是不可忽视的原因。特别是对针刀不了解，怕针的患者，对针刀治疗过程中出现的正常针感（酸、胀、痛）和发出的响声，如针刀在骨面剥离的"嚓嚓"声、切割硬结的"咯吱"声、切割筋膜的"嘣嘣"声感到恐惧紧张加剧。

（3）体位因素

正坐位、俯坐位、仰靠坐位、颈椎牵引状态下坐位针刀治疗时，晕针刀发生率较高。卧位治疗时晕针刀发生率低。

（4）刺激部位

在肩背部、四肢末端部位治疗时，针刀剥离刺激量大，针感强，易出现晕针刀。

（5）环境因素

严冬酷暑，天气变化、气压明显降低时，针刀治疗易致晕针刀。

2. 临床表现

（1）轻度晕针刀

轻微头痛、头晕，上腹及全身不适，胸闷，恶心，精神倦怠，打呵欠，站起时有些摇晃或有短暂意识丧失。

（2）重度晕针刀

突然昏厥或摔倒，面色苍白，大汗淋漓，四肢厥冷，口唇乌紫，双目上视，大小便失禁，脉细微。

通过正确处理，患者精神渐渐恢复，可觉周身乏力，甚至有虚脱感，头部不适，反应迟钝，口干，轻微恶心。

3. 处理方法

①立即停止治疗，将针刀一并迅速拔出，用无菌敷料或创可贴覆盖针刀施术部位。

②让患者平卧，头部放低，松开衣带，注意保暖。

③轻者给予温开水送服，静卧片刻即可恢复。

④重者在上述处理的基础上选取水沟、合谷、内关等穴点刺或指压。

⑤如果上述处理仍不能使患者苏醒，可考虑吸氧或做人工呼吸、静脉推注 50% 葡萄糖 10ml，或采取其他急救措施。

4. 预防

①对于初次接受针刀治疗和精神紧张者，应先做好解释工作。

②患者选择舒适持久的体位，尽量采取卧位。

③针刀治疗时，要密切注意患者的整体情况，如有晕针刀征兆，立即停止针刀治疗。

（二）断针刀

在针刀手术操作过程中，针刀突然折断没入皮下或深部组织里，是较常见的针刀意外之一。

1. 发生原因

①针具质量不好，韧性较差。

②针刀反复多次使用，在应力集中处也易发生疲劳性断裂。针刀操作中借用杠杆原理，以中指或环指做支点，手指接触针刀处是针体受剪力最大的部位，也是用力过猛容易造成弯针的部位，所以也是断针刀易发部位，而此处多露在皮肤之外。

③长期使用消毒液造成针身腐蚀锈损；或长期放置而发生氧化反应致使针体生锈；或术后不及时清洁刀具，针体上附有血迹而发生锈蚀，操作前又疏于检查。

④患者精神过于紧张，肌肉强烈收缩；或针刀松解时针感过于强烈，患者不能耐受而突然大幅度改变体位。

⑤发生滞针刀。针刀插入骨间隙，刺入较硬较大的变性软组织中，治疗部位肌肉紧张痉挛时，仍强行大幅度摆动针体或猛拔强抽。

2. 临床现象

针刀体折断，残端留在患者体内，或部分针刀体露在皮肤外面，或全部残端陷没在皮肤、肌肉之内。

3. 处理方法

①术者应沉着，安抚患者。嘱患者保持原有体位，防止针刀体残端向肌肉深层陷入。

②若皮肤外尚露有针刀体残端，可用镊子夹出。

③若残端与皮肤相平或稍低，但仍能看到残端，可用押手拇、示两指在针刀旁按压皮肤，使之下陷，以使残端露出皮肤，再用镊子将针刀拔出。

④针刀残端完全没入皮肤下面，若残端下面是坚硬的骨面，可从针刀孔两侧用力下压，借骨面将残端顶出皮肤；若残端下面是软组织，可用手指将该部捏住，将残端向上托出。

⑤若断针刀部分很短，埋入人体深部，在体表无法触及，应采用外科手术方法取出。手术宜就地进行，不宜搬动移位。必要时，可借助 X 线照射定位。

4. 预防

①术前要认真检查针刀有无锈蚀、裂纹，钢性和韧性是否合格。不合格者须剔除。

②在做针刀操作时，患者不可随意改变体位。

③针刀刺入人体深部或骨关节内，应避免用力过猛；针刀体在体内弯曲时，不可强行拔出针刀。

④医者应常练指力，熟练掌握针刀操作技巧，做到操作手法稳、准、轻、巧。

（三）出血

针刀刺入体内寻找病变部位，切割、剥离病变组织，而细小的毛细血管无处不在，出血是不可避免的。但刺破大血管或较大血管引起大出血或造成深部血肿的现象屡见不鲜，不能不引起临床工作者的高度重视。

1. 发生原因

①术者对施术部位血管分布情况了解不够，或对血管分布情况的个体差异估计不足而盲目下刀。

②在血管比较丰富的地方施术不按四步规程操作进针，也不考虑患者感受，强行操作，一味追求快。

③血管本身病变，如动脉硬化使血管壁弹性下降，壁内因附着粥样硬化物而致肌层受到破坏，管壁变脆，受到突然的刺激容易破裂。

④血液本身病变，如有些患者血小板减少，凝血时间延长，血管破裂后出血不宜停止。凝血功能障碍（如缺少凝血因子）的患者一旦出血，常规止血方法难以有效止血。

⑤某些肌肉丰厚处，深部血管刺破后不易发现，针刀术后又行手法治疗或在针孔处再行拔罐，造成血肿或较大量出血。

2. 临床表现

（1）表浅血管损伤

针刀起出，针孔迅速涌出色泽鲜红的血液，多为刺中浅部较小动脉血管。若是刺中浅部小静脉血管，针孔溢出的血多是紫红色，且发黑、发暗。有的血液不流出针孔而瘀积在皮下形成青色瘀斑，或局部肿胀，活动时疼痛。

（2）肌层血管损伤

针刀治疗刺伤四肢深层的血管后多造成血肿。损伤较严重，血管较大者，则出血量也会较大，使血肿非常明显，致局部神经、组织受压而引起症状，可表现为局部疼痛、麻木，活动受限。

（3）椎管内血管损伤

针刀松解黄韧带时，如果用力过猛或刺入过深，可刺破椎管内动脉，易在椎管内形成血肿，压迫脊髓。因压迫部位不同而表现不同的脊髓节段压迫症状，严重者可致截瘫。若在颈椎上段损伤，可影响脑干血供，而出现生命危险。

3. 处理方法

（1）表浅血管出血

用消毒干棉球压迫止血。手足、头面、后枕部等小血管丰富处，针刀松解后，无论出血与否，都应常规按压针孔 1min。少量出血导致皮下青紫瘀斑者，一般可自行消退，不必做特殊处理。

（2）较深部位血肿

局部肿胀疼痛明显或仍继续加重，可先做局部冷敷止血或肌内注射酚磺乙胺。24h后，局部热敷、理疗、按摩，外擦活血化瘀药物等，以加速瘀血的消退和吸收。

（3）椎管内出血较多不易止血者

需立即进行外科手术。若出现休克，则先做抗休克治疗。

4. 预防

①熟练掌握治疗局部精细、立体的解剖知识。弄清周围血管运行的确切位置及体表投影。

②严格按照四步规程操作进针，施术过程中密切观察患者反应。认真体会针下感觉，若针下有弹性阻力感，患者有身体抖动、避让反应，并诉针下刺痛，应将针刀稍提起，略改变一下进针方向再刺入。

③术前应耐心询问患者病情，了解出凝血情况，如有无血小板减少症、血友病等，必要时先做出凝血时间检验。若是女性，应询问是否在月经期，平素月经量是否较多。

④术中操作切忌粗暴，应中病则止。若手术部位在骨面，松解时针刀刀刃应避免离开骨面，更不可大幅度提插。值得说明的是，针刀松解部位少量的渗血有利于病变组织修复，既可以营养被松解的病变组织，又可以调节治疗部位生理化学的平衡，同时还可改善局部血液循环状态等。

（四）创伤性气胸

针刀引起创伤性气胸是指针具刺穿了胸腔且伤及肺组织，气体积聚于胸腔，从而造成气胸，出现呼吸困难等现象。

1. 发生原因

主要是针刀刺入胸部、背部和锁骨附近的穴位过深，针具刺穿了胸腔且伤及肺组织，致气体积聚于胸腔。

2. 临床表现

患者突感胸闷、胸痛、气短、心悸，严重者呼吸困难、发绀、冷汗、烦躁、恐惧，到一定程度会发生血压下降、休克等危急现象。查体见患侧肋间隙变宽，胸廓饱满，叩诊鼓音，听诊肺呼吸音减弱或消失，气管可向健侧移位。如气串至皮下，患侧胸部、颈项部可出现握雪音，X线胸部检查可见肺组织被压缩现象。

3. 处理方法

一旦发生气胸，应立即取出针刀，采取半卧位休息，要求患者心情平静，切勿恐惧而反转体位。一般漏气量少者，可自然吸收。同时要密切观察，随时对症处理，如给予镇咳消炎药物，以防止咳嗽导致肺组织创孔扩大，加重漏气和感染。对严重病例，如发现呼吸困难、发绀、休克等现象，需组织抢救，如胸腔排气、少量慢速输氧、抗休克等。

4. 预防

针刀治疗时，术者必须思想集中，选好适当体位，注意选穴，根据患者体型肥瘦掌握进针深度，施行手法的幅度不宜过大。对于胸部、背部的施术部位，最好平刺或斜刺，且不宜太深，以免造成气胸。

第七章

脑卒中后痉挛性瘫痪针刀整体松解治疗

脑卒中引起的痉挛性瘫痪与脑卒中后脊柱弓弦力学系统、脊肢弓弦力学系统以及四肢弓弦力学系统的应力异常，在弓弦结合部及弦的行径路线上形成粘连、瘢痕、挛缩后引起畸形。应用针刀整体松解软组织的粘连、瘢痕、挛缩，调节其力学平衡，消除软组织对神经血管的卡压，针刀术后，配合手法将残余的粘连、瘢痕拉开，从而达到治疗目的。

第一节　脑卒中后痉挛性瘫痪头颈部针刀整体松解定点与治疗

一、"T"形针刀整体松解术

1. 治疗原则

针刀整体松解枕部、项部软组织的粘连、瘢痕组织，恢复颈段软组织的力学平衡，增加脑部的血氧供应，使脑组织得以修复。

2. 操作方法

（1）术式设计

"T"形针刀整体松解术包括枕部及颈后侧主要软组织损伤的松解，项韧带部分起点及止点的松解，头夹肌起点、斜方肌起点、部分椎枕肌起止点、颈夹肌起点以及棘间韧带的松解。各松解点的排列与英文字母 T 相似，故称之为"T"形针刀整体松解术（图 7-1）。

（2）体位

俯卧低头位。

（3）体表定位

①横线：为 5 个点，中点为枕外隆凸，在上项线上距离后正中线向两侧分别旁开 2.5cm 定两点，在上项线上距离后正中线向两侧分别旁开 5cm 定两点。

②竖线：为 6 个点，分别为 C_2~C_7 棘突顶点。

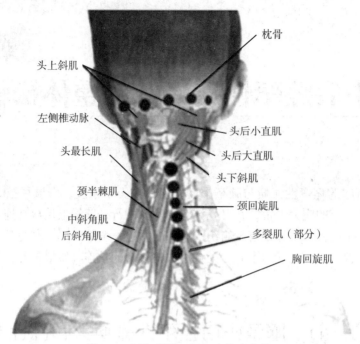

图7-1 "T"形针刀松解术体表定位

将选定的治疗点用定点笔标明。

（4）消毒

在施术部位，用碘伏消毒两遍，然后铺无菌巾，使治疗点正对洞巾中间。

（5）麻醉

用1%利多卡因局部浸润麻醉，每个治疗点注药1ml。

（6）刀具

Ⅰ型4号直形针刀。

（7）针刀操作（图7-2、图7-3）

①第1支针刀在枕外隆凸定点：刀口线与人体纵轴一致，针刀体向脚侧倾斜45º，与枕骨垂直，严格按照四步规程进针刀。针刀经皮肤、皮下组织、项筋膜达枕骨骨面后，纵疏横剥3刀，然后调转刀口线90º，向下铲剥3刀，范围0.5cm。然后提针刀于皮下组织，向左右呈45º角贴枕骨向下铲剥3刀，范围0.5cm，以松解斜方肌起点和头半棘肌止点。

②第2、3支针刀在上项线上枕外隆凸左右各2.5cm处：以左侧为例，刀口线与人体纵轴一致，刀体向脚侧倾斜45º，与枕骨垂直，严格按照四步规程进针刀。针刀经皮肤、皮下组织、项筋膜达枕骨骨面后，纵疏横剥3刀，然后调转刀口线90º，向下铲剥3刀，范围0.5cm。右侧第3支针刀操作与左侧相同。

③第4、5支针刀在上项线上枕外隆凸左右各5cm处：刀口线与人体纵轴一致，刀体向脚侧倾斜45º，与枕骨垂直，严格按照四步规程进针刀。针刀经皮肤、皮下组织、项筋膜达枕骨骨面后，纵疏横剥3刀，然后调转刀口线90º，向下铲剥3刀，范围0.5cm。右侧第5支针刀操作与左侧相同。

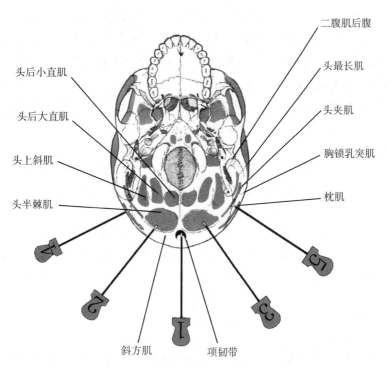

二腹肌后腹

头最长肌

头夹肌

胸锁乳突肌

枕肌

头后小直肌

头后大直肌

头上斜肌

头半棘肌

斜方肌　项韧带

图 7-2　"T"形针刀松解术横线的松解

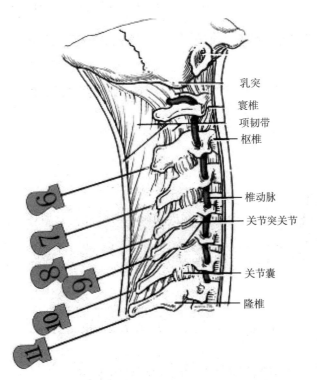

乳突

寰椎

项韧带

枢椎

椎动脉

关节突关节

关节囊

隆椎

图 7-3　"T"形针刀松解术竖线的松解

④"T"字形竖线 C_2~C_7 棘突顶点：以第 6 支针刀松解 C_2 棘突顶点为例，刀口线与人体纵轴一致，刀体向头侧倾斜 45º，与棘突呈 60º 角，严格按照四步规程进针刀。针刀经皮肤、皮下组织、项筋膜达 C_2 棘突顶点骨面后，纵疏横剥 3 刀，然后将针刀体逐渐向脚侧倾斜，与 C_2 棘突走行方向一致，调转刀口线 90º，沿棘突上缘向内切两刀，范围 0.5cm，以切开棘间韧带。第 7~11 支针刀操作方法与第 6 支针刀操作方法相同。

出针刀后，全部针眼处用创可贴覆盖。

（8）注意事项

初学针刀者，不宜做颈椎针刀松解。因为颈部神经、血管多，结构复杂，由于对解剖关系不熟悉，有很大的可能造成严重并发症和后遗症。熟悉颈部的局部解剖，牢记神经、血管走行方向，针刀操作均在骨面上进行，针刀治疗的安全性才有保证。

若做项韧带和颈部棘间韧带的松解，针刀进针时，刀体向头侧倾斜 45º，与枢椎棘突呈 60º 角，针刀直达枢椎棘突顶点骨面，对棘突顶点的病变进行松解，要进入棘间，松解棘间韧带，必须退针刀于棘突顶点的上缘，将针刀体逐渐向脚侧倾斜，与颈椎棘突走行方向一致，才能进入棘突间，切棘间韧带的范围限制在 0.5cm 以内，不会切入椎管。如超过此范围，针刀的危险性明显加大。

（9）术后手法治疗

针刀术后，嘱患者俯卧位，一助手牵拉患者肩部，术者正对头项，右肘关节屈曲并托住患者下颌，左手前臂尺侧压在病人枕骨上，随颈部的活动施按揉法。用力不能过大，以免造成新的损伤。最后，提拿两侧肩部，并搓患者肩至前臂，反复 3 次。

二、针刀松解颈椎两侧关节突关节囊及关节突韧带

1. 治疗原则

针刀整体松解颈项部软组织的粘连、瘢痕，恢复颈段软组织的力学平衡，增加脑部的血氧供应，使颈部和脑组织得以修复。

2. 操作方法

（1）体位

俯卧低头位。

（2）体表定位

根据颈椎正侧位 X 线检查确定颈椎两侧关节突部，实施针刀松解。如 C_4~C_5 钩椎关节移位，针刀松解 C_3~C_4、C_4~C_5、C_5~C_6 关节突韧带。从颈椎棘突顶点向两侧分别旁开 2cm，作为左右关节突关节囊及韧带体表定位点。将选定的治疗点用记号笔标明（图7-4、图 7-5）。

（3）消毒

在施术部位，用活力碘消毒 2 遍，然后铺无菌洞巾，使治疗点正对洞巾中间。

（4）麻醉

用 1% 利多卡因局部浸润麻醉，每个治疗点注药 1ml。

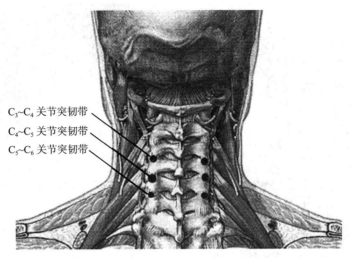

$C_3\sim C_4$ 关节突韧带
$C_4\sim C_5$ 关节突韧带
$C_5\sim C_6$ 关节突韧带

图 7-4　关节突韧带针刀松解术定点示意图

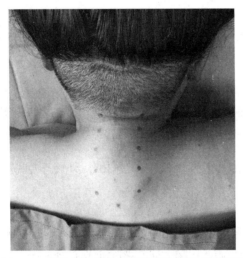

图 7-5　关节突韧带针刀松解术体表定点示意图

（5）刀具

使用Ⅰ型 4 号直形针刀。

（6）针刀操作（图 7-6、图 7-7）

①第 1 支针刀松解病变颈椎左侧上、下关节突关节囊韧带。从病变颈椎关节突关节体表定位点进针刀，刀口线与人体纵轴一致，针刀体先向头侧倾斜 45°，与颈椎棘突呈 60°，针刀经皮肤、皮下组织、筋膜、肌肉直达关节突骨面。然后将针刀体逐渐向脚侧倾斜，与颈椎棘突走行方向一致，在骨面上稍移位，寻找到落空感时，即为关节囊韧带，提插刀法切 3 刀，范围 0.5cm。

②其他 5 支针刀的操作方法与第 1 支针刀操作方法相同。

③术毕，拔出针刀，局部压迫止血 3min 后，以创可贴覆盖针眼。

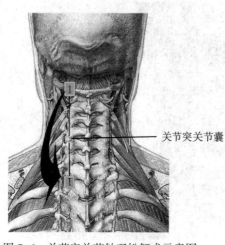

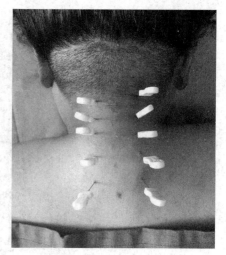

图 7-6　关节突关节针刀松解术示意图　　　图 7-7　关节突韧带针刀治疗

第二节　脑卒中后上肢痉挛性瘫痪针刀整体松解定点与治疗

一、脑卒中后肩部痉挛针刀整体松解定点与治疗

（1）体位

患者仰卧位，助手将其上臂摆放至外展 30°，外旋至中立位，保持肘与腕均伸直，掌心向上。

（2）体表定位

治疗点 1、2：胸大肌在肱骨大结节嵴的止点；治疗点 3：胸大肌锁骨起点；治疗点 4：胸大肌胸骨起点；治疗点 5：胸大肌在腋窝前壁的条索挛缩处；治疗点 6：肩胛下肌在肱骨小结节的止点；治疗点 7：背阔肌、大圆肌在肱骨小结节嵴的止点。

（3）消毒

在施术部位，用碘伏消毒 2 遍，然后铺无菌巾，使治疗点正对洞巾中间。

（4）麻醉

用 1% 利多卡因局部浸润麻醉，每个治疗点注药 1ml。

（5）刀具

I 型 4 号直形针刀。

（6）针刀操作（图 7-8～图 7-10）

①第 1 支与第 2 支针刀松解胸大肌在肱骨大结节嵴的止点。在肱骨大结节嵴定点，针刀体与皮肤垂直，刀口线与肱骨长轴一致，按针刀四步规程进针刀，直达肱骨大结节嵴，提插切割 3 刀，范围 0.5cm。

②第 3 支针刀松解胸大肌锁骨起点的粘连瘢痕。在胸大肌锁骨起点定点，针刀体与

皮肤垂直，刀口线与锁骨平行，按照针刀四步规程进针刀，针刀经皮肤、皮下组织，达锁骨骨面，提插切割3刀，范围0.5cm。

③第4支针刀松解胸大肌胸骨起点。在胸大肌胸骨起点定位，刀口线与胸骨纵轴平行，针刀体与皮肤呈90°角，按针刀四步规程进针，从定位处刺入，至胸大肌胸骨起点处，刀下有韧性感时，提插切割3刀，范围0.2cm。

④第5支针刀松解胸大肌在腋窝前壁的条索挛缩处。在胸大肌在腋窝前壁的条索挛缩处定点，刀口线与胸大肌纤维方向一致，针刀体与皮肤垂直刺入，达条索挛缩处提插切割3刀，范围0.3cm。

⑤第6支针刀松解肩胛下肌在肱骨小结节的止点。在肱骨小结节定点，刀口线与肱骨纵轴平行，针刀体与皮肤垂直刺入，达肩胛下肌在肱骨小结节的止点，纵疏横剥3刀，范围0.5cm。

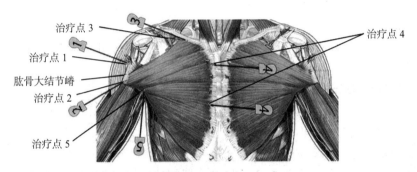

图 7-8　治疗点 1~5

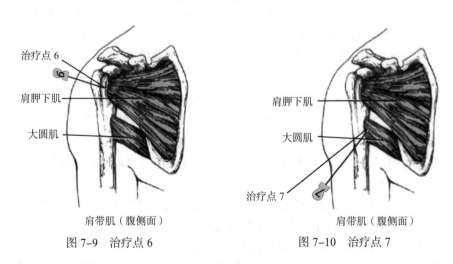

图 7-9　治疗点 6　　　　　　　　　图 7-10　治疗点 7

⑥第7支针刀松解背阔肌、大圆肌在肱骨小结节嵴的止点。在肱骨小结节嵴的止点定点，刀口线与肱骨纵轴方向一致，针刀体与皮肤垂直刺入，到背阔肌、大圆肌在肱骨小结节嵴的止点，纵疏横剥3刀，范围0.5cm。

（7）术后手法治疗

术后患者仰卧位，医者一手握住患肢手腕，一手握住患肢肘部，保持肘与腕均伸直，掌心向上，将上臂外展至最大角度后，轻轻弹压两下，然后在上臂外展最大角度处，外旋上臂至最大角度，轻轻旋弹 2 次。

二、脑卒中后肘部痉挛针刀整体松解定点与治疗

（1）体位

患者仰卧位，助手将上臂摆放于外展 45°，外旋至中立位，保持肘与腕均伸直，掌心向上。

（2）体表定位

治疗点 1：肘横纹远端 2cm 肱二头肌腱的尺侧；治疗点 2：肘横纹上肱二头肌腱的桡侧；治疗点 3：肘横纹近端 3cm 肱二头肌腱的腱肌结合部中点；治疗点 4：旋前圆肌在肱骨内上髁的起点处；治疗点 5：旋前圆肌与前臂内侧中线的交叉处；治疗点 6：点 4 与点 5 的中点；治疗点 7：肱桡肌的腱肌结合部；治疗点 8：旋前方肌在尺骨前方的交叉处。

（3）消毒

在施术部位，用碘伏消毒 2 遍，然后铺无菌巾，使治疗点正对洞巾中间。

（4）麻醉

用 1% 利多卡因局部浸润麻醉，每个治疗点注药 1ml。

（5）刀具

I 型 4 号直形针刀。

（6）针刀操作（图 7-11~图 7-15）

①第 1 支针刀松解肘横纹远端 2cm 肱二头肌腱的尺侧。在肘横纹远端 2cm 肱二头肌腱的尺侧定点，针刀体与皮肤垂直，刀口线与前臂纵轴一致，按针刀四步规程进针刀，直达肱二头肌腱的尺侧，提插切割 3 刀，范围 0.3cm。

②第 2 支针刀松解肘横纹上肱二头肌腱的桡侧。在肘横纹上肱二头肌腱的桡侧定点，针刀体与皮肤垂直，刀口线与肱骨长轴一致，按针刀四步规程进针刀，直达肘横纹上肱二头肌腱的桡侧，提插切割 3 刀，范围 0.3cm。

③第 3 支针刀松解肘横纹近端 3cm 肱二头肌腱的腱肌结合部中点。在肘横纹近端 3cm 肱二头肌腱的腱肌结合部中点定点，针刀体与皮肤垂直，刀口线与肱骨长轴平行，按照针刀四步规程进针刀，针刀经皮肤、皮下组织，达肱二头肌腱的腱肌结合部中点，提插切割 3 刀，范围 0.3cm。

④第 4 支针刀松解旋前圆肌在肱骨内上髁的起点处。旋前圆肌在肱骨内上髁的起点定位，刀口线与肱骨长轴平行，针刀体与皮肤呈 90° 角，按针刀四步规程进针刀，至旋前圆肌在肱骨内上髁的起点处，提插切割 3 刀，范围 0.3cm。

⑤第 5 支针刀松解旋前圆肌与前臂内侧中线的交叉处。在旋前圆肌与前臂内侧中线交叉的条索挛缩处定点，刀口线与前臂内侧中线方向一致，针刀体与皮肤垂直刺入，达条索挛缩处提插切割 3 刀，范围 0.3cm。

⑥第 6 支针刀松解点 4 与点 5 的中点。在点 4 与点 5 的中点定点，刀口线与前臂内侧平行，针刀体与皮肤垂直刺入，到达点 4 与点 5 的中点，提插切割 3 刀，范围 0.3cm。

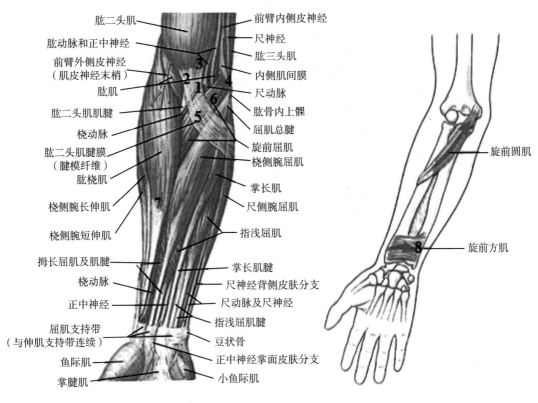

图 7-11　肘关节松解定点

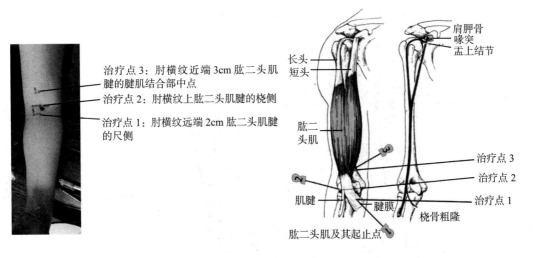

治疗点 3：肘横纹近端 3cm 肱二头肌腱的腱肌结合部中点

治疗点 2：肘横纹上肱二头肌腱的桡侧

治疗点 1：肘横纹远端 2cm 肱二头肌腱的尺侧

图 7-12　治疗点 1~3

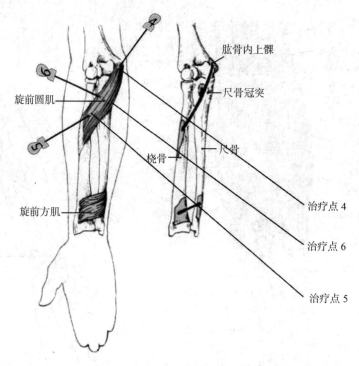

图 7-13　治疗点 4、5

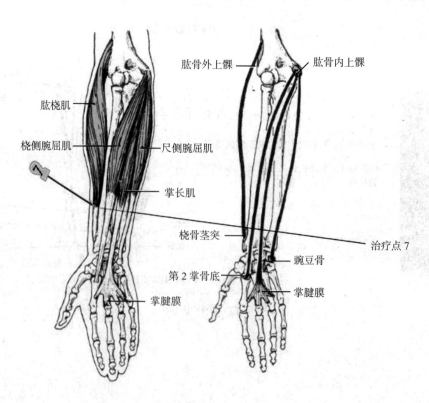

图 7-14　治疗点 7

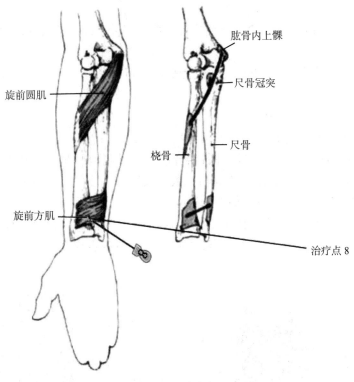

旋前圆肌

肱骨内上髁

尺骨冠突

桡骨　　尺骨

旋前方肌

治疗点8

图 7-15　治疗点 8

⑦第 7 支针刀松解肱桡肌的腱肌结合部。在肱桡肌的腱肌结合部定点，刀口线与肱骨纵轴方向一致，针刀体与皮肤垂直刺入，到达肱桡肌的腱肌结合部，提插切割 3 刀，范围 0.3cm。

⑧第 8 支针刀松解旋前方肌在尺骨前方的交叉处。旋前方肌在尺骨前方的交叉处定点，刀口线与尺骨纵轴方向一致，针刀体与皮肤垂直刺入，到达旋前方肌在尺骨前方的交叉处，提插切割 3 刀，范围 0.3cm。

（7）术后手法治疗

术后患者仰卧位，医者一手压住患肢上臂，一手握住患肢手腕，患肢掌心向上，帮助缓慢伸直患肢肘关节，同时外旋前臂至最大角度后，轻轻弹压 2 下。

三、脑卒中后腕、指（除拇指外）痉挛针刀整体松解定点与治疗

（1）体位

患者仰卧位，助手将其上臂摆放外展 45°，外旋至中立位，保持肘与腕均伸直，掌心向上。

（2）体表定位

治疗点 1：尺侧腕屈肌腱肌结合部；治疗 2：桡侧腕屈肌腱肌结合部；治疗 3：掌长肌腱肌结合部；治疗 4：掌腱膜腕管出口挛缩增厚处；治疗 5：掌腱膜挛缩条索与掌远纹交叉处；治疗 6：掌腱膜挛缩条索与掌中纹交叉处；治疗 7：指浅屈肌腱肌结合部；治疗 8：指深屈肌腱肌结合部。

（3）消毒

在施术部位，用碘伏消毒 2 遍，然后铺无菌巾，使治疗点正对洞巾中间。

（4）麻醉

用 1% 利多卡因局部浸润麻醉，每个治疗点注药 1ml。

（5）刀具

I 型 4 号直形针刀。

（6）针刀操作（图 7-16~ 图 7-23）

①第 1 支针刀松解尺侧腕屈肌腱肌结合部。在尺侧腕屈肌腱肌结合部定点，针刀体与皮肤垂直，刀口线与前臂内侧纵轴一致，按针刀四步规程进针刀，直达尺侧腕屈肌腱肌结合部，提插切割 3 刀，范围 0.3cm。

②第 2 支针刀松解桡侧腕屈肌腱肌结合部。在桡侧腕屈肌腱肌结合部定点，针刀体与皮肤垂直，刀口线与前臂内侧纵轴一致，按针刀四步规程进针刀，直达桡侧腕屈肌腱肌结合部，提插切割 3 刀，范围 0.3cm。

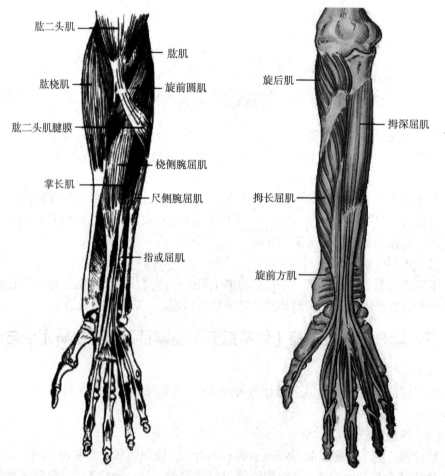

（治疗点 1. 尺侧腕屈肌腱肌结合部；治疗点 2. 桡侧腕屈肌腱肌结合部；治疗点 3. 掌长肌腱肌结合部；治疗点 7. 指浅屈肌腱肌结合部；治疗点 8. 指深屈肌腱肌结合部）

图 7-16　治疗点 1~3，7，8

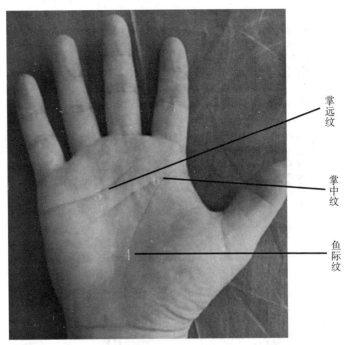

掌远纹

掌中纹

鱼际纹

（治疗点 4. 掌腱膜腕管出口挛缩增厚处；治疗点 5. 掌腱膜挛缩条索与掌远纹交叉处；
治疗点 6. 掌腱膜挛缩条索与掌中纹交叉处）

图 7-17 治疗点 4~6

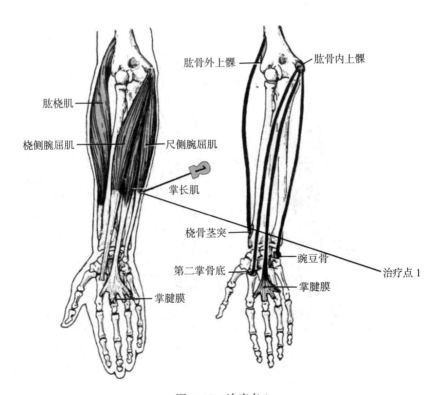

肱骨外上髁 肱骨内上髁

肱桡肌

桡侧腕屈肌 尺侧腕屈肌

掌长肌

桡骨茎突

第二掌骨底 豌豆骨

掌腱膜 治疗点 1

掌腱膜

图 7-18 治疗点 1

221

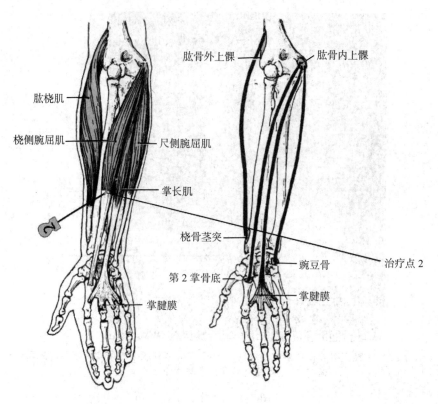

图 7-19　治疗点 2

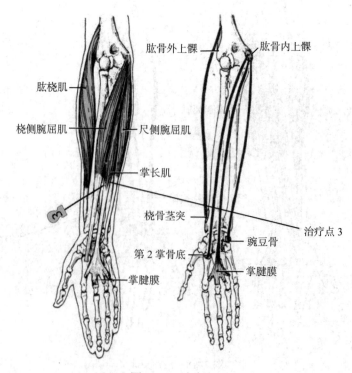

图 7-20　治疗点 3

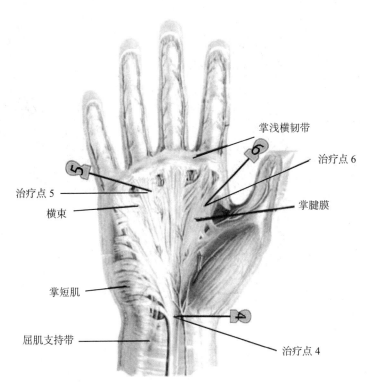

图 7-21　治疗点 4

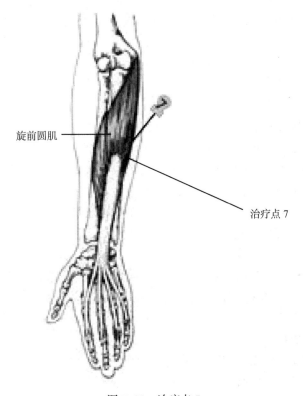

图 7-22　治疗点 7

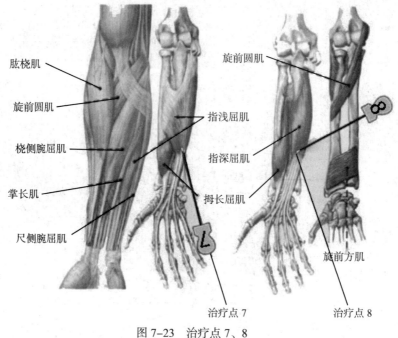

肱桡肌
旋前圆肌
桡侧腕屈肌
掌长肌
尺侧腕屈肌
旋前圆肌
指浅屈肌
指深屈肌
拇长屈肌
旋前方肌
治疗点7　　　　　治疗点8

图 7-23　治疗点 7、8

③第 3 支针刀松解掌长肌腱肌结合部。在掌长肌腱肌结合部定点，针刀体与皮肤垂直，刀口线与桡骨长轴平行，按照针刀四步规程进针刀，针刀经皮肤、皮下组织，达掌长肌腱肌结合部，提插切割 3 刀，范围 0.3cm。

④第 4 支针刀松解掌腱膜腕管出口挛缩增厚处。在掌腱膜腕管出口挛缩增厚处定位，刀口线与肱骨长轴平行，针刀体与皮肤呈 90° 角，按针刀四步规程进针刀，至掌腱膜腕管出口挛缩增厚处，提插切割 3 刀，范围 0.3cm。

⑤第 5 支针刀松解掌腱膜挛缩条索与掌远纹交叉处。在掌腱膜挛缩条索与掌远纹交叉处定点，刀口线与前臂内侧中线方向一致，针刀体与皮肤垂直刺入，到达条索挛缩处提插切割 3 刀，范围 0.3cm。

⑥第 6 支针刀松解掌腱膜挛缩条索与掌中纹交叉处。在掌腱膜挛缩条索与掌中纹交叉处定点，刀口线与手掌内侧平行，针刀体与皮肤垂直刺入，到达掌腱膜挛缩条索与掌中纹交叉处，提插切割 3 刀，范围 0.3cm。

⑦第 7 支针刀松解指浅屈肌腱肌结合部。在指浅屈肌腱肌结合部点，刀口线与肱骨纵轴方向一致，针刀体与皮肤垂直刺入，到达指浅屈肌腱肌结合部，提插切割 3 刀，范围 0.3cm。

⑧第 8 支针刀松解指深屈肌腱肌结合部。在指深屈肌腱肌结合部定点，刀口线与尺骨纵轴方向一致，针刀体与皮肤垂直刺入，到达指深屈肌腱肌结合部，提插切割 3 刀，范围 0.3cm。

（7）术后手法治疗

术后患者仰卧位，医者将患肢上臂摆放外展 45°，外旋至中立位，保持肘与腕均伸直，掌心向上，一手握住患肢手腕，一手握住患肢手指过伸腕、指至最大角度后，轻轻弹压 2 下。

四、脑卒中后拇指痉挛针刀整体松解定点与治疗

（1）体位

患者仰卧位，助手将上臂摆放外展 45°，外旋至中立位，保持肘与腕均伸直，掌心向上，指伸直，拇指外展。

（2）体表定位

治疗点 1：拇收肌横头在第三掌骨嵴的起点；治疗点 2：拇收肌斜头在第 2、3 掌骨底的起点；治疗点 3：拇短屈肌深头在小多角骨和第 2、3 掌骨底的起点；治疗点 4：拇短屈肌浅头在大多角骨的起点。

（3）消毒

在施术部位，用碘伏消毒 2 遍，然后铺无菌巾，使治疗点正对洞巾中间。

（4）麻醉

用 1% 利多卡因局部浸润麻醉，每个治疗点注药 1ml。

（5）刀具

I 型 4 号直形针刀。

（6）针刀操作（图 7-24~ 图 7-26）

①第 1 支针刀松解拇收肌横头在第 3 掌骨嵴的起点。拇收肌横头在第 3 掌骨嵴的起点定点，针刀体与皮肤垂直，刀口线与手掌内侧纵轴一致，按针刀四步规程进针刀，直达拇收肌横头在第 3 掌骨嵴的起点，提插切割 3 刀，范围 0.3cm。

②第 2 支针刀松解拇收肌斜头在第 2、3 掌骨底的起点。在拇收肌斜头在第 2、3 掌骨底的起点定点，针刀体与皮肤垂直，刀口线与手掌内侧纵轴一致，按针刀四步规程进针刀，直达拇收肌斜头在第 2、3 掌骨底的起点，提插切割 3 刀，范围 0.3cm。

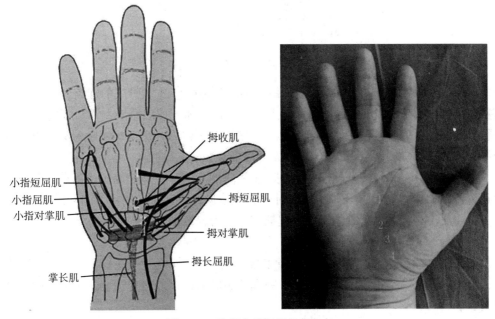

图 7-24　脑卒中后拇指痉挛定点

225

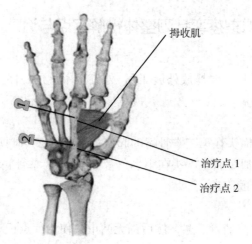

图 7-25　治疗点 1、2

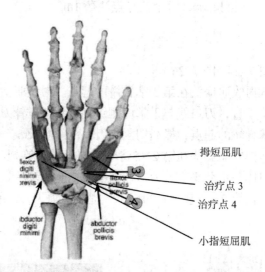

图 7-26　治疗点 3、4

③第 3 支针刀松解拇短屈肌深头在小多角骨和第 2、3 掌骨底的起点。在拇短屈肌深头在小多角骨和第 2、3 掌骨底的起点定点，针刀体与皮肤垂直，刀口线与手掌长轴平行，按照针刀四步规程进针刀，针刀经皮肤、皮下组织，达拇短屈肌深头在小多角骨和第 2、3 掌骨底的起点，提插切割 3 刀，范围 0.3cm。

④第 4 支针刀松解拇短屈肌浅头在大多角骨的起点。在拇短屈肌浅头在大多角骨的起点定位，刀口线与手掌长轴平行，针刀体与皮肤呈 90° 角，按针刀四步规程进针刀，至拇短屈肌浅头在大多角骨的起点，提插切割 3 刀，范围 0.3cm。

（7）术后手法治疗

术后患者仰卧位，医者将患肢上臂摆放外展 45°，外旋至中立位，保持肘与腕均伸直，掌心向上，一手握住患肢手腕，一手握住患肢拇指，外展拇指至最大角度后，轻轻弹压 2 下。

第三节　脑卒中后下肢痉挛性瘫痪针刀整体松解定点与治疗

一、脑卒中后下肢痉挛性瘫痪足下垂和足内翻针刀松解术

1. 第 1 次针刀松解小腿后侧、足底的挛缩（图 7-27~ 图 7-29）

（1）体位

患者俯卧位，足置于床头外，助手将患足外翻、外旋、背屈至中立位。

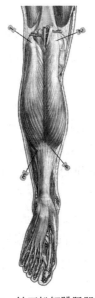

图 7-27　针刀松解腓肠肌外侧头、
内侧头近端与远端腱肌移行处

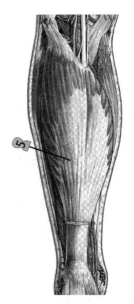

图 7-28　针刀松解比目鱼
肌远端腱肌移行处

（2）体表定位

腓肠肌内外侧头近端腱肌移行处，腓肠肌内外侧头远端腱肌移行处；比目鱼远端腱肌移行处；足底筋膜。

（3）消毒

在施术部位，用碘伏消毒 2 遍，然后铺无菌巾，使治疗点正对洞巾中间。

（4）麻醉

用 0.5% 利多卡因局部浸润麻醉，每个治疗点注药 1ml。

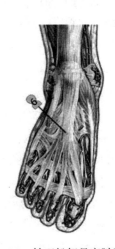

图 7-29　针刀松解足底腱膜中点处

227

（5）刀具

Ⅰ型 3、4 号直形针刀。

（6）针刀操作

①第 1 支针刀松解腓肠肌外侧头近端腱肌移行处。在腓肠肌外侧头近端腱肌移行处张力最高处定点，刀口线与腓肠肌外侧头纤维方向一致，针刀体与皮肤垂直刺入，达肌肉浅层腱膜处，调转刀口线 90° 与腓肠肌外侧头纤维方向垂直，提插切割 2~3 刀，范围 0.5cm。出针刀后，针眼处以创可贴覆盖。

②第 2 支针刀松解腓肠肌内侧头近端腱肌移行处。在腓肠肌内侧头近端腱肌移行处张力最高处定点，刀口线与腓肠肌内侧头纤维方向一致，针刀体与皮肤垂直刺入，达肌肉浅层腱膜处，调转刀口线 90° 与腓肠肌内侧头纤维方向垂直，提插切割 3~4 刀，范围 0.5cm。出针刀后，针眼处以创可贴覆盖。

③第 3 支针刀松解腓肠肌外侧头远端腱肌移行处。在腓肠肌外侧头远端腱肌移行处张力最高处定点，刀口线与腓肠肌外侧头纤维方向一致，针刀体与皮肤垂直刺入，达肌肉浅层腱膜处，调转刀口线 90° 与腓肠肌外侧头纤维方向垂直，提插切割 2~3 刀，范围 0.5cm。出针刀后，针眼处以创可贴覆盖。

④第 4 支针刀松解腓肠肌内侧头远端腱肌移行处。在腓肠肌内侧头远端腱肌移行处张力最高处定点，刀口线与腓肠肌内侧头纤维方向一致，针刀体与皮肤垂直刺入，达肌肉浅层腱膜处，调转刀口线 90° 与腓肠肌内侧头纤维方向垂直，提插切割 3~4 刀，范围 0.5cm。出针刀后，针眼处以创可贴覆盖。

⑤第 5 支针刀松解比目鱼肌远端腱肌移行处。在比目鱼肌远端腱肌移行处张力最高处定点，刀口线与比目鱼肌远端纤维方向一致，针刀体与皮肤垂直刺入，达肌肉浅层腱膜处，调转刀口线 90° 与比目鱼肌远端纤维方向垂直，提插切割 2~3 刀，范围 0.5cm。出针刀后，针眼处以创可贴覆盖。

⑥第 6 支针刀松解足底腱膜中点处。在足底腱膜中点张力最高处定点，刀口线与足底腱膜纤维方向一致，针刀体与皮肤垂直刺入，达足底腱膜处，调转刀口线 90° 与足底腱膜纤维方向垂直，提插切割 2~3 刀，范围 0.5cm。出针刀后，针眼处以创可贴覆盖。

（7）术后手法治疗

术后患者俯卧位，足置于床头外，医者一手握住患肢脚腕，一手握住患肢足掌前部，将患足外翻、外旋、背屈至最大角度后，轻轻弹压 2 下。

2. 第 2 次针刀松解小腿前、内、外侧的挛缩（图 7-30~图 7-34）

（1）体位

患者仰卧位，助手将患足外翻、外旋、背屈至中立位。

（2）体表定位

胫骨后肌、胫骨前肌、趾长屈肌、长屈肌远端腱肌移行处，腓骨长、短肌肌腹。

（3）消毒

在施术部位，用碘伏消毒 2 遍，然后铺无菌巾，使治疗点正对洞巾中间。

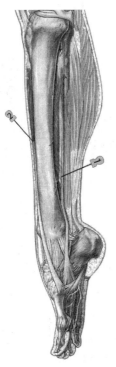

图 7-30 针刀松解胫骨后肌与胫骨前
肌远端腱肌移行处

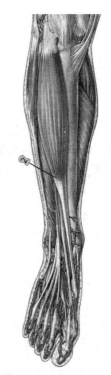

图 7-31 针刀松解胫骨前肌
远端腱肌移行处

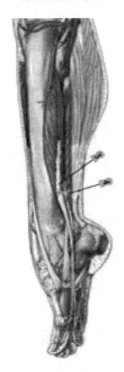

图 7-32 针刀松解趾长屈肌与
长屈肌远端腱肌移行处

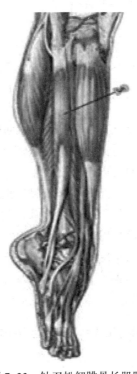

图 7-33 针刀松解腓骨长肌肌腹

（4）麻醉

用 0.5% 利多卡因局部浸润麻醉，每个治疗点注药 1ml。

（5）刀具

Ⅰ型 4 号直形针刀。

（6）针刀操作

①第 1 支针刀松解胫骨后肌远端腱肌移行处。在胫骨后肌远端腱肌移行处张力最高处定点，刀口线与胫骨后肌远端纤维方向一致，针刀体与皮肤垂直刺入，达肌肉浅层腱膜处，调转刀口线 90° 与胫骨后肌远端纤维方向垂直，提插切割 2~3 刀，范围 0.5cm。出针刀后，针眼处以创可贴覆盖。

②第 2 支针刀松解胫骨前肌远端腱肌移行处。在胫骨前肌远端腱肌移行处张力最高处定点，刀口线与胫骨前肌远端纤维方向一致，针刀体与皮肤垂直刺入，达肌肉浅层腱膜处，调转刀口线 90° 与胫骨前肌远端纤维方向垂直，提插切割 1~2 刀，范围 0.5cm。出针刀后，针眼处以创可贴覆盖。

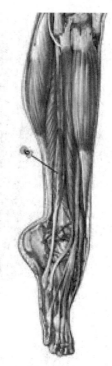

图 7-34　针刀松解腓骨
短肌肌腹

③第 3 支针刀松解趾长屈肌远端腱肌移行处。在趾长屈肌远端腱肌移行处张力最高处定点，刀口线与趾长屈肌纤维方向一致，针刀体与皮肤垂直刺入，达肌肉浅层腱膜处，调转刀口线 90° 与趾长屈肌纤维方向垂直，提插切割 2~3 刀，范围 0.5cm。出针刀后，针眼处以创可贴覆盖。

④第 4 支针刀松解长屈肌远端腱肌移行处。在长屈肌远端腱肌移行处张力最高处定点，刀口线与长屈肌纤维方向一致，针刀体与皮肤垂直刺入，达肌肉浅层腱膜处，调转刀口线 90° 与长屈肌纤维方向垂直，提插切割 2~3 刀，范围 0.5cm。出针刀后，针眼处以创可贴覆盖。

⑤第 5 支针刀松解腓骨长肌肌腹。在腓骨长肌肌腹中间定点，刀口线与腓骨长肌纤维方向一致，针刀体与皮肤垂直刺入，达肌肉浅层筋膜处，刺入 0.5cm，纵行疏通。出针刀后，针眼处以创可贴覆盖。

⑥第 6 支针刀松解腓骨短肌肌腹。在腓骨短肌肌腹中间定点，刀口线与腓骨短肌纤维方向一致，针刀体与皮肤垂直刺入，达肌肉浅层筋膜处，刺入 0.5cm，纵行疏通。出针刀后，针眼处以创可贴覆盖。

（7）术后手法治疗

术后患者俯卧位，足置于床头外，医者一手握住患肢脚腕，一手握住患肢足掌前部，将患足外翻、外旋、背屈至最大角度后，轻轻弹压 2 下。

二、脑卒中后下肢痉挛性瘫痪膝关节僵直针刀松解术

（1）体位

患者仰卧位，膝盖置于治疗床头，患肢屈曲。

（2）体表定位

股四头肌远端腱肌移行处、髂胫束中远 1/3 处。

（3）消毒

在施术部位，用碘伏消毒 2 遍，然后铺无菌巾，使治疗点正对洞巾中间。

（4）麻醉

用 0.5% 利多卡因局部浸润麻醉，每个治疗点注药 1ml。

（5）刀具

Ⅰ型 3、4 号直形针刀。

（6）针刀操作（图 7-35，图 7-36）

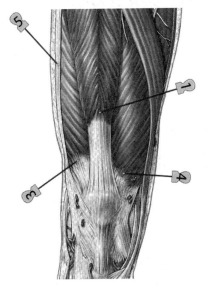

图 7-35　治疗点 1，3~5

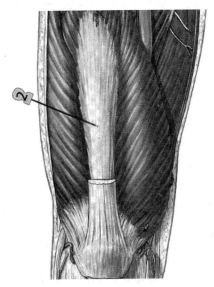

图 7-36　治疗点 2

①第 1 支针刀松解股直肌远端腱肌移行处。在股直肌远端腱肌移行处张力最高处定点，刀口线与股直肌远端纤维方向一致，针刀体与皮肤垂直刺入，达肌肉浅层腱膜处，调转刀口线 90° 与股直肌远端纤维方向垂直，提插切割 2~3 刀，范围 0.5cm。出针刀后，针眼处以创可贴覆盖。

②第 2 支针刀松解股中间肌远端腱肌移行处。在股中间肌远端腱肌移行处张力最高处定点，刀口线与股中间肌远端纤维方向一致，针刀体与皮肤垂直刺入，穿过股直肌浅、深两层腱膜达股中间肌浅层腱膜处，调转刀口线 90° 与股中间肌远端纤维方向垂直，提插切割 2~3 刀，范围 0.5cm。出针刀后，针眼处以创可贴覆盖。

③第 3 支针刀松解股外侧肌远端腱肌移行处。在股外侧肌远端腱肌移行处张力最高处定点，刀口线与下肢纵轴方向一致，针刀体与皮肤垂直刺入，达肌肉浅层腱膜处，调转刀口线 90° 与股外侧肌纤维方向垂直，提插切割 2~3 刀，范围 0.5cm。出针刀后，针眼处以创可贴覆盖。

④第 4 支针刀松解股内侧肌远端腱肌移行处。在股内侧肌远端腱肌移行处张力最高处定点，刀口线与下肢纵轴方向一致，针刀体与皮肤垂直刺入，达肌肉浅层腱膜处，调

转刀口线 90° 与股内侧肌纤维方向垂直，提插切割 2~3 刀，范围 0.5cm。出针刀后，针眼处以创可贴覆盖。

⑤第 5 支针刀松解髂胫束。在髂胫束中远 1/3 处定点，刀口线与下肢纵轴方向一致，针刀体与皮肤垂直刺入，达髂胫束筋膜处，调转刀口线 90° 与髂胫束纤维方向垂直，提插切割 2~3 刀，范围 0.5cm。出针刀后，针眼处以创可贴覆盖。

（7）术后手法治疗

术后患者仰卧位，膝盖置于治疗床头，医者一手握住患肢脚腕，一手压住患肢膝盖，帮助患膝屈曲至最大角度后，轻轻弹压 2 下。

三、脑卒中后下肢痉挛性瘫痪髋关节内收、外旋针刀松解术

（1）体位

患者仰卧位，助手将患肢外展，内旋髋关节，让患足、膝盖保持中立位。

（2）体表定位

腹股沟韧带中点向下向外 2cm 处髂腰肌，长收肌、短收肌、大收肌近端腱肌移行处，大收肌收肌结节腱肌移行处。

（3）消毒

在施术部位，用碘伏消毒 2 遍，然后铺无菌巾，使治疗点正对洞巾中间。

（4）麻醉

用 0.5% 利多卡因局部浸润麻醉，每个治疗点注药 1ml。

（5）刀具

I 型 3、4 号直形针刀。

（6）针刀操作（图 7-37~ 图 7-40）

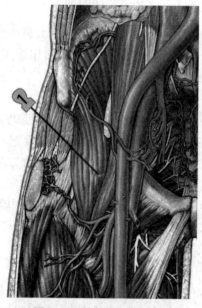

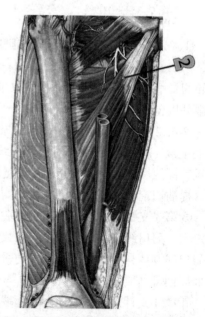

图 7-37　针刀松解髂腰肌　　　　　图 7-38　针刀松解长收肌近端腱肌移行处

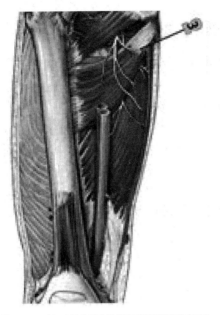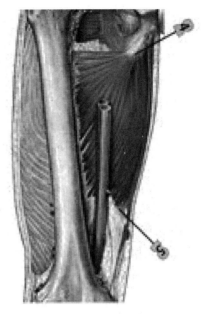

图 7-39 针刀松解短收肌近端腱肌移行处　　图 7-40 针刀松解大收肌近端与收肌
　　　　　　　　　　　　　　　　　　　　　　　　结节腱肌移行处

①第 1 支针刀松解髂腰肌。腹股沟韧带中点向下向外 2cm 处定点，避开股动脉，刀口线与下肢纵轴方向一致，针刀体与皮肤垂直刺入，达肌肉浅层腱膜处，调转刀口线与髂腰肌纤维方向垂直，提插切割 2~3 刀，范围 0.5cm。出针刀后，针眼处以创可贴覆盖。

②第 2 支针刀松解长收肌近端腱肌移行处。在长收肌近端腱肌移行处张力最高处定点，刀口线与下肢纵轴方向一致，针刀体与皮肤垂直刺入，达长收肌浅层腱膜处，调转刀口线与长收肌纤维方向垂直，提插切割 2~3 刀，范围 0.5cm。出针刀后，针眼处以创可贴覆盖。

③第 3 支针刀松解短收肌近端腱肌移行处。在短收肌近端腱肌移行处张力最高处定点，刀口线与下肢纵轴方向一致，针刀体与皮肤垂直刺入，达短收肌浅层腱膜处，调转刀口线与短收肌纤维方向垂直，提插切割 2~3 刀，范围 0.5cm。出针刀后，针眼处以创可贴覆盖。

④第 4 支针刀松解大收肌近端腱肌移行处。在大收肌近端腱肌移行处张力最高处定点，刀口线与下肢纵轴方向一致，针刀体与皮肤垂直刺入，达大收肌浅层腱膜处，调转刀口线与大收肌纤维方向垂直，提插切割 2~3 刀，范围 0.5cm。出针刀后，针眼处以创可贴覆盖。

⑤第 5 支针刀松解大收肌收肌结节腱肌移行处。在大收肌收肌结节腱肌移行处张力最高处定点，刀口线与下肢纵轴方向一致，针刀体与皮肤垂直刺入，达大收肌浅层腱膜处，调转刀口线与大收肌纤维方向垂直，提插切割 2~3 刀，范围 0.5cm。出针刀后，针眼处以创可贴覆盖。

（7）术后手法治疗

术后患者仰卧位，医者一手握住患肢脚腕，一手握住患肢膝盖帮助患肢外展，内旋髋关节，至最大角度后，轻轻弹压 2 下。

四、脑卒中后下肢痉挛性瘫痪足下垂和足外翻针刀松解术

1. 第 1 次针刀松解小腿后侧、足底的挛缩（图 7-27~ 图 7-29）

（1）体位

患者俯卧位，助手将患足内翻、背屈至中立位。

（2）体表定位

腓肠肌内外侧头近端腱肌移行处，腓肠肌内外侧头远端腱肌移行处，比目鱼远端腱肌移行处，足底筋膜。

（3）消毒

在施术部位，用碘伏消毒 2 遍，然后铺无菌巾，使治疗点正对洞巾中间。

（4）麻醉

用 0.5% 利多卡因局部浸润麻醉，每个治疗点注药 1ml。

（5）刀具

I 型 3、4 号直形针刀。

（6）针刀操作

①第 1 支针刀松解腓肠肌外侧头近端腱肌移行处。在腓肠肌外侧头近端腱肌移行处张力最高处定点，刀口线与腓肠肌外侧头纤维方向一致，针刀体与皮肤垂直刺入，达肌肉浅层腱膜处，调转刀口线 90° 与腓肠肌外侧头纤维方向垂直，提插切割 3~4 刀，范围 0.5cm。出针刀后，针眼处以创可贴覆盖。

②第 2 支针刀松解腓肠肌内侧头近端腱肌移行处。在腓肠肌内侧头近端腱肌移行处张力最高处定点，刀口线与腓肠肌内侧头纤维方向一致，针刀体与皮肤垂直刺入，达肌肉浅层腱膜处，调转刀口线 90° 与腓肠肌内侧头纤维方向垂直，提插切割 2~3 刀，范围 0.5cm。出针刀后，针眼处以创可贴覆盖。

③第 3 支针刀松解腓肠肌外侧头远端腱肌移行处。在腓肠肌外侧头远端腱肌移行处张力最高处定点，刀口线与腓肠肌外侧头纤维方向一致，针刀体与皮肤垂直刺入，达肌肉浅层腱膜处，调转刀口线 90° 与腓肠肌外侧头纤维方向垂直，提插切割 3~4 刀，范围 0.5cm。出针刀后，针眼处以创可贴覆盖。

④第 4 支针刀松解腓肠肌内侧头远端腱肌移行处。在腓肠肌内侧头远端腱肌移行处张力最高处定点，刀口线与腓肠肌内侧头纤维方向一致，针刀体与皮肤垂直刺入，达肌肉浅层腱膜处，调转刀口线 90° 与腓肠肌内侧头纤维方向垂直，提插切割 2~3 刀，范围 0.5cm。出针刀后，针眼处以创可贴覆盖。

⑤第 5 支针刀松解比目鱼肌远端腱肌移行处。在比目鱼肌远端端腱肌移行处张力最高处定点，刀口线与比目鱼肌远端纤维方向一致，针刀体与皮肤垂直刺入，达肌肉浅层腱膜处，调转刀口线 90° 与比目鱼肌远端纤维方向垂直，提插切割 2~3 刀，范围 0.5cm。出针刀后，针眼处以创可贴覆盖。

⑥第 6 支针刀松解足底腱膜中点处。在足底腱膜中点张力最高处定点，刀口线与足底腱膜纤维方向一致，针刀体与皮肤垂直刺入，达足底腱膜处，调转刀口线 90° 与足底腱膜纤维方向垂直，提插切割 2~3 刀，范围 0.5cm。出针刀后，针眼处以创可贴覆盖。

（7）术后手法治疗

术后患者俯卧位，足置于床头外，医者一手握住患肢脚腕，一手握住患肢足掌前部，将患足内翻、背屈至最大角度后，轻轻弹压2下。

2. 第2次针刀松解小腿前、内、外侧的挛缩（图7-41~图7-44）

（1）体位

患者仰卧位，助手将患足内翻、背屈至中立位。

（2）体表定位

腓骨长、短肌远端腱肌移行处，胫骨后肌，胫骨前肌肌腹。

（3）消毒

在施术部位，用碘伏消毒2遍，然后铺无菌巾，使治疗点正对洞巾中间。

（4）麻醉

用0.5%利多卡因局部浸润麻醉，每个治疗点注药1ml。

（5）刀具

Ⅰ型4号直形针刀。

（6）针刀操作

①第1支针刀松解腓骨长肌远端腱肌移行处。在腓骨长肌远端腱肌移行处张力最高处定点，刀口线与腓骨长肌远端纤维方向一致，针刀体与皮肤垂直刺入，达腓骨长肌浅层腱膜处，调转刀口线90°与腓骨长肌远端纤维方向垂直，提插切割2~3刀，范围0.5cm。出针刀后，针眼处以创可贴覆盖。

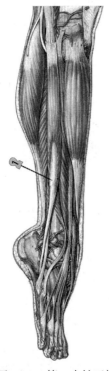 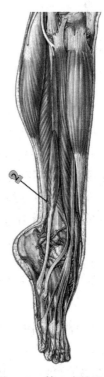

图7-41　第1支针刀松解
腓骨长肌远端腱肌移行处

图7-42　第2支针刀松解腓
骨短肌远端腱肌移行处

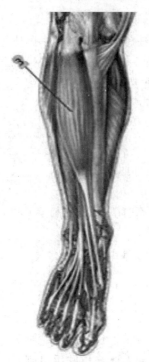 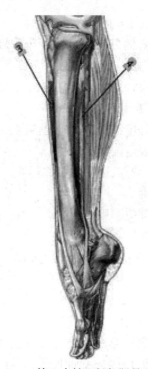

图 7-43　第 3 支针刀松解胫骨前肌肌腹　　图 7-44　第 4 支针刀松解胫骨后肌肌腹

②第 2 支针刀松解腓骨短肌远端腱肌移行处。在腓骨短肌远端腱肌移行处张力最高处定点，刀口线与腓骨短肌纤维方向一致，针刀体与皮肤垂直刺入，达腓骨短肌浅层腱膜处，调转刀口线 90° 与腓骨短肌纤维方向垂直，提插切割 2~3 刀，范围 0.5cm。出针刀后，针眼处以创可贴覆盖。

③第 3 支针刀松解胫骨前肌肌腹。在胫骨前肌肌腹中间定点，刀口线与胫骨前肌纤维方向一致，针刀体与皮肤垂直刺入，达胫骨前肌浅层筋膜处，刺入 0.5cm，纵行疏通。出针刀后，针眼处以创可贴覆盖。

④第 4 支针刀松解胫骨后肌肌腹。在胫骨后肌肌腹中间定点，刀口线与胫骨后肌纤维方向一致，针刀体与皮肤垂直刺入，达胫骨后肌浅层筋膜处，刺入 0.5cm，纵行疏通。出针刀后，针眼处以创可贴覆盖。

（7）术后手法治疗

术后患者俯卧位，足置于床头外，医者一手握住患肢脚腕，一手握住患肢足掌前部，将患足内翻、背屈至最大角度后，轻轻弹压 2 下。

五、脑卒中后下肢痉挛性瘫痪膝关节屈曲针刀松解术

（1）体位

患者俯卧位，助手将患侧小腿尽量伸直，让患足保持中立位。

（2）体表定位

半腱肌远端腱肌移行处、半膜肌远端腱肌移行处、股二头肌长头远端腱肌移行处、股二头肌短头远端腱肌移行处（图 7-45、图 7-46）。

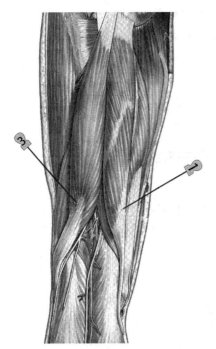

图 7-45 针刀松解半腱肌与股二头肌长头
远端腱肌移行处

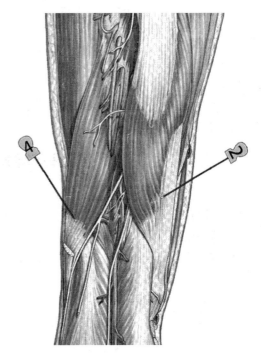

图 7-46 针刀松解半膜肌与股二头肌
短头远端腱肌移行处

（3）消毒

在施术部位，用碘伏消毒 2 遍，然后铺无菌巾，使治疗点正对洞巾中间。

（4）麻醉

用 0.5% 利多卡因局部浸润麻醉，每个治疗点注药 1ml。

（5）刀具

I 型 4 号直形针刀。

（6）针刀操作

①第 1 支针刀松解半腱肌远端腱肌移行处。在半腱肌远端腱肌移行处张力最高处定点，刀口线与下肢纵轴方向一致，针刀体与皮肤垂直刺入，达半腱肌浅层腱膜处，调转刀口线 90° 与半腱肌纤维方向垂直，提插切割 3~4 刀，范围 0.5cm。出针刀后，针眼处以创可贴覆盖。

②第 2 支针刀松解半膜肌远端腱肌移行处。在半膜肌远端腱肌移行处张力最高处定点，刀口线与下肢纵轴方向一致，针刀体与皮肤垂直刺入，达半膜肌浅层腱膜处，调转刀口线 90° 与半膜肌纤维方向垂直，提插切割 3~4 刀，范围 0.5cm。出针刀后，针眼处以创可贴覆盖。

③第 3 支针刀松解股二头肌长头远端腱肌移行处。在股二头肌长头远端腱肌移行处张力最高处定点，刀口线与下肢纵轴方向一致，针刀体与皮肤垂直刺入，达股二头肌长头浅层腱膜处，调转刀口线 90° 与股二头肌长头纤维方向垂直，提插切割 2~3 刀，范围 0.5cm。出针刀后，针眼处以创可贴覆盖。

④第 4 支针刀松解股二头肌短头远端腱肌移行处。在股二头肌短头远端腱肌移行处

张力最高处定点，刀口线与下肢纵轴方向一致，针刀体与皮肤垂直刺入，达股二头肌短头浅层腱膜处，调转刀口线90°与股二头肌短头纤维方向垂直，提插切割1~2刀，范围0.5cm。出针刀后，针眼处以创可贴覆盖。

（7）术后手法治疗

术后患者俯卧位，医者一手握住患肢脚腕，一手压住患肢股骨远端，帮助患膝伸直至最大角度后，轻轻弹压2次。

六、脑卒中后下肢痉挛性瘫痪髋关节屈曲针刀松解术

（1）体位

患者仰卧位，助手将患侧大腿尽量伸直，让患足保持中立位。

（2）体表定位

腹股沟韧带中点向下向外2cm处髂腰肌（图7-37）、股直肌近端与远端腱肌移行处（图7-47）。

（3）消毒

在施术部位，用碘伏消毒2遍，然后铺无菌巾，使治疗点正对洞巾中间。

（4）麻醉

用0.5%利多卡因局部浸润麻醉，每个治疗点注药1ml。

（5）刀具

I型3、4号直形针刀。

（6）针刀操作

①第1支针刀松解髂腰肌（图7-37）。腹股沟韧带中点向下向外2cm处定点，避开股动脉，刀口线与下肢纵轴方向一致，针刀体与皮肤垂直刺入，达肌肉浅层腱膜处，调转刀口线与髂腰肌纤维方向垂直，提插切割2~3刀，范围0.5cm。出针刀后，针眼处以创可贴覆盖。

②第2支针刀松解股直肌近端腱肌移行处。股直肌近端腱肌移行处张力最高处定点，刀口线与下肢纵轴方向一致，针刀体与皮肤垂直刺入，达股直肌浅层腱膜处，调转刀口线与股直肌纤维方向垂直，提插切割2~3刀，范围0.5cm。出针刀后，针眼处以创可贴覆盖。

③第3支针刀松解股直肌远端腱肌移行处。在股直肌远端腱肌移行处张力最高处定点，刀口线与下肢纵轴方向一致，针刀体与皮肤垂直刺入，达股直肌浅层腱膜处，调转刀口线与股直肌纤维方向垂直，提插切割2~3刀，范围0.5cm。出针刀后，针眼处以创可贴覆盖。

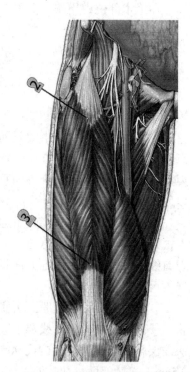

图7-47　针刀松解股直肌近端与远端腱肌移行处

（7）术后手法治疗

术后患者仰卧位，医者一手握住患肢脚腕，一手握住患肢膝盖，帮助大腿伸直至最大角度后，轻轻弹压2次。

七、脑卒中后下肢痉挛性瘫痪趾过伸针刀松解术

（1）体位

患者仰卧位，助手让患足保持中立位，屈曲大趾。

（2）体表定位

长伸肌远端腱肌移行处（图7-48）。

（3）消毒

在施术部位，用碘伏消毒2遍，然后铺无菌巾，使治疗点正对洞巾中间。

（4）麻醉

用0.5%利多卡因局部浸润麻醉，每个治疗点注药1ml。

（5）刀具

Ⅰ型4号直形针刀。

（6）针刀操作

针刀松解长伸肌远端腱肌移行处。在长伸肌远端腱肌移行处张力最高处定点，刀口线与下肢纵轴方向一致，针刀体与皮肤垂直刺入，达长伸肌浅层腱膜处，调转刀口线90°与长伸肌纤维方向垂直，提插切割2~3刀，范围0.5cm。出针刀后，针眼处以创可贴覆盖。

（7）术后手法治疗

术后患者仰卧位，医者一手握住患肢脚腕，一手握住患肢大趾，帮助屈曲大趾至最大角度后，轻轻弹压2次。

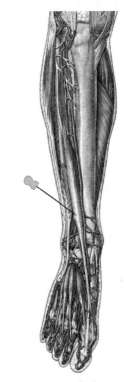

图7-48　针刀松解长伸肌远端腱肌移行处

第八章

脑卒中后痉挛性瘫痪针刀术后针灸与现代康复治疗

第一节 脑卒中后痉挛性瘫痪针刀术后针灸治疗

一、目的

针刀整体松解术后针灸治疗的目的是进一步调节头颈部、患侧上肢部和下肢部弓弦力学系统的力平衡，促进局部血液循环，加速局部的新陈代谢，有利于痉挛肢体的早期修复。

二、原则

脑卒中后痉挛性瘫痪行针刀术后 48~72h 可选用下列疗法进行针灸治疗。

三、方法

1. 毫针法

处方一：太阳（双）、百会、率谷（双）、风池（双）。

操作：局部常规消毒。刺太阳取 2 寸毫针向率谷方向刺入约 1.8 寸；刺百会取 1 寸毫针，向后顶方向刺入 0.8 寸；刺率谷取 1.5 寸毫针，向后平行刺入约 1.3 寸；刺风池取 2 寸毫针，向脊柱方向刺入约 1.8 寸。留针 40min，中间捻针 1 次，每日 1 次，10 次为 1 疗程。

处方二：风池、翳风、曲池、阳陵泉、供血。记忆力差加曲差、本神；定向力差加通天、正营；强哭强笑加五处、头临泣；情感淡漠加印堂、阳白。

操作：用 28 号 1.5 寸不锈钢针沿皮斜刺入皮下，快速捻针，每分钟 200 转，留针 30min，其间行针 3 次，每次 1~2min，10 次为 1 疗程。

处方三：足三里。

操作：局部常规消毒，针刺按子午流注纳甲法按时取穴，即每日辰时（7~9 时）取足阳明胃经足三里穴，针刺得气后，平补平泻，留针 15min，10 次为 1 疗程，疗程间休息 1 周。

处方四：百会、四神聪、合谷、神门、内关、三阴交、足三里、太冲、气海、中脘、阳陵泉。

操作：每次选取 5~7 穴，毫针刺入，用补法或平补平泻法，留针 15~20min，隔日 1 次，10 次为 1 疗程。

处方五：四神聪、风池、合谷、阳陵泉、太冲、太溪。口干舌光加复溜；腰背酸痛加命门、肾俞。上法适宜有震颤麻痹者。

操作：局部常规消毒，选 30 号毫针刺入，四神聪、风池、合谷、阳陵泉、太冲用泻法，余穴用补法。留针 30min，10min 行针 1 次，每日 1 次，10 次为 1 疗程，疗程间隔 2~3 日。

处方六：风池、曲池、阳陵泉、曲差、本神。

操作：局部皮肤常规消毒后，用 28 号 1.5 寸不锈钢针沿皮斜刺入皮下，快速捻针，每分钟 200 转，留针 30min，其间行针 3 次，每次 1~2min，10 次为 1 疗程。

处方七：百会、合谷、足三里、太溪、太冲、肝俞、肾俞、期门、京门。

操作：局部皮肤常规消毒后，用 28 号毫针针刺，得气后行补法或平补平泻法，中等刺激，留针 20min。每日 1 次，10 次为 1 疗程。

处方八：百会、风池、内关、足三里、三阴交。

操作：局部皮肤常规消毒后，用 28 号 2 寸毫针针刺，得气后行平补平泻法，留针 20min，其间行针 2~3 次。百会穴采用温和灸 30min。每日 1 次，10 次为 1 疗程。

处方九：十二井穴、水沟、涌泉、太冲、丰隆、风池、内关、照海。

操作：局部常规消毒，十二井穴点刺放血，余穴针刺后行强刺激手法 5min，不留针。本法适用于脑缺血发作急性期。

处方十：人迎、风池、供血、翳风、翳明、百会。

操作：局部常规消毒，针刺得气后，施平补平泻手法，人迎穴避开动脉直刺 0.5 寸，或用手指按压片刻。余穴按常规操作。留针 20min，每日 1 次，7 日为 1 疗程。

处方十一：百会、风池、曲池、合谷、阳陵泉、三阴交、太冲。气虚加足三里、悬钟。

操作：局部常规消毒，浅刺，行泻法，留针 15min。百会、风池、足三里、悬钟用艾条灸至皮肤潮红为度，每日 1 次，10 日为 1 疗程。

处方十二：合谷、曲池、丘墟、足三里、风池。

操作：局部常规消毒，合谷向后溪方向刺入约 1.8 寸，曲池向少海方向刺入约 1.8 寸，丘墟沿骨缝刺入约 1.3 寸，足三里直刺约 1.8 寸，风池向脊柱方向刺入约 1.6 寸。留针 40min，中间行针 2 次，每日 1 次，10 次为 1 疗程。

处方十三：主穴取肩髃、曲池、手三里、外关、悬钟、太冲。配穴取廉泉、哑门、风池、合谷、地仓、迎香、百会、足三里、金津、玉液、内关、丰隆、三阴交、肝俞、脾俞。

操作：在发病后即可行刺，四肢穴深刺透刺，颜面穴位斜刺浅刺，采取平补平泻手法。每日 1 次，10 次为 1 疗程。

处方十四：头面部取廉泉、头维、地仓；上肢取巨骨、曲池、后溪；下肢取秩边、委中、太冲。

操作：穴位消毒后，选 30 号 3 寸毫针，廉泉向舌系带根部透刺，头维向眼部鱼腰穴透刺，地仓向颊车或下关穴透刺，巨骨向骨关节透刺，要求气至整个肩部，曲池向少海透刺，后溪向合谷透刺，要求气至整个手掌。足三里气至整个小腿，委中气至整个小腿。太冲选 28 号 1.5 寸毫针，要求气上传。秩边选 30 号 5 寸毫针，要求气至整个下肢，且有抽动感。先针健侧，后针患侧，不留针，早期用泻法，后期用补法。

处方十五：华佗夹脊穴 5、7、9、11、14，四神聪，三阴交。

操作：局部常规消毒，用 1.5 寸长毫针与皮肤呈 75º 角，针尖向脊柱方向，刺入 1 寸左右（视病人胖瘦而定），行提插手法，使针感沿肋间向脊椎传导。针四神聪用 1 寸毫针斜刺 0.5 寸左右，三阴交直刺，以有麻感为度，留针 30min，10 次为 1 疗程，疗程间隔 1 周。

处方十六：上肢取肩髃、曲池、手三里、外关、合谷。下肢取环跳、阳陵泉、足三里、解溪、昆仑、风市、悬钟。此方用于治疗肢体偏瘫。

操作：局部常规消毒，针刺患侧穴位，进针 1.5~2 寸，环跳可进针 3 寸，行提插捻转泻法，留针 30min，每日 1 次，10 次为 1 疗程，疗程间隔 1~2 日。

处方十七：内关、水沟、极泉、尺泽、合谷、肩髃、曲池、外关、环跳、阳陵泉、足三里、昆仑。

操作：局部皮肤常规消毒后针刺，针刺得气后行平补平泻法，留针 30min，每日 1 次，12 次为 1 疗程。疗程间休息 2 日。

处方十八：肩髃、肩髎、肩内陵、曲池、外关、环跳、风市、阳陵泉、飞扬、足三里、悬钟。

操作：局部皮肤常规消毒后针刺，选 0.32mm×40mm 毫针，针体与皮肤成 75º~90º 角进针，针刺深度 0.8~1 寸。环跳穴以 75mm 毫针针刺，深度 2~2.5 寸，以肢体有放射感为度，每日 1 次，20 日为 1 疗程。

处方十九：中脘、曲池、合谷、足三里、阴陵泉、三阴交、太冲。

操作：局部皮肤常规消毒后针刺，得气后施平补平泻法，留针 30min，每日 1 次，6 次为 1 疗程，疗程间间隔 1 日。

处方二十：脾俞、胰俞、足三里、三阴交、肺俞、肝俞、关元、神门、然谷。

操作：局部皮肤常规消毒，针刺患侧，行平补平泻法，留针 20min，每日 1 次，4 周为 1 疗程。

处方二十一：风府、大椎、命门、天柱、风门、心俞、肝俞、脾俞、肾俞、关元俞。

操作：局部皮肤常规消毒，进针至常规针刺深度后行平补平泻法，令局部产生强烈酸麻胀重感并向深层及四周扩散即出针。每日 1 次，12 次为 1 疗程。

处方二十二：内关、水沟、三阴交、极泉、尺泽、委中、合谷。

操作：局部皮肤常规消毒后针刺，内关直刺 1~1.5 寸，行提插捻转泻法，持续 1min。水沟向鼻中隔下斜刺入 0.5 寸，行雀啄泻法，至眼球湿润为度。三阴交沿胫骨后缘与皮肤呈 45º 角，针尖斜向后刺入 1.5 寸，行提插补法。后 4 穴均用提插泻法。每日

1次，7次为1疗程。

处方二十三：水沟、睛明、太冲透涌泉、后溪透劳宫、三阴交透悬钟。

操作：局部皮肤常规消毒后针刺，水沟强刺激，睛明向上透皮刺，取健侧，快进慢出刺3次不留针，刺双侧太冲透涌泉、提插泻法5min。每日1次，7次为1疗程。

处方二十四：水沟、十宣、涌泉、内关、合谷、太冲、丰隆。

操作：局部皮肤常规消毒后针刺，针刺水沟时，针尖向上方斜刺，进针可稍加深。十宣可分组用粗针点刺出血，诸穴针刺宜促使得气，但又不宜引起病人躁动。每日2~3次，7日为1疗程。

处方二十五：肩髃、曲池、外关、合谷、肩髎、极泉、手三里、后溪、八邪。

操作：局部皮肤常规消毒后针刺，每次选6~8穴，运用捻转提插泻法，使针感传到四肢末端，留针20~30min。每日1次，星期日休息，6次为1疗程。

处方二十六：环跳、髀关、阳陵泉、足三里、三阴交、次髎、风市、伏兔、委中、悬钟。

操作：局部皮肤常规消毒后针刺，得气后运用提插捻转补法，中等强度刺激，使针感向远端缓和放射，留针20min。每日1次，10次为1疗程。

处方二十七：百会、前顶、后顶、通天、列缺、照海、支沟、悬钟、足三里、合谷、阳谷、曲池（均为双侧）。失语加哑门、风府；吞咽困难加风府、廉泉；眩晕加天柱、申脉；偏盲加率谷透颅息；痰湿甚加中脘、天枢；气阴虚加气海、足三里。此方用于恢复期和老年患者。

操作：局部常规消毒，先针健侧，后针患侧，得气后反复捻转、提插3~5次，中等强度刺激。其中支沟、合谷、阳谷针刺用泻法，余穴用补法。留针20min，隔日治疗1次。

2. 头针法

处方一：额区、顶区、颞区、枕区、颈区。

操作：局部常规消毒，额区取太阳向前直刺0.5寸，头维向太阳穴方向斜刺0.3寸；顶区取前后正中线中点及旁开1.5寸，共3点交叉进针；颞区位于耳尖后0.5寸向上1.5寸，分3等份，沿头皮透刺；枕区在枕骨粗隆旁开1.5寸，垂直向下进针；颈区在第3颈椎左右旁开1.5寸，斜向内下进针。每次治疗时，选1~3个穴位进行，行快速捻转针法，留针30min，每日1次，15次为1疗程。

处方二：感觉区、运动区、足运感区、舞蹈震颤控制区、晕听区、平衡区、语言区、运用区。

操作：局部皮肤严格消毒后，采用28号2寸毫针，针刺得气后行针，留针30min，留针期间可间歇运针，每日1次，7次为1疗程。

处方三：运动区、感觉区。

操作：局部常规消毒，取30号1.5寸毫针3根，用接力刺将针沿头皮刺入帽状腱膜下，行快速捻转手法，留针45min，中间行针2次。感觉区操作方法同运动区。每日1次，10次为1疗程，休息5日后再行针刺。

处方四：运动区、感觉区、足运感区、言语2区、血管舒缩区。

操作：对症选穴，取 30 号 1.5 寸毫针，局部常规消毒，在所刺区内行接力刺或单刺，捻针 5min，捻转速度 200 次 /min，或用抽气法、进气法捻针，每 20min 捻针 1 次，留针 1h，每日 1 次，10 次为 1 疗程，休息 5 日再针。

处方五：百会透曲鬓、风府、天柱、风池、完骨。

操作：局部皮肤严格消毒后针刺，以 0.35mm×40mm 毫针从百会至曲鬓刺 4 针，每针沿皮刺入皮下 1 寸，捻转 200 次 /min，捻转 5min，间隔 5min 再行捻转，重复 3 次。风府穴斜向下刺 1~1.2 寸，以头脑轰胀感为度；天柱穴向内斜刺 0.8~1 寸；风池、完骨针尖向喉结方向，进针 1~1.5 寸，施以小幅度高频率捻转手法，促进风池穴针感放散至前额部，留针 20min，每日 1 次，7 次为 1 疗程。

处方六：病灶侧顶颞前斜线上 1/5 或中 2/5 的 2 个刺激点。

操作：患者取坐或卧位，局部皮肤常规消毒后，沿皮呈 30º 角刺入 1.2 寸，得气后接电针仪，适度刺激，每日 1 次，7 次为 1 疗程。

处方七：顶中线、额中线、顶颞前斜线、顶旁 1 线、顶旁 2 线。

操作：局部皮肤严格消毒，针刺后采用朱明清教授之抽气法、进气法进针。每日 1 次，间歇行针 4~8h，显效后 30min 行针 1 次。

处方八：顶颞前斜线、顶颞后斜线、顶旁 1 线、顶旁 2 线。

操作：局部常规消毒，针刺后头皮后行快速捻转法，频率为每分钟 200 次左右。持续捻转 3~5min 后休息 10min，反复操作 3 次后取针。每日 1 次，10 次为 1 疗程。

处方九：运动区、晕听区、言语 2 区、言语 3 区、感觉区。

操作：局部皮肤严格消毒，用 28 号 1.5 寸不锈钢毫针针刺，针尖与头皮呈 30º 角快速刺入帽状腱膜下，针刺得气后捻转 2~3 次，每次 2~3min，频率为每分钟 200~240 次，待局部有热麻感后，留针 20~30min，捻针或间隔时嘱患者活动患肢。每日 1 次，10 次为 1 疗程。

处方十：取病灶侧运动区、感觉区。如上肢运动、感觉障碍取对侧运动区、感觉区的 2/5；面瘫、运动性失语取对侧运动区下 2/5；感觉性失语、感觉障碍取对侧感觉区下 2/5；下肢运动、感觉障碍取对侧运动区、感觉区的上 2/5 及足运感区。

操作：局部常规消毒，快速将针刺入头皮下，沿刺激区在头皮下将针推进 4cm 左右，快速捻转，每分钟约 200 次，每针持续捻转 1min 后，留针 5~10min，共捻 3 遍后起针。每日针 1 次，10 日为 1 疗程。

处方十一：偏瘫、偏盲、偏身感觉障碍，运动性失语、流涎，舌瘫取运动区、感觉区上、中、下 3 点针刺；若伴有感觉性失语或命名性失语，无运动性失语者，可减去运动区和感觉区下 2/5，加刺言语 2 区或言语 3 区；若伴浮肿时，可加用血管舒缩区。

操作：局部常规消毒，选 30 号 1.5 寸毫针，用接力刺或平刺法进针，留针 1h，中间每 20min 捻针 1 次，频率为 200 次 /min。每日 1 次，10 次为 1 疗程，休息 5 日后再针。

3. 穴位注射法

处方一：共分 5 组。头穴取患肢对侧运动区和感觉区，根据病变部位取上中 1/5 和下 2/5；患侧肩髃、曲池透少海、阳陵泉、昆仑透太溪；患肢同侧的运动区和感觉区，根据病变部位取上中 1/5 或下 4/5；患侧椎体区、定喘、肾俞；患侧治瘫穴，内关透外关、合谷透劳宫、环跳、悬钟透三阴交。

操作：每次选 1 组穴位，选 10ml 注射器，抽取夏天无 4ml（含药约为 4mg）和 2% 普鲁卡因 2ml，进针得气后，缓缓将药液注入。隔日 1 次，10 次为 1 疗程，注药后让病人尽量多运动。

处方二：患侧风池。

操作：偏瘫症初期，局部常规消毒，用 5ml 注射器抽取 5%γ- 氨酪酸 1.5ml，针刺风池穴，得气后抽无回血，缓缓将药液注入。在病症后期可改用 100mg 维生素 B₁ 加 5mg 烟酰胺注入。每 2 日 1 次，15 次为 1 疗程。

处方三：患侧手三里、足三里。

操作：局部皮肤严格消毒，给予纳洛酮 0.8mg，加生理盐水 4ml。分别注射于患侧手三里、足三里穴位中，每穴 2.5ml。得气后将药物注入，每日 1 次，14 日为 1 疗程。

处方四：合谷（双侧）、曲池、下巨虚、悬钟、肩髎、足三里（双侧）、解溪、阳陵泉、三阴交。

操作：硝酸士的宁 2mg，川嗪 2 支，维生素 B₁、B₆、B₁₂ 及 2% 普鲁卡因各 1 支混合使用，行穴位注射。选用龙胆紫点穴标记，用无菌注射器抽取上述合剂，快速将针刺入穴内皮下组织，探得酸胀等得气感应后，回抽一下，如无回血，即可将药液推入，每穴注射 2ml，每注射一穴换一针头，取阳明经穴为主。甲组：合谷、曲池、下巨虚、悬钟、肩髎；乙组：足三里、解溪、阳陵泉、三阴交。甲乙两组交替注射，每日 1 次，10 日为 1 疗程。间隔 2 日，重复一疗程，共 2 疗程。

处方五：风池、廉泉、肩髎、曲池、外关、合谷、环跳、足三里、阳陵泉、解溪。

操作：局部皮肤常规消毒，用参麦注射液 10ml，注射患侧肢体穴位，选用头部穴位风池、廉泉、上肢穴位肩髎、曲池、外关、合谷，下肢穴位环跳、足三里、阳陵泉、解溪。每次选用 2~3 穴，隔日 1 次。

处方六：风池、风市、足三里、内关、曲池、肩髎。

操作：每次选取 2~3 穴。抽取 5% 的当归注射液 2~4ml，针刺得气后抽无回血，即每穴注入药物 0.3~0.5ml。每日 1 次，10 次为 1 疗程。

处方七：上肢取曲池、外关、合谷；下肢取伏兔、足三里、上巨虚、环跳、阳陵泉。

操作：局部常规消毒，用注射器抽取川芎注射液 20ml，针刺得气后，抽无回血，再将药液缓缓注入穴位，每穴 3 ml，隔日 1 次，10 次为 1 疗程，休息 5 日后继续治疗，一般治疗 3~5 个疗程。

处方八：以患侧阳明经穴为主。上肢取肩髎、臂臑、曲池、外关、合谷，下肢取伏兔、梁丘、足三里、阳陵泉、丰隆。

操作：穴位局部常规消毒，用 5 号长注射针头直刺入穴位 1.5 寸，提插得气，产生酸、麻、胀感后，回抽无血，缓缓推入药液，每日 1 次，10 次为 1 疗程，疗程间休息 3 日。一般治疗 2 个疗程。

4. 电针法

处方一：百会、合谷、足三里、太溪、太冲、肝俞、肾俞、期门、京门。

操作：每次选 1~2 组穴位，局部皮肤常规消毒后针刺，按通电针仪，用脉冲电刺激 20~30min，强度以患者能忍受为度，隔日 1 次，10 次为 1 疗程。

处方二：偏瘫症常用肩髃、曲池、外关、合谷、环跳、风市、阳陵泉、悬钟。

操作：根据瘫痪部位，每次选取 2~3 对穴位。刺入后进行提插操作，使感应向远处扩散，然后加电刺激，刺激量应逐渐加强，通电时间为半分钟，稍停后继续通电半分钟，可重复 3~4 次。使病人产生酸、麻、热、烫等感觉，并使相关肌群出现节律性收缩。

处方三：上肢取肩髃、曲池、外关、合谷、后溪；下肢取环跳、风市、髀关、阳陵泉、足三里、悬钟、太冲。

操作：针刺得气后，接脉冲电针仪，选疏密波，电流量以肢体内出现节律性收缩为度，对解除脑休克，促进肌力、肌张力恢复有作用。每日 1 次，每次 20~30min，10 次为 1 疗程，疗程间隔 3 日。

处方四：百会、神庭、合谷、内关、曲池、太冲、三阴交、足三里。

操作：局部皮肤严格消毒后，用毫针刺入，捻转得气后（局部有酸、麻、胀、重等感觉），接 G6805 电针治疗仪，频率用疏密波（5/45Hz），强度以病人耐受为度，约 3mA。留针约 30min，每日电针 1 次，治疗 5 日休息 2 日。

处方五：肩髃、曲池、手三里、环跳、少海、足三里、昆仑、太冲。

操作：针刺得气后接 G6805 电针治疗仪，选用连续波。每次取一对穴位通电 20min，强度以病人能耐受为度。每日 1 次，10 次为 1 疗程。

5. 耳针法

处方一：交感、肾上腺、心、降压沟、内分泌。

操作：局部常规消毒，取一侧耳穴，每次 2~3 穴，针刺后用胶布固定，留针 3 日，然后换另一侧，穴位、方法同前，针刺 4 次（两耳交替），12 日为 1 疗程。

处方二：神门、交感、耳尖、枕、脑点、脑干、肾上腺、皮质下、内分泌、肾、肝、心。

操作：每次选 3~5 穴，局部皮肤常规消毒后，用毫针针刺，强刺激，留针 20~30min，间歇运针或加用电针，每日 1 次，7 次为 1 疗程。

处方三：心、皮质下、脑干、神门及相应肢体。

操作：局部常规消毒，每次选患侧 3~5 穴，强刺激，留针 30min，亦可用埋针或耳穴贴压。

处方四：神门、下屏尖、肾、脾、心、肝、眼、胆、缘中、耳尖、瘫痪相应部位、降压沟。

操作：每次选取 3~5 穴，常规消毒，快速进针，中等强度刺激，捻针 2min，留针 20min，每日 1 次，10 次为 1 疗程。

处方五：脑点、皮质下、肾、肝、三焦。言语不利加心、脾、舌；血压高加降压沟、降压点、神门；口舌㖞斜加口、脾、面颊；吞咽困难加口、耳迷路、咽喉。

操作：用直刺法，快速进针，得气后行强刺激，留针 30~60min，隔日 1 次，10 次为 1 疗程。

处方六：皮质下、脑点、肝、神门、三焦、瘫痪相应部位。

操作：每次选双侧 2~3 穴，快速进针，中强刺激，留针 20min，隔日 1 次。亦可以王不留行籽胶布固定穴上，每次持续 2~3 日。

处方七：神门、皮质下、脑干、心、肝、肾。吞咽困难加口、耳迷路、咽喉。

操作：每次选取 2~3 穴，常规消毒，毫针中等强度刺激，留针 30min，隔日 1 次，10 次为 1 疗程。

6. 芒针法

处方一：上肢瘫选阳溪透曲池或阳池透天井、肩髃透曲池或肩髃透天井；下肢瘫选足三里透解溪或阳陵泉透悬钟、梁丘透髀关或膝阳关透环跳、血海透箕门。

操作：常规消毒。用 9~20 寸长针，循经透刺瘫痪侧穴位，小幅度捻转，以酸胀感患者能忍受为度，并尽量使针感向远端放射。

处方二：上肢取商阳透合谷，曲池透肩髃，少海透养老，曲池透阳溪；下肢取髀关透梁丘，足三里透下巨虚，环跳透阳关，阳陵泉透悬钟。

操作：局部常规消毒，以 18~20 寸芒针，在同一经络线上，用分流（在病灶处向相反方向进针）和对峙（从相反方向向同一方向或病灶进针）针法，每次取 2~4 穴，留针 20~40min，隔日 1 次，10 次为 1 疗程。

处方三：上肢瘫取大椎透至阳、肩髃透曲池，或外关透曲池、合谷透后溪；下肢瘫取至阳透筋缩、命门透阳关；足内翻取足三里透悬钟或阳陵泉透昆仑；足外翻取阴陵泉透三阴交；口歪流水取地仓透颊车、太冲透涌泉，舌强言謇取廉泉透舌根。

操作：具体操作法同处方一中操作。

7. 灸法

处方一：曲池、外关、足三里。

操作：将艾条点燃后悬灸，以穴位局部皮肤充血红晕为度，每日 1 次，10 次为 1 疗程。

处方二：关元、足三里。

操作：将艾条的一端点燃，对准施灸部位，距皮肤 0.5~1 寸进行熏烤，使局部有温热感为佳。每周灸 1~2 次，连续治疗 1 个月。

8. 三棱针法

处方一：大椎。

操作：局部常规消毒后，先以三棱针点刺大椎，以出血为度，后以大号玻璃罐用闪火法拔之，留罐 10min，每周 2 次，8 次为 1 疗程。

处方二：商阳、中冲。

操作：常规消毒，用三棱针点刺放血 2ml 左右，隔日 1 次。此法适用于偏瘫患者上肢肿胀。

处方三：上肢取曲泽、尺泽，下肢取委中、委阳。

操作：穴位局部常规消毒，三棱针点刺放血 30~40ml，每周 2 次。

处方四：尺泽、委中、十宣。

操作：局部常规消毒，于尺泽、委中等静脉怒张处放血，放血量应在 100ml 以上；十宣放血数滴即可。

9. 蜂针法

处方：阿是穴、四肢腧穴。

操作：先做过敏试验，若阳性须脱敏后再进行。循经散刺法：将螫针从活蜂尾部拔出，在患部或相应部位循经散刺 3~4 点，针不离镊，点刺即出，适用于十四经皮部、耳穴、头面穴。活蜂螫刺法：用镊子夹取蜜蜂头胸部，在患者背部、四肢腧穴及敏感点交替使用活蜂螫刺，首次用 1 只，以后每次增加 1 只，到 30 只时不再增加，每日 1 次，30 次为 1 疗程，疗程间隔 3 日。

10. 火针法

处方：百会、尺泽、委中。

操作：以针点刺百会、尺泽、委中处浮络点刺出血，每日针 1 次，10 次为 1 疗程，隔 1 日进行第 2 疗程，同时辅以降纤酶 5U 加入 250ml 生理盐水中，每日 1 次，共 3 日。

11. 巨刺法

处方：鱼际、合谷、外关、手五里、肩髃、曲泽。

操作：在偏瘫早期，在健侧取穴，用泻法，每日 2 次，每次留针 15min；患侧独取鱼际，以较强刺激手法，不留针，每日 2 次。后期配合患侧针刺，取穴同健侧，每日 1 次，留针 25min；痉挛明显者在曲泽处放血，每次 15ml 以上，每周 2~3 次。

12. 激光照射法

处方一：肩髃、曲池、手三里、环跳、阳陵泉、足三里、昆仑、风池、合谷。

操作：选用氦-氖激光治疗机，输出功率 1~7mW，波长为 6328A°，垂直照射穴位，距离为 50cm。每次选 4~6 个穴位，每穴照射 5~8min，每日 1 次。

处方二：患侧肩髃、四渎、髀关、足三里、三间，失语配廉泉。

操作：用上海医用激光仪器厂生产的氦-氖激光治疗仪器，功率 10mW，激光通过 1m 左右光束后，光斑直径约 2mm，每穴照射 4min，隔日照射 1 次，2 个月为 1 疗程。

13. 微波针法

处方：曲池、手三里、阴市、足三里。

操作：用 28 号或 30 号针刺上述穴位，得气后，将 DBJ-I 型微波针灸仪接到针柄上，调整好输出功率，以无刺痛为度，隔日治疗 1 次，每次 15~20min，10 次为 1 疗程。

14. 磁圆针法

处方：上肢取肩髃、臂臑、曲池、手三里、外关、合谷、八邪，下肢取环跳、风市、伏兔、委中、承山、足三里、条口、丰隆、太冲，头面部取百会、四神聪、运动区、水沟、地仓、颊车、下关。

操作：将上穴分为 3 组交替使用，每次针刺 8~10 个穴位，采用平补平泻法得气后，接通 G6805 电针治疗仪，频率每分钟 150 次，刺激强度以病人耐受为限，电针后磁圆针沿督脉及两侧夹脊穴处自上而下，由轻到重反复敲打 3~5 次，每日 1 次，10 次为 1 疗程，疗程间隔 2 日。

第二节　脑卒中后痉挛性瘫痪针刀术后现代康复治疗

一、目的

针刀整体松解术后现代康复治疗的目的是进一步调节头颈部、患侧上肢部和下肢部弓弦力学系统的力平衡，促进局部血液循环，加速局部的新陈代谢，有利于痉挛肢体的早期康复。

现代康复包括物理因子治疗、运动疗法、作业疗法、矫形器的应用及其他治疗技术，覆盖范围较广。

二、原则

脑卒中后痉挛性瘫痪行针刀术后 48~72h 可选用下列疗法进行现代康复治疗。

三、方法

（一）物理因子治疗技术

1.经颅磁治疗

（1）治疗部位

头部左右 M1 区。

（2）治疗方法

采用经颅磁刺激仪（英国 Magstim 公司，Magstim Rapid 2 型），刺激线圈为"8"字形，直径 70mm。治疗前先测定运动阈值（motor threshold，MT），患者全身放松，安静坐位，将电极片置于大鱼际肌腹侧，刺激对应大脑半球 M1 区位置，在该区寻找运动热点，连续 10 次刺激中，至少 5 次诱发电位波幅 > 50μV 的最小刺激强度为 MT，以该 MT 作为基础，调整刺激参数。将线圈先后定位在顶部百会穴以及病灶同侧的正营穴，分别进行靶点刺激。刺激频率为 10 Hz，刺激强度为 80%MT，每个序列 15 个脉冲，共 100 个序列，序列间隔 10s，每个靶点治疗各 10min / 日，共 20min，5 次 / 周，持续治疗 8 周。为尽可能避免患者在治疗过程中产生头动，治疗时患者取仰卧位，在磁刺激过程中要确保线圈位置固定，避免移动，每天进行刺激治疗的时间相对固定。（秦茵，黄冬娥，康国辉，等.头穴重复经颅磁刺激治疗脑卒中后上肢痉挛性偏瘫疗效观察［J］.康复学报，2018，28（6）：21–25.）

2.痉挛肌低频治疗

（1）治疗部位

偏瘫侧上、下肢痉挛肌及拮抗肌。

（2）治疗方法

使用 KX–3A 型痉挛肌低频治疗仪（北京耀洋康达医疗器械有限公司）。这种方法是将先后出现的两组低频脉冲，分别刺激痉挛肌和其对抗肌，波宽和频率可调，使两者交替收缩。主要输出波形：A、B2 组均为无极性双向不对称脉冲，B 组输出脉冲比 A 组延时出现，延时时间 T1 为 0.1s，脉冲周期 T 为 1s，脉冲宽度 TA 为 0.3s、TB 为 0.3s。电流强度以患者耐受为度，定时 20min。（毕艳梅 . 针刺结合痉挛肌低频治疗仪治疗卒中后痉挛性偏瘫 68 例疗效观察 [J] . 河北中医，2013，35（9）：1347–1348.）

3. 肌电生物反馈治疗

（1）治疗部位

上肢取肱三头肌、桡侧腕伸肌，下肢取股四头肌、胫前肌。

（2）治疗方法

采用肌电生物反馈治疗，选用仪器为生物刺激反馈仪（南京伟思医疗科技股份有限公司生产，型号 SA9800）。操作步骤：患者取仰卧位，暴露偏瘫侧上下肢，用 75% 医用酒精消毒皮肤后，分别贴上电极片，将电极导线与治疗仪相连，启动治疗仪，选取治疗模式，调节肌电数值开始募集肌肉收缩或放松，以患者能耐受为宜，一般强度为 15~25mA。引导患者根据反馈信号自我控制调节肌肉收缩或放松，重复训练。每次收缩和放松为一组训练，每次上下肢各做 50 组。每日 1 次，连续治疗 6 日后休息 1 日。4 周为 1 个疗程，连续治疗 6 个疗程。（林东雄，谭峰，李广兴，等 . 头针联合肌电生物反馈疗法治疗急性脑梗死后偏瘫的临床观察 [J] . 中国民间疗法，2020，28（23）：46–48.）

4. 神经肌肉电刺激治疗

（1）治疗部位

上肢冈上肌、三角肌、肱三头肌、桡侧腕伸肌，下肢股四头肌、胫前肌。

（2）治疗方法

NMES 是一种低频电刺激，通过刺激 II 型快肌纤维产生肌肉收缩，维持肌肉活性，保持关节活动度，促进肌肉运动再学习能力和易化作用，防止肌肉萎缩，减少痉挛的发生，促进局部血液循环作用。NMES 临床应用一般频率保持在 15~50Hz，脉宽为 200~400μs，电极可以置于皮肤表面和肌肉内。早在 1964 年，有文献报道通过 NMES 刺激肌肉收缩改善运动功能。目前发现 NMES 对 HSP 也有一定疗效。Vuagnat 等筛选脑卒中后肩痛伴半脱位的患者，经 NMES 治疗 3 周后肩关节疼痛显著改善，肱骨头复位、肩关节运动功能显著提升。Shimada 等研究证明，NMES 降低脑卒中后肩关节半脱位和肩痛有可行性和有效性。NMES 治疗 HSP 的机制除了低频电镇痛外，可能还包括其形成的刺激 – 收缩模式，这种模式可以促进肌肉功能、改善肌张力、维持肩部正常解剖结构和功能，肌肉在收缩的同时形成的"肌肉泵"，改善局部血液循环，从而达到止痛的作用。对于 HSP 的治疗 NMES 也存在负面报道，Price 等对 NMES 治疗进行了系统性的回顾，总结出 NMES 可以提高无痛范围的被动外旋和降低肩关节半脱位，但是不能提高运动功能和改善肩部疼痛。Jong 等对脑卒中亚急性期运动功能严重损害的患者给予 NMES 治疗 8 周后，患者上肢活动范围、肩痛、功能均未改善。因此，NMES 降低 HSP 的有效性尚待证明。（张婷，路微波 . 电刺激用于偏瘫肩痛治疗的临床应用进展［J］．中国康复医学杂志，2017，32（3）：364-367.）

5. 冷疗技术

（1）治疗部位

上肢远端及手。

（2）治疗方法

水桶内备 0℃~4℃冰水，深度淹没手腕即可。将患肢拇指外展，余四指伸展，放入桶底，手指不能伸展者用分指板协助。肘关节伸展，腕关节背屈 90°，放置 30~60s。将患者的手取出擦干，诱导其腕背伸及手指伸展，重复 3 次。然后给予手指各关节被动活动及手功能训练。（吴群英，张萍．冷疗技术在脑卒中偏瘫患者上肢及手功能训练中的效果观察［J］．当代护士，2011（5）：20-21.）

（二）运动疗法

1. 偏瘫训练

（1）训练部位

偏瘫侧上、下肢及躯干。

（2）训练方法

良肢位的摆放，患者的肢体在床上置于抗痉挛体位，学会健侧、患侧交替卧位；维持和扩大关节活动度；翻身起坐；坐位平衡；由坐位到站立位的转移；站立平衡；重心转移；患侧负重。步行及上下楼梯训练；日常生活活动能力训练等。每天 1 次，每次 40 分钟，5 次为 1 疗程，每个疗程间隔 2d，共治疗 4 个疗程。（SUN RJ，TIAN L，FANG XL，et al. Clinical Study of Poststroke Upper Limb Spasmodic Hemiplegia Treated with Jingou Diaoyu Needling Technique and Bobath Therapy［J］. Chinese Acupuncture& Moxibustion，2017，37（4）：372-376.）

2. 悬吊运动训练

（1）治疗部位

躯干、上下肢各关节运动。

（2）治疗方法

采用挪威产的 Redcord 体能 - 康复悬吊训练器，训练中静态闭链运动与动态闭链运动相结合，练习内容包括背部屈伸运动训练、膝关节以及髋关节屈伸与内收外展训练等内容。在患者的整个治疗过程中，治疗师需根据患者的不同实际情况，通过调节弹性带的松紧来增减难度，还可将窄悬吊带向下肢远端移动，增加难度等方式来调整负荷强度。每种动作每天训练 3~4 组，每组训练 5 次，组间休息 2min，负荷逐渐增加，以患者能正确、轻松完成指定动作为度。每周训练 5 日，共训练 8 周。（李晓华，闫晓洁，马玉萍，等．早期针灸联合悬吊运动锻炼对脑卒中偏瘫患者肢体康复效果的影响［J］．陕西中医，2016，37（10）：1413-1414.）

3. PNF 治疗方案

（1）治疗部位

偏瘫侧上肢及下肢痉挛肌群。

（2）治疗方法

PNF 采用对角线模式，上肢有 4 种基本模式。

①屈曲 – 内收 – 外旋模式：患者仰卧位，引导其上肢由 D1E 伸（伸展 – 外展 – 内旋）到 D1F 屈（屈曲 – 内收 – 外旋）。

②屈曲 – 外展 – 外旋模式：患者仰卧位，引导其上肢由 D2E 伸（伸展 – 内收 – 内旋）到 D2F 屈（屈曲 – 外展 – 外旋）。

③伸展 – 外展 – 内旋模式：患者仰卧位，引导其上肢由 D1F 伸到 D1E 屈。

④伸展 – 内收 – 内旋模式：患者仰卧位，引导其上肢由 D2F 伸到 D2E 屈。

时间、频次及疗程：每周治疗 6 次，连续治疗 4 周，共治疗 24 次。（石杰，袁爱红，杨骏，等 . 针刺结合本体感觉神经肌肉促进技术治疗脑卒中后上肢痉挛性偏瘫疗效观察[J] . 安徽中医药大学学报，2019，38（3）：58-61.）

4. Bobath 易化技术

（1）治疗部位

偏瘫侧上、下肢及躯干。

（2）治疗方法

上肢及躯干训练的操作方法：①侧卧前伸肩：取健侧卧位，下肢呈屈曲位，前屈患侧上肢 90° 并伸肘，治疗师一手握住患者手部，一手放在患者肘部，给予阻力让患者上肢用力。

②抑制上肢痉挛模式：患者取坐位，治疗师将患侧上肢托起，一手放在患者腋窝下，让患者保持伸肘姿势，并推向外侧，治疗师给予阻力并往回推上肢。

③反射性控制关键点：颈、肩胛带、脊柱、肘腕、拇指等是抑制上肢及躯干的屈肌痉挛模式常用的关键点。

下肢训练的操作方法：①髋内收、骨盆旋前训练：患者坐位，治疗师一手控制患侧膝关节，另一手控制踝关节于背、外翻位，带动患者骨盆前倾。

②提腿训练：患者坐位，下肢呈全屈曲位，令患者有控制地将下肢徐缓落地，并练习在关节各个活动范围内的控制能力。

③屈膝训练：患者坐位，在足底着地状态下屈曲膝关节。

④踝关节控制能力训练：患者仰卧，下肢在屈曲或伸展位下进行踝关节背屈、足趾抬离支撑面的动作。仰卧位时，膝关节保持屈曲位，进行踝关节、足趾的伸展训练。

进行上述训练后实施行走训练、站立训练，以促进患者下肢肌力和功能恢复。每天 1 次，每周 6 次，每次 40min，休息 1 天后继续下 1 个疗程，共治疗 4 周，共治疗 24 次。（赖耀铭，高升，陈泓鑫，等 . 蜂针结合 Bobath 疗法治疗脑卒中痉挛性偏瘫临床观察[J] . 广西中医药大学学报，2021，24（1）：9-11.）

5. 运动再学习技术

（1）治疗部位

偏瘫侧上、下肢及躯干。

（2）治疗方法

分析患者上肢丧失的运动成分、常见问题和代偿方法；充分解释目前运动学习目的，反复练习丧失的运动成分，并通过语言和视觉反馈、手法指导，增强患者康复信心，治疗2周后对患者进行康复再评估。

具体训练内容包括：病人仰卧位时引发前伸和前肢的肌肉活动和运动控制；维持肌肉长度，预防屈指长肌群、肩关节屈肌群和内旋肌群的挛缩；引发运动控制，包括训练前臂旋后、训练伸腕、训练拇外展和旋转、训练对指、训练操作物体、训练使用餐具。将训练项目转移到日常生活中，并为患者布置训练作业，要求患者家属积极参与。运动再学习训练方案每次60min，每天1次，每周训练6次，共治疗4周。患者出院后嘱患者在家庭中继续训练。（张伟，吴明丹，杨亿，等.针刺结合运动再学习技术对缺血性脑卒中患者上肢功能影响的前瞻性队列研究［J］.针灸临床杂志，2018，34（9）：36–39.）

6. 上肢机器人康复训练

（1）治疗部位

上肢及躯干。

（2）治疗方法

采用上肢康复机器人（品牌：瑞士Hocoma；型号：ArmeoSpring）进行辅助训练，方法如下。

每天进行20~30min的训练，结合二维、三维游戏任务导向，如在增加前后活动范围的三维空间内进行二维跳跃、物品分类、击球等。包括视觉反馈训练。在可调节难度减重的前提下进行上肢肩肘腕及握力训练，包括手的抓握训练，肩关节外展、屈曲、内收训练，肘关节的伸、屈训练。监控患者的恢复情况，最开始由治疗师配合机器人指导患者完成相关训练，当患者上肢恢复到一定程度后，则由患者独自完成以上训练。（林芳堃.上肢康复机器人辅助训练对脑卒中偏瘫患者上肢运动功能的影响观察［J］.中国医疗器械信息，2020，26（05）：119–120.）

7. 下肢机器人康复训练

（1）治疗部位

下肢及躯干。

（2）治疗方法

采用Lokomat Basic版下肢机器人训练系统（瑞士Hocoma公司），将患者双下肢固定于外骨骼支架上，根据患者的实际情况利用减重系统减轻患者50%~10%的体重。步行起始速度设定为1.2 km/h，后根据患者实际情况逐渐增加，最高到2.0km/h，两侧下肢步行中的机器引导力均设为100%。在训练中不断提醒患者进行主动行走，并体会步行感觉。每次训练30min，每周训练3次，持续训练8周。下肢机器人辅助步行训练由经过专业培训并具有专业培训证书的康复治疗师完成。（吴月峰，蔡锣杰，董晓琼，等.头针治疗联合下肢机器人辅助步行训练改善脑卒中偏瘫患者步态的疗效观察［J］.浙江医学，2022，44（3）：269–273+278.）

（三）作业疗法

1. 镜像疗法

（1）治疗部位

双上肢及手。

（2）治疗方法

在治疗前充分告知患者具体训练步骤。患者坐在治疗桌前，患侧上肢放置于可调高度，便于调整活动，将一面 30cm×40cm 镜子放置在患者面前、两手之间，患侧完全被镜子遮挡，患者能看到健侧镜像。嘱患者健侧做训练动作，目光注视健侧上肢和健侧上肢的镜像，并尽可能地主动尝试患侧进行上述动作。患者不能自主完成的动作由治疗师辅助完成。训练动作包括肩关节屈伸、内外旋、肘关节屈伸，前臂旋前旋后，腕关节屈伸，掌指、指间屈伸及拇指内收外展，共6个动作，每个选项动作连贯执行 5min，每周5次，连续4周。（段璨，李正良，夏文广，等 . 针刺结合镜像疗法对脑卒中后上肢运动功能的影响［J］. 神经损伤与功能重建，2020，15（3）：155-158.）

2. 作业疗法

（1）关节活动度的维持和改善

除主动和被动进行关节活动外，可借助一些作业活动和矫形器。作业活动如磨砂板、桌面上的简单游戏。用健侧手掌按压患侧手掌上，保持患侧手指的外展，同时前伸上肢时可以达到屈曲肩关节、伸展肘关节的目的。（田然 . 头体针配合作业治疗对脑卒中恢复期上肢功能的影响［J］. 上海针灸杂志，2017，36（2）：146-149.）

（2）功能性运动训练

进入恢复期，临床上多数患者或多或少出现不同程度的痉挛和联合反应，此时治疗原则：抑制痉挛，如利用负重练习或在负重状态下的作业活动以降低痉挛；协同运动训练：作业治疗必须设法打破协同运动模式，逐步确立各个关节分离运动，避免选择过于复杂的动作和运动；按照从近端到远端关节的顺序分别训练，如持球、持棒动作；上肢基本动作训练：针对上肢的功能训练，作业疗法有许多活动，如向前推动球体，木钉板活动，双手协调动作训练。（田然 . 头体针配合作业治疗对脑卒中恢复期上肢功能的影响［J］. 上海针灸杂志，2017，36（2）：146-149.）

（3）虚拟康复训练

采用 VREX1.0 型魔迅虚拟康复训练系统，系统有搬运工、变魔术、飞翔、赛车、鲨鱼、击鼓、打排球、蒲公英、守门员、接鸡蛋、引力球、滑雪等十几个虚拟环境处方，治疗师根据患者的不同病情，制定个体化的训练任务，每个患者设计 3~5 个游戏，每个游戏 3~5min，每个游戏中间休息 1~2min，训练时间均为每次 20min。（田然 . 头体针配合作业治疗对脑卒中恢复期上肢功能的影响［J］. 上海针灸杂志，2017，36（2）：146-149.）

（4）训练手指抓握级精细操作活动

日常生活中几乎所有的动作都与手的操作有关，设计主要着重于眼手的协调，增强耐力，改善手指精细功能。如搭积木、拼图案、上螺母、旋转套圈、洗脸、刷牙、梳头、吃饭等。（田然.头体针配合作业治疗对脑卒中恢复期上肢功能的影响［J］.上海针灸杂志，2017，36（2）：146–149.）

3. Rood 技术

（1）治疗部位

偏瘫侧上下肢肌群相应皮肤区域，采用多种感觉刺激输入促通技术。

（2）治疗方法

运用调控性感觉输入、应用运动控制的发育顺序和目的性活动等技术手段。

①触觉刺激：用软毛刷轻轻刺激患侧肢体皮肤，2s/ 次，10 次为 1 组，共 4 组。

②温觉刺激：在患肢屈肌处使用热毛巾热敷，温度高于正常体温 2~3℃，热敷 8min 后冰敷 5min，冷热交替 3 次为 1 组，3 组 / 天。

③本体感受刺激：包括被动手臂伸张、轻轻挤压关节、轻而快地牵张肌肉、肌腹加压推拿等动作，30min/ 次，1 次 /d。

④叩击刺激：轻轻拍打、叩击患侧肢体的皮肤、肌腱、肌腹，并自上而下轻叩患者两侧骶髂肌，频率 30 次 / min，10min / 天。（段灵珠，王芦琼.方氏头针联合常规针刺和 Rood 技术治疗卒中后偏瘫患者的效果［J］.中国民康医学，2022，34（8）：62–65.）

用较轻的压力从头部开始沿脊柱到骶尾部按压，反复对后背脊神经支配区域进行刺激可反射性抑制全身肌紧张。用中高温的热毛巾敷于偏瘫侧肱二头肌、前臂屈肌群、股四头肌、小腿三头肌肌腹处；在肱二头肌、前臂屈肌群、股四头肌、小腿三头肌的肌腱附着点处持续加压。用冰毛刷从上肢肩部沿着肱三头肌、前臂伸肌群一直刷至手背部、从下肢臀部沿着腘绳肌、胫前肌一直刷至足背外侧缘，力度以皮肤微红为宜。挤压关节以缓解痉挛，如把偏瘫侧肱骨头向肩胛盂方向轻推，保持片刻后放松。通过仰卧位、俯卧位和侧卧位的不同体位转移达到缓解痉挛，降低肌张力。（黄妃凤，陈戈，洪家文，等.Bobath、Rood 及 PNF 技术对脑血管病偏瘫痉挛的康复疗效观察［J］.按摩与康复医学，2020，11（2）：27–29.）

4. 踝足矫形器配戴训练

（1）治疗部位

偏瘫侧踝足部。

（2）治疗方法

采用踝足矫形器选用南京九州行假肢矫形器有限公司的 101 动态踝足矫形器，两组均给予该踝足矫形器。偏侧下肢处于 Brunnstrom 2 期或 3 期时，每天使用 AFO 治疗 8~10h，夜间睡眠时可不使用，但要保证每 2h 进行 1 次踝足部的被动活动，如踝关节被动地背伸、跖屈、内翻、外翻等，每次以 5~10min 为宜，以预防足部畸形。偏侧下肢处于 Brunnstrom 4 期时，即病人出现踝关节的主动背伸等分离运动时，可逐渐减少 AFO 的使用时间，直至治疗完成，两组训练时间均为 8 个周。（张琪，高汉义，王莹，等.踝足矫形器介入时机与脑卒中偏瘫病人步态的相关性研究［J］.安徽医药，2022，26（6）：1144–1147.）

5. 采用动态手腕矫形器

（1）治疗部位

上肢远端及手部。

（2）治疗方法

佩戴后，矫形器可用旋转型腕夹板进行固定，维持腕关节功能位，防止腕关节桡偏。腕关节夹板可用橡皮筋与矫形器挂钩进行相连，根据患者锻炼程度，调节皮筋拉力大小，帮助患者完成伸展及抓握。在医师治疗下，合理安排训练时间，每日时间控制在15~20min，每天训练 1 次，连续训练 3 周。（邢勇胜，刘强，张雪玲，等 . 康复训练联合动态手腕矫形器对脑卒中患者临床疗效 ［J］. 西藏医药，2020，41（2）：69~71.）

（四）音乐疗法

（1）唱歌及乐器欣赏

在音乐治疗室中，在经过专门训练的音乐治疗师指导下，尽量选用节奏明快的歌曲，依据患者不同的年龄段及不同的喜好选用不同的歌曲或音乐。在保证患者的安全下，如将患者置于斜床上、轮椅上或在陪护人员支撑下，护理人员指导患者跟着治疗师唱歌或是打击乐器，让患者沉浸在歌声中。鼓励患者随着音乐的节奏舞动肢体（包括健侧和患侧）。每天训练 40min，每周训练 6 日，总疗程 4 周。

（2）睡前音乐放松疗法

选择轻柔的助眠音乐，于患者睡觉前 1h 播放，每次 20~30min，声音以患者能听到但不影响其他患者为宜，促进患者对音乐的想象和聆听。每周睡前听音乐，总疗程 4 周。（胡小婷 . 音乐疗法在脑卒中偏瘫患者肢体功能康复中的应用 ［J］. 当代护士，2021，28（7）：130-132.）

第九章

脑卒中后痉挛性瘫痪针刀临证医案精选

一、脑卒中后肘关节痉挛性瘫痪临证医案精选

张某，男，44岁，于2021年1月5日来我院就诊。

主诉：右侧肢体活动不利1年余。

现病史：患者于2019年3月17日在公司上班时无明显诱因出现右侧肢体乏力、活动不利，伴有头昏，当时意识清醒，无头痛呕吐，无肢体麻木抽搐，无发热，自行休息后症状未见缓解。右侧肢体乏力、活动不利等症状进行性加重，出现言语不清，口角歪斜，遂由同事拨打120送至我院急诊。急诊查颅脑CT示：左基底节腔隙性脑梗死。头颅MRI+MRA+DWI：左基底节、内囊急性梗死；左椎动脉V4段闭塞，左大脑中动脉重度狭窄，诊断为"急性脑梗死"。经相关治疗后患者病情基本稳定，仍有右侧肢体活动不利，后患者间断至我院及外院系统康复治疗后右侧肢体活动不利较前改善，右上肢可举过肩，肘关节屈曲，伴前臂旋后，右手指稍可抓握。现患者为求进一步系统治疗，再次至我科就诊，门诊拟"脑梗死后遗症"收入我科。入院症见：神志清晰，精神一般，右侧肢体乏力伴活动不利，右上肢不可举过肩，肘关节屈曲，伴前臂旋后，肘部屈伸活动困难，右手抓握欠灵活，可缓慢独立行走，无饮水呛咳、发热恶寒等其余不适，纳眠一般，二便可。

专科检查：右上肢肌力4-级，右下肢肌力4级；右侧上肢肌张力升高，右踝阵挛（-），右上肢腱反射亢进。左侧肌力、肌张力及腱反射均正常，未见肌肉萎缩；深浅感觉正常。右侧巴氏征（+），余病理征未引出。脑膜刺激征阴性。

辅助检查：（2020-6-15外院）3T头颅MRI平扫+弥散加权成像（DWI）：对比（2020-5-14）片：左侧基底节、放射冠区脑软化灶并外围含铁血黄素沉着。左侧脑桥腔隙性脑梗死，局限性脑萎缩。（2019-3-17我院）颅脑CT示：左基底节腔隙性脑梗死。头颅MRI+MRA+DWI：左基底节、内囊急性梗死；左椎动脉V4段闭塞；左大脑中动脉重度狭窄。

诊断：脑梗死后遗症（右侧痉挛性瘫痪）。

治疗：

2021年1月5日初诊：针刀松解右侧肱二头肌，第1支针刀松解肘横纹远端2cm肱二头肌腱的尺侧，在肘横纹远端2cm肱二头肌腱的尺侧定点，针刀体与皮肤垂直，刀口线与前臂纵轴一致，按四步规程进针刀，直达肱二头肌腱的尺侧，提插切割3刀，范围0.3cm。第2支针刀松解肘横纹上肱二头肌腱的桡侧，在肘横纹上肱二头肌腱的桡

侧定点，针刀体与皮肤垂直，刀口线与肱骨长轴一致，按四步规程进针刀，直达肘横纹上肱二头肌腱的桡侧，提插切割 3 刀，范围 0.3cm。第 3 支针刀松解肘横纹近端 3cm 肱二头肌腱的腱肌结合部中点，在肘横纹近端 3cm 肱二头肌腱的腱肌结合部中点定点，针刀体与皮肤垂直，刀口线与肱骨长轴平行，按照四步规程进针刀，针刀经皮肤、皮下组织，达肱二头肌腱的腱肌结合部中点，提插切割 3 刀，范围 0.3cm。针刀治疗术毕，碘伏棉签消毒针眼并贴敷创可贴，局部保持清洁干燥。术后患者仰卧位，医者一手压住患肢上臂，一手握住患肢手腕，患肢掌心向上，帮助缓慢伸直患肢肘关节，同时外旋前臂至最大角度后，轻轻弹压 2 下。

2021 年 1 月 12 日二诊：患者自述上次针刀松解治疗后右侧肘关节屈曲、前臂旋后症状有所好转，右侧伸肘、旋前功能活动改善。行针刀松解治疗右侧旋前圆肌，第 1 支针刀松解旋前圆肌在肱骨内上髁的起点处，在肱骨内上髁的起点定位，刀口线与肱骨长轴平行，针刀体与皮肤呈 90° 角，按四步规程进针刀，至旋前圆肌在肱骨内上髁的起点处，提插切割 3 刀，范围 0.3cm。第 2 支针刀松解旋前圆肌与前臂内侧中线的交叉处，在旋前圆肌与前臂内侧中线交叉的条索挛缩处定点，刀口线与前臂内侧中线方向一致，针刀体与皮肤垂直刺入，达条索挛缩处提插切割 3 刀，范围 0.3cm。第 3 支针刀松解点 1 与点 2 的中点，在点 1 与点 2 的中点定点，刀口线与前臂内侧平行，针刀体与皮肤垂直刺入，到达点 1 与点 2 的中点，提插切割 3 刀，范围 0.3cm。针刀治疗术毕，碘伏棉签消毒针眼并贴敷创可贴，局部保持清洁干燥。术后患者仰卧位，医者一手压住患肢上臂，一手握住患肢手腕，患肢掌心向上，帮助缓慢伸直患肢肘关节，同时外旋前臂至最大角度后，轻轻弹压 2 下。

2021 年 1 月 19 日三诊：患者自述上次针刀松解治疗后右侧肘关节屈曲症状继续好转，右侧伸肘功能活动继续改善。行针刀松解右侧肱桡肌及旋前方肌，第 1 支针刀松解肱桡肌的腱肌结合部，在肱桡肌的腱肌结合部定点，刀口线与肱骨纵轴方向一致，针刀体与皮肤垂直刺入，到达肱桡肌的腱肌结合部，提插切割 3 刀，范围 0.3cm。第 2 支针刀松解旋前方肌在尺骨前方的交叉处，旋前方肌在尺骨前方的交叉处定点，刀口线与尺骨纵轴方向一致，针刀体与皮肤垂直刺入，到达旋前方肌在尺骨前方的交叉处，提插切割 3 刀，范围 0.3cm。针刀治疗术毕，碘伏棉签消毒针眼并贴敷创可贴，局部保持清洁干燥。术后患者仰卧位，医者一手压住患肢上臂，一手握住患肢手腕，患肢掌心向上，帮助缓慢伸直患肢肘关节，同时外旋前臂至最大角度后，轻轻弹压 2 下。

2021 年 4 月 18 日随访：患者诉右肘关节可自由行屈伸、旋前、旋后活动，生活能力得到明显提高。

按语：依据针刀医学关于肘部弓弦力学系统的解剖结构，以及肘关节痉挛的网状立体病理构架，对肘部弓弦力学单元（肱二头肌、旋前圆肌、肱桡肌及旋前方肌等）依次进行针刀松解，故可解除肘关节痉挛状态。

该患者因脑卒中后致肘关节弓弦力学单元受损，肘关节弓弦结合部周围的肌肉、肌腱等软组织出现广泛挛缩、瘢痕，从而导致功能障碍。根据网眼理论，对肘部痉挛的各弓弦力学单元进行针刀松解以及针刀术后手法治疗，从根本上破坏了脑卒中后肘关节痉挛的病理构架，从而恢复了肘关节的力学平衡状态，故能明显改善肘关节功能。

二、脑卒中后腕、指关节痉挛性瘫痪临证医案精选

黄某，男，64 岁，于 2022 年 3 月 5 日来我院就诊。

主诉：右侧肢体活动不利 2 年余。

现病史：患者于 2 年前（2019-7-11）与家人通话过程中突然出现言语笨拙，随即出现右侧肢体活动不利，意识不清，摔倒并撞击头部，无肢体抽搐，由家属送至当地医院。急查头颅 CT 提示"左侧基底节区脑出血"，出血量约 60ml，诊断为"急性脑出血"。遂于当日行"锥颅血肿外引流术"，术程顺利，引流通畅，术后患者意识不清，呈昏迷状态，遂转入 ICU 予吸氧、心电监护、控制血压、营养神经、预防并发症等治疗。2019 年 7 月 17 日患者意识转清，2019 年 7 月 18 日转至外院神经外科进一步诊治，予降压、营养神经等及对症支持治疗，右侧肢体活动不利、言语笨拙稍好转，病情平稳后出院，出院后遗留右侧肢体活动不利、言语笨拙。曾多次至外院及我院行针灸、康复治疗。现为求进一步康复治疗，就诊于我院门诊，门诊拟"脑出血后遗症"收入我院。入院症见：步行入院；神清，精神稍倦，反应稍迟缓；右侧肢体活动不利，右上肢可离床面，肘关节稍屈曲，腕关节屈曲尺偏，手指屈曲内收，无肢体抖动，可独自坐稳，拄拐可独立缓慢行走；无饮水呛咳、无吞咽困难等其余不适，纳眠一般，二便调。

专科检查：右侧肌张力升高，右侧肢体腱反射亢进，右踝阵挛（-）。左侧肌张力、腱反射正常，未见肌肉萎缩。肌力：右上肢肌力 3+ 级，右下肢近端肌力 3+ 级，右下肢远端肌力 2 级；左侧肌力、肌张力正常。深浅感觉正常。双侧巴氏征可疑阳性，双侧霍夫曼征（-）。脑膜刺激征阴性。双侧轮替试验笨拙，指鼻试验、跟膝胫试验欠稳准。

辅助检查：（2020-9-14 我院）3T 头颅 MRI+MRA：左侧基底节、放射冠区及桥脑多发脑软化灶并周围胶质增生；双侧深部脑白质多发异常信号影，符合 Fazekas1 级，血管源性可能性大；双侧侧脑室周围白质异常信号影，符合 Fazekas1 级，血管源性可能性大；左侧大脑中动脉分支减少、稀疏，考虑动脉硬化。（2019-7-28 外院）头颅 MRI + MRA：左侧外囊 - 基底节 - 放射冠区脑出血（亚急性期为主）；脑干、左侧丘脑多发低信号影，不除外微小出血灶。

诊断：脑出血后遗症（右侧痉挛性瘫痪）。

治疗：

2022 年 3 月 5 日初诊：针刀松解右侧尺侧腕屈肌，在尺侧腕屈肌腱肌结合部定点，针刀体与皮肤垂直，刀口线与前臂内侧纵轴一致，按四步规程进针刀，直达尺侧腕屈肌腱肌结合部，提插切割 3 刀，范围 0.3cm。针刀治疗术毕，碘伏棉签消毒针眼并贴敷创可贴，局部保持清洁干燥。术后患者仰卧位，医者将患肢上臂摆放于外展 45°，外旋至中立位，保持肘与腕均伸直，掌心向上，一手握住患肢手腕，一手握住患肢手指过伸腕、指至最大角度后，轻轻弹压 2 下。

2022 年 3 月 10 日二诊：患者自述上次针刀松解治疗后右腕关节屈曲尺偏、肘关节稍屈曲症状好转，右侧伸腕、外展腕及伸肘功能改善。行针刀松解右侧桡侧腕屈肌，在桡侧腕屈肌腱肌结合部定点，针刀体与皮肤垂直，刀口线与前臂内侧纵轴一致，按四步规程进针刀，直达桡侧腕屈肌腱肌结合部，提插切割 3 刀，范围 0.3cm。针刀治疗术毕，

碘伏棉签消毒针眼并贴敷创可贴，局部保持清洁干燥。术后患者仰卧位，医者将患肢上臂摆放于外展45°，外旋至中立位，保持肘与腕均伸直，掌心向上，一手握住患肢手腕，一手握住患肢手指过伸腕、指至最大角度后，轻轻弹压2下。

2022年3月15日三诊：患者自述上次针刀松解治疗后右腕关节屈曲、肘关节稍屈曲症状继续好转，右侧伸腕及伸肘功能进一步改善。行针刀松解右侧掌长肌，在掌长肌腱肌结合部定点，针刀体与皮肤垂直，刀口线与桡骨长轴平行，按照四步规程进针刀，针刀经皮肤、皮下组织，达掌长肌腱肌结合部，提插切割3刀，范围0.3cm。针刀治疗术毕，碘伏棉签消毒针眼并贴敷创可贴，局部保持清洁干燥。术后患者仰卧位，医者将患肢上臂摆放于外展45°，外旋至中立位，保持肘与腕均伸直，掌心向上，一手握住患肢手腕，一手握住患肢手指过伸腕、指至最大角度后，轻轻弹压2下。

2022年3月19日四诊：患者自述上次针刀松解治疗后右腕关节屈曲、手指屈曲内收症状继续好转，右侧伸腕活动功能进一步改善。行针刀松解右侧掌腱膜，第1支针刀松解掌腱膜腕管出口挛缩增厚处，在掌腱膜腕管出口挛缩增厚处定位，刀口线与肱骨长轴平行，针刀体与皮肤呈90°角，按四步规程进针刀，至掌腱膜腕管出口挛缩增厚处，提插切割3刀，范围0.3cm。第2支针刀松解掌腱膜挛缩条索与掌远纹交叉处，在掌腱膜挛缩条索与掌远纹交叉处定点，刀口线与前臂内侧中线方向一致，针刀体与皮肤垂直刺入，到达条索挛缩处提插切割3刀，范围0.3cm。第3支针刀松解掌腱膜挛缩条索与掌中纹交叉处，在掌腱膜挛缩条索与掌中纹交叉处定点，刀口线与手掌内侧平行，针刀体与皮肤垂直刺入，到达掌腱膜挛缩条索与掌中纹交叉处，提插切割3刀，范围0.3cm。针刀治疗术毕，碘伏棉签消毒针眼并贴敷创可贴，局部保持清洁干燥。术后患者仰卧位，医者将患肢上臂摆放于外展45°，外旋至中立位，保持肘与腕均伸直，掌心向上，一手握住患肢手腕，一手握住患肢手指过伸腕、指至最大角度后，轻轻弹压2下。

2022年3月22日五诊：患者自述上次针刀松解治疗后右腕关节屈曲、手指屈曲内收症状进一步好转，右侧伸腕活动功能明显改善。行针刀松解右侧指浅屈肌，在指浅屈肌腱肌结合部定点，刀口线与肱骨纵轴方向一致，针刀体与皮肤垂直刺入，到达指浅屈肌腱肌结合部，提插切割3刀，范围0.3cm。针刀治疗术毕，碘伏棉签消毒针眼并贴敷创可贴，局部保持清洁干燥。术后患者仰卧位，医者将患肢上臂摆放于外展45°，外旋至中立位，保持肘与腕均伸直，掌心向上，一手握住患肢手腕，一手握住患肢手指过伸腕、指至最大角度后，轻轻弹压2下。

2022年3月25日六诊：患者自述上次针刀松解治疗后右手指屈曲内收、腕关节屈曲、肘关节稍屈曲症状继续好转，右侧伸指、伸腕、伸肘活动功能进一步改善。行针刀松解右侧指深屈肌，在指深屈肌腱肌结合部定点，刀口线与尺骨纵轴方向一致，针刀体与皮肤垂直刺入，到达指深屈肌腱肌结合部，提插切割3刀，范围0.3cm。针刀治疗术毕，碘伏棉签消毒针眼并贴敷创可贴，局部保持清洁干燥。术后患者仰卧位，医者将患肢上臂摆放于外展45°，外旋至中立位，保持肘与腕均伸直，掌心向上，一手握住患肢手腕，一手握住患肢手指过伸腕、指至最大角度后，轻轻弹压2下。

2022年3月27日七诊：患者自述上次针刀松解治疗后右手指屈曲内收、腕关节屈曲症状较前好转，右侧伸指、伸腕活动功能继续改善。行针刀松解右侧拇收肌，第1支针刀松解拇收肌横头在第 3 掌骨嵴的起点。在第 3 掌骨嵴的起点定点，针刀体与皮肤垂直，刀口线与手掌内侧纵轴一致，按四步规程进针刀，直达拇收肌横头在第 3 掌骨嵴的起点，提插切割 3 刀，范围 0.3cm。第 2 支针刀松解拇收肌斜头在第 2、3 掌骨底的起点，在第 2、3 掌骨底的起点定点，针刀体与皮肤垂直，刀口线与手掌内侧纵轴一致，按四步规程进针刀，直达拇收肌斜头，提插切割 3 刀，范围 0.3cm。针刀治疗术毕，碘伏棉签消毒针眼并贴敷创可贴，局部保持清洁干燥。术后患者仰卧位，医者将患肢上臂摆放于外展 45°，外旋至中立位，保持肘与腕均伸直，掌心向上，一手握住患肢手腕，一手握住患肢拇指外展拇指至最大角度后，轻轻弹压 2 下。

2022 年 4 月 1 日八诊：患者自述上次针刀松解治疗后右手拇指屈曲内收症状较前好转，右侧拇指外展、伸展活动功能继续改善。行针刀松解右侧拇短屈肌，第 1 支针刀松解拇短屈肌深头在小多角骨和第 2、3 掌骨底的起点，在小多角骨和第 2、3 掌骨底的起点定点，针刀体与皮肤垂直，刀口线与手掌长轴平行，按照四步规程进针刀，针刀经皮肤、皮下组织，达拇短屈肌深头在小多角骨和第 2、3 掌骨底的起点，提插切割 3 刀，范围 0.3cm。第 2 支针刀松解拇短屈肌浅头在大多角骨的起点，在大多角骨的起点定位，刀口线与手掌长轴平行，针刀体与皮肤呈 90° 角，按四步规程进针刀，至拇短屈肌浅头在大多角骨的起点，提插切割 3 刀，范围 0.3cm。针刀治疗术毕，碘伏棉签消毒针眼并贴敷创可贴，局部保持清洁干燥。术后患者仰卧位，医者将患肢上臂摆放于外展 45°，外旋至中立位，保持肘与腕均伸直，掌心向上，一手握住患肢手腕，一手握住患肢拇指外展拇指至最大角度后，轻轻弹压 2 下。

2022 年 7 月 2 日随访：患者诉右侧腕、指、肘关节可自由屈伸活动，可配合相应康复训练，可基本完成持物等活动，生活能力得到明显提高。

按语：依据针刀医学关于腕、指部弓弦力学系统的解剖结构，以及腕、指关节痉挛的网状立体病理构架，对腕、指部弓弦力学单元（尺侧腕屈肌、桡侧腕屈肌、掌长肌、掌腱膜、指浅屈肌、指深屈肌、拇收肌及拇短屈肌等）依次进行针刀松解，故可解除腕、指关节痉挛状态。

该患者因脑卒中后致腕、指关节弓弦力学单元受损，腕、指关节弓弦结合部周围的肌肉、肌腱等软组织出现广泛挛缩、瘢痕，从而导致功能障碍。根据网眼理论，对腕、指部痉挛的各弓弦力学单元进行针刀松解以及针刀术后手法治疗，从根本上破坏了脑卒中后腕、指关节痉挛的病理构架，从而恢复了肘关节的力学平衡状态，故能明显改善腕、指关节功能。

三、脑卒中后下肢痉挛性瘫痪临证医案精选

陈某，男，60 岁，于 2021 年 9 月 5 日来我院就诊。

主诉：右侧肢体活动不利 1 年余。

现病史：患者于 1 年余前无明显诱因出现右下肢乏力，下午 6 时如厕时摔倒，摔倒后可立刻起身，无神志不清、头牵头痛等不适，当时未予重视。1 天后患者右下肢体活动不利进一步加重，右上肢出现活动不利，伴言语不利。能自行行走，遂前往当地医院就诊，就诊过程中，右侧肢体活动不利逐渐加重，行走不能。查头颅 CT 未见出血灶。

完善颅脑 MRI 平扫；左侧基底节 – 放射冠区脑梗死；左侧小脑半球脑软化灶；双侧基底节区、放射冠区多发小梗死灶，部分软化灶形成伴周围胶质增生，双侧额顶叶皮层下多发脑缺血灶。诊断为"脑梗死（左侧基底节 – 放射冠区，大动脉粥样硬化型）"，予改善循环、营养神经等对症治疗后病情稳定出院。当时遗留右侧肢体乏力、言语不清，口角歪斜。后多次于外院及我院住院治疗。现为求进一步康复治疗求诊我院门诊，门诊遂以"脑梗死后遗症"收入我科。入院症见：神志清晰，精神一般，右侧肢体活动不利，右上肢可上举至胸部，右侧髋关节呈伸展内收内旋，膝关节为伸展状态，足有跖屈内翻，足趾屈曲，偏瘫步态，可缓慢扶持行走，行走不稳，无饮水呛咳、心慌胸闷等其余不适，纳眠可，二便调。

专科检查：四肢无肌肉萎缩，无肌束震颤。肌力：右上肢近端肌力 3– 级，远端肌力 2– 级，右下肢近端肌力 4 级，远端肌力 3+ 级，左侧肢体肌力 5 级。肌张力：右侧下肢肌张力增高，右上肢及左侧肢体肌张力正常。腱反射：右侧腱反射亢进，左侧腱反射正常。感觉：肢体及躯体深浅感觉正常。右侧指鼻试验欠配合，右侧跟膝胫试验欠稳准。右侧巴宾斯基征阳性，奥本海姆征、戈登征、查多克征阴性；双侧霍夫曼征阴性。

辅助检查：（2021–8–3 我院）3T 头＋颈部血管 MRA：左侧枕叶、双侧基底节及放射冠区多发陈旧性脑梗死，软化灶形成并周围胶质增生；脑桥左侧异常信号；双侧幕上深部脑白质异常信号，Fazakesl 级；右侧颈内动脉起始端重度狭窄，C_5、C_6 段轻微狭窄；右侧大脑前动脉起源变异。

诊断：脑出血后遗症（右侧痉挛性瘫痪）。

治疗：

2021 年 9 月 5 日初诊：针刀松解右侧髋关节内收肌起点的粘连、瘢痕。第 1 支针刀松解耻骨肌起点，在耻骨上支触摸到成条索状的耻骨肌起点处的压痛点，刀口线与耻骨肌纤维方向一致，针刀体与皮肤垂直刺入，达肌肉起点处，调转刀口线 90° 与耻骨肌肌纤维方向垂直，在耻骨上支骨面上向内铲剥 2 刀，范围 0.5cm。出针刀后，针眼处以创可贴覆盖。第 2 支针刀松解长收肌起点，在耻骨结节处摸到条索状的长收肌起点处的压痛点，刀口线与该肌肌纤维方向一致，针刀体与皮肤呈 90° 角刺入，针刀经皮肤、皮下组织，直达骨面，在骨面上向内铲剥 2 刀，范围 0.5cm，以松解肌肉与骨面的粘连和瘢痕。出针刀后，针眼处以创可贴覆盖。第 3 支针刀松解短收肌和股薄肌起点，在耻骨下支处摸到条索状的短收肌和骨薄肌起点后定位，刀口线两肌肌纤维方向一致，针刀经皮肤、皮下组织，达骨面，在骨面上向内铲剥 2 刀，范围 0.5cm，以松解肌肉与骨面的粘连和瘢痕。出针刀后，针眼处以创可贴覆盖。针刀松解内收肌止点的粘连、瘢痕。第 1 支针刀松解短收肌止点，在大腿中上段内侧触摸到成条索状的短收肌止点处的压痛点，刀口线与下肢纵轴方向一致，针刀体与皮肤垂直刺入，达肌肉在股骨的止点处，贴骨面向内后铲剥 2 刀，范围 0.5cm。出针刀后，针眼处以创可贴覆盖。第 2 支针刀松解长收肌止点，在大腿中上段内侧触摸到成条索状的长收肌止点处的压痛点，刀口线与下肢纵轴方向一致，针刀体与皮肤垂直刺入，达肌肉在股骨的止点处，贴骨面向内后铲剥 2 刀，范围 0.5cm。出针刀后，针眼处以创可贴覆盖。第 3 支针刀松解大收肌止点，在大腿中段内侧触摸到成条索状的大收肌止点处的压痛点，刀口线与下肢纵轴方向一致，针刀体与皮肤垂直刺入，达肌肉在股骨的止点处，贴骨面向内后铲剥 2 刀，范围 0.5cm。出针刀后，针眼处以创可贴覆盖。术后患者仰卧位，在患侧下肢在最大屈髋屈膝位时，医生将手压在膝关节髌骨外下缘，向对侧肩关节方向弹压 2 次。

2021 年 9 月 8 日二诊：患者自述上次针刀松解治疗后右侧髋关节伸展症状较前好转，右侧髋外展活动功能继续改善。行针刀松解治疗右侧髂胫束浅层附着部的粘连和瘢痕，第 1 支针刀松解髂胫束浅层附着区前部的粘连、瘢痕，在髂前上棘后 2cm 定位。刀口线与髂胫束走行方向一致，针刀体与皮肤垂直，针刀经皮肤、皮下组织达髂嵴前部髂胫束浅层附着区前部骨面，调转刀口线 90°，在髂骨翼骨面上向下铲剥 2 刀，范围为 1cm。第 2 支针刀松解髂胫束浅层附着区中部的粘连、瘢痕，在髂嵴最高点定位，刀口线与髂胫束走行方向一致，针刀体与皮肤垂直，针刀经皮肤、皮下组织达髂嵴髂胫束浅层附着区中部骨面，调转刀口线 90°，在髂骨翼骨面上向下铲剥 2 刀，范围为 1cm。第 3 支针刀松解髂胫束浅层附着区后部的粘连瘢痕，在髂嵴最高点向后 2cm 定位，刀口线与髂胫束走行方向一致，针刀体与皮肤垂直，针刀经皮肤、皮下组织达髂嵴髂胫束浅层附着区后部骨面，调转刀口线 90°，在髂骨翼骨面上向下铲剥 2 刀，范围为 1cm。针刀治疗术毕，碘伏棉签消毒针眼并贴敷创可贴，局部保持清洁干燥。针刀松解右侧髂胫束行径路线的粘连和瘢痕，第 1 支针刀松解髂胫束上段的粘连、瘢痕，在大腿外侧上段定位，刀口线与髂胫束走行方向一致，针刀体与皮肤垂直，针刀经皮肤、皮下组织，当刀下有韧性感时，即到达髂胫束，再向内刺入 1cm，纵疏横剥 2 刀，范围为 1cm。第 2 支针刀松解髂胫束中段的粘连、瘢痕，在大腿外侧中段定位，刀口线与髂胫束走行方向一致，针刀体与皮肤垂直，针刀经皮肤、皮下组织，当刀下有韧性感时，即到达髂胫束，再向内刺入 1cm，纵疏横剥 2 刀，范围为 1cm。第 3 支针刀松解右侧髂胫束下段的粘连、瘢痕，在大腿外侧下段定位，刀口线与髂胫束走行方向一致，针刀体与皮肤垂直，针刀经皮肤、皮下组织，当刀下有韧性感时，即到达髂胫束，再向内刺入 1cm，纵疏横剥 2 刀，范围为 1cm。针刀治疗术毕，碘伏棉签消毒针眼并贴敷创可贴，局部保持清洁干燥。术后患者仰卧位，在右侧下肢在最大屈髋屈膝位时，医生将手压在膝关节髌骨外下缘，向左侧肩关节方向弹压 2 次。

2021 年 9 月 12 日三诊：患者自述上次针刀松解治疗后右侧髋关节伸展内收内旋症状较前好转，右侧髋屈曲、外展、旋外活动功能继续改善。行针刀松解右侧腓骨长肌、腓骨短肌之间的粘连、瘢痕，第 1 支针刀松解腓骨长肌起点处的粘连、瘢痕，在腓骨头外下 3cm 定点，针刀体与皮肤垂直，刀口线与小腿纵轴平行，按照四步规程进针刀，针刀经皮肤、皮下组织，达腓骨面，纵疏横剥 2 刀，范围 1cm。第 2 支针刀松解腓骨长、短肌腱的粘连、瘢痕，在外踝后方扪到腓骨长短肌腱硬结处定点，针刀体与皮肤垂直，刀口线与小腿纵轴平行，按照针刀四步规程进针，针刀经皮肤、皮下组织，仔细寻找到腓骨长短肌腱之间的间隙后，纵疏横剥 2 刀，范围 1cm。第 3 支针刀松解腓骨短肌起点处的粘连、瘢痕，在腓骨中下 1/3 外侧定点，针刀体与皮肤垂直，刀口线与小腿纵轴平行，按照针刀四步规程进针，针刀经皮肤、皮下组织，达腓骨面，纵疏横剥 2 刀，范围 1cm。

2021 年 9 月 17 日四诊：患者自述上次针刀松解治疗后右足跖屈内翻症状有所好转，

右侧踝背屈、足外翻活动功能改善。行针刀整体松解治疗右侧腓肠肌与比目鱼肌内外侧缘之间的纵形粘连、瘢痕，第 1 支针刀在跟腱止点上方 5cm，跟腱内侧定点，刀口线与下肢纵轴平行，针刀体与皮肤呈 90° 角，针刀经皮肤、皮下组织，当刀下有阻力感时，即到达跟腱，针刀沿跟腱内缘向内下探寻，当刀下有落空感时，即到达跟腱内缘，向内侧转动针刀体，使针刀体与冠状面平行，针刀刃端从内向外，沿跟腱内侧前缘与比目鱼肌的肌间隙进针刀，一边进针刀，一边纵疏横剥，每次纵疏横剥范围 1cm。直至小腿后正中线，准备与第 2 支针刀汇合。第 2 支针刀在跟腱止点上方 5cm，跟腱外侧定点，刀口线与下肢纵轴平行，针刀体与皮肤呈 90° 角，针刀经皮肤、皮下组织，当刀下有阻力感时，即到达跟腱，针刀沿跟腱外缘向外下探寻，当刀下有落空感时，即到达跟腱外缘，向外侧转动针刀体，使针刀体与冠状面平行，针刀刃端从外向内，沿跟腱外侧前缘与比目鱼肌的肌间隙进针刀，一边进针刀，一边纵疏横剥，每次纵疏横剥范围 1cm。直至小腿后正中线，与第 1 支针刀汇合。第 3 支针刀在第 1 支针刀上方 2cm，腓肠肌内侧定点，刀口线与下肢纵轴平行，针刀体与皮肤呈 90° 角，针刀经皮肤、皮下组织，刀下有阻力感时，即到达腓肠肌，针刀沿腓肠肌内侧向内下探寻，当刀下有落空感时，即到达腓肠肌内缘，向内侧转动针刀体，使针刀体与冠状面平行，针刀刃端从内向外，沿腓肠肌内侧前缘与比目鱼肌的肌间隙进针刀，一边进针刀，一边纵疏横剥，每次纵疏横剥范围 1cm。直至小腿后正中线，准备与第 2 支针刀汇合。第 4 支针刀在第 2 支针刀上方 2cm，腓肠肌外侧定点，刀口线与下肢纵轴平行，针刀体与皮肤呈 90° 角，针刀经皮肤、皮下组织，刀下有阻力感时，即到达腓肠肌，针刀沿腓肠肌外侧向内下探寻，当刀下有落空感时，即到达腓肠肌外缘，向内侧转动针刀体，使针刀体与冠状面平行，针刀刃端从外向内，沿腓肠肌外侧前缘与比目鱼肌的肌间隙进针刀，一边进针刀，一边纵疏横剥，每次纵疏横剥范围 1cm。直至小腿后正中线，准备与第 2 支针刀汇合。第 5 支针刀在第 3 支针刀上方 2~3cm，腓肠肌内侧定点，刀口线与下肢纵轴平行，针刀体与皮肤呈 90° 角，针刀经皮肤、皮下组织，刀下有阻力感时，即到达腓肠肌，此处的腓肠肌与比目鱼肌的间隙比较模糊，应仔细体会刀下的感觉，针刀沿腓肠肌内侧缓慢向内下探寻，当刀下有落空感时，即到达腓肠肌内缘，向内侧转动针刀体，使针刀体与冠状面平行，针刀刃端从内向外，沿腓肠肌内侧前缘与比目鱼肌的肌间隙进针刀，一边缓慢进针刀，一边纵疏横剥，每次纵疏横剥范围 1cm。针刀操作深度 2cm。第 6 支针刀在第 4 支针刀上方 2~3cm，腓肠肌外侧定点，刀口线与下肢纵轴平行，针刀体与皮肤呈 90° 角，针刀经皮肤、皮下组织，当刀下有阻力感时，即到达腓肠肌，此处的腓肠肌与比目鱼肌的间隙比较模糊，应仔细体会刀下的感觉，针刀沿腓肠肌外侧缓慢向内下探寻，当刀下有落空感时，即到达腓肠肌外缘，向外侧转动针刀体，使针刀体与冠状面平行，针刀刃端从外向内，沿腓肠肌内侧前缘与比目鱼肌的肌间隙进针刀，一边缓慢进针刀，一边纵疏横剥，每次纵疏横剥范围 1cm，操作深度 2cm。针刀治疗术毕，碘伏棉签消毒针眼并贴敷创可贴，局部保持清洁干燥。

2021 年 9 月 23 日五诊：患者自述上次针刀松解治疗后右侧膝关节伸展、足跖屈内翻症状较前好转，右侧屈膝、踝背屈、足外翻活动功能继续改善。行针刀松解治疗跟腱周围的粘连、瘢痕，第 1 支针刀松解跟腱止点中部的粘连、瘢痕，在跟腱止点中点定位。刀口线与下肢纵轴平行，针刀体与皮肤呈 90° 角，针刀经皮肤、皮下组织，当刀下有阻力感时，即到达跟腱，继续进针刀 1cm，纵疏横剥 2 刀，范围 0.5cm，以松解跟腱内部的粘连和瘢痕，然后进针刀达跟骨骨面，调转刀口线 90°，在骨面上向上铲剥 2 刀，范围 0.5cm，以松解跟腱止点的粘连和瘢痕。第 2 支针刀松解跟腱止点内侧的粘连瘢痕，在第 1 支针刀内侧 0.5cm 定位。刀口线与下肢纵轴平行，针刀体与皮肤呈 90° 角，针刀经皮肤、皮下组织，当刀下有阻力感时，即到达跟腱，继续进针刀 1cm，纵疏横剥 2 刀，范围 0.5cm，以松解跟腱内部的粘连和瘢痕，然后进针刀达跟骨骨面，调转刀口线 90°，在骨面上向上铲剥 2 刀，范围 0.5cm，以松解跟腱止点内侧的粘连和瘢痕。第 3 支针刀松解跟腱止点外侧的粘连、瘢痕，在第 1 支针刀外侧 0.5cm 定位，刀口线与下肢纵轴平行，针刀体与皮肤呈 90° 角，针刀经皮肤、皮下组织，当刀下有阻力感时，即到达跟腱，继续进针刀 1cm，纵疏横剥 2 刀，范围 0.5cm，以松解跟腱内部的粘连和瘢痕，然后进针刀达跟骨骨面，调转刀口线 90°，在骨面上向上铲剥 2 刀，范围 0.5cm，以松解跟腱止点外侧的粘连、瘢痕。第 4 支针刀松解跟腱与内侧软组织之间的粘连、瘢痕，在第 2 支针刀上面 1.5~2cm 定位，刀口线与下肢纵轴平行，针刀体与皮肤呈 90° 角，针刀经皮肤、皮下组织，刀下有阻力感时，即到达跟腱，针刀沿跟腱内缘向外探寻，当刀下有落空感时，即到达跟腱与内侧软组织的粘连、瘢痕处，调转刀口线 90°，提插刀法切割跟腱内侧部 2 刀，然后纵疏横剥 2 刀，范围 0.5cm。第 5 支针刀松解跟腱与内侧软组织之间的粘连、瘢痕，在第 4 支针刀上面 1.5~2cm 定位，刀口线与下肢纵轴平行，针刀体与皮肤呈 90° 角，针刀经皮肤、皮下组织，当刀下有阻力感时，即到达跟腱，针刀沿跟腱内缘向外探寻，当刀下有落空感时，即到达跟腱与内侧软组织的粘连、瘢痕处，调转刀口线 90°，提插刀法切割跟腱内侧部 2 刀，然后纵疏横剥 2 刀，范围 0.5cm。针刀治疗术毕，碘伏棉签消毒针眼并贴敷创可贴，局部保持清洁干燥。

2021 年 9 月 28 日六诊：患者自述上次针刀松解治疗后右侧足跖屈症状较前好转，右踝背屈活动功能继续改善。行针刀松解治疗右踝关节挛缩，针刀松解三角韧带及周围的粘连、瘢痕，第 1 支针刀松解三角韧带的起点，使用专用弧形针刀，从内踝尖部进针刀，刀口线与下肢纵轴平行，针刀体与皮肤呈 90° 角，按四步规程进针刀，针刀经皮肤、皮下组织到达内踝尖骨面，调转刀口线 90°，使针刀的弧形面与内踝尖骨面相吻合，贴骨面向下铲剥 2 刀，范围 0.5cm，然后退刀到皮下，刀体分别向前向后至内踝尖前部及后部，在骨面上向下铲剥 2 刀，范围 0.5cm。第 2 支针刀松解胫舟韧带，使用专用弧形针刀，从内踝尖部前方 2~3cm，摸清楚距舟关节间隙，从关节间隙进针刀，刀口线与下肢纵轴平行，针刀体与皮肤呈 90° 角，针刀经皮肤、皮下组织到达舟骨骨面，调转刀口线 90°，使弧形面与骨面相吻合，在骨面上向下铲剥 2 刀，范围 0.5cm。第 3 支针刀松解胫跟韧带，使用专用弧形针刀，从内踝尖部下方 2~3cm 跟骨内侧进针刀，刀口线与下肢纵轴平行，针刀体与皮肤呈 90° 角，针刀经皮肤、皮下组织，到达跟骨骨面，调转刀口线 90°，使针刀弧形面与跟骨骨面相吻合，在骨面上向上铲剥 2 刀，范围 0.5cm。第 4 支针刀松解胫距后韧带，使用专用弧形针刀，从内踝尖部后下方 2~3cm 进针刀，刀口线与下肢纵轴平行，针刀体与皮肤呈 90° 角，针刀经皮肤、皮下组织到达距骨骨面，调转刀口线 90°，使针刀弧形面与距骨骨面相吻合，在骨面上向上铲剥 2 刀，范围

0.5cm。第 5 支针刀松解踝关节前方关节囊部，触摸足背动脉搏动处，在足背动脉内侧 1cm 足背侧横纹线上进针刀，刀口线与下肢纵轴平行，针刀体与皮肤呈 90° 角，针刀经皮肤、皮下组织，当有落空感时即到关节腔，用提插刀法切割 2 刀，范围 0.5cm。再调转刀口线 90°，用提插刀法切割 2 刀，范围 0.5cm。第 6 支针刀松解胫跟韧带行经线路，使用 I 型 4 号针刀，从第 1 支针刀下方 1~2cm 进针刀，刀口线与下肢纵轴平行，针刀体与皮肤呈 90° 角，针刀经皮肤、皮下组织，当刀下有阻力感时，即到达胫跟韧带，再向下进针刀 1mm，行纵疏横剥 2 刀，范围 0.5cm。针刀治疗术毕，碘伏棉签消毒针眼并贴敷创可贴，局部保持清洁干燥。

2021 年 10 月 3 日七诊：患者自述上次针刀松解治疗后右足跖屈内翻症状较前好转，右踝背屈、右足外翻活动功能继续改善。行针刀松解治疗右跗跖关节囊、跗跖韧带及周围的粘连、瘢痕，第 1 支针刀松解距舟关节囊、距舟韧带起点及周围的粘连、瘢痕，使用专用弧形针刀，先用记号笔将足背动脉走行路线标记出来，以避损伤。在胫距关节背侧，足背动脉内侧 0.5cm 定位。使用弧形针刀，刀口线与足纵轴平行，针刀体与皮肤呈 90° 角，按四步规程进针刀。针刀经皮肤、皮下组织到达距骨骨面，调转刀口线 90°，使针刀的弧形面与距骨骨面相吻合，贴骨面向前下铲剥 2 刀，范围 0.5cm，然后分别向内、向后外做扇形铲剥，范围 0.5cm。第 2 支针刀松解内侧舟楔关节囊、内侧骰舟背侧韧带起点处的粘连、瘢痕，使用专用弧形针刀，摸清楚内侧舟楔关节间隙，在内侧舟楔关节间隙进针刀，刀口线与下肢纵轴平行，针刀体与皮肤呈 90° 角，按照四步规程进针刀，针刀经皮肤、皮下组织到达舟骨骨面，调转刀口线 90°，使弧形面与舟骨面相吻合，在骨面上向舟楔关节间隙铲剥 2 刀，范围 0.5cm。第 3 支针刀松解中间舟楔关节囊，中侧骰舟背侧韧带起点处的粘连、瘢痕，使用专用弧形针刀，摸清楚内侧舟楔关节间隙，在第 2 支针刀外侧 0.5cm~1cm 进针刀，刀口线与下肢纵轴平行，针刀体与皮肤呈 90° 角，按照四步规程进针刀，针刀经皮肤、皮下组织到达舟骨骨面，调转刀口线 90°，使弧形面与舟骨面相吻合，在骨面上向舟楔关节间隙铲剥 2 刀，范围 0.5cm。第 4 支针刀松解外侧舟楔关节囊，外侧骰舟背侧韧带起点处的粘连、瘢痕，使用专用弧形针刀，摸清楚内侧舟楔关节间隙，在第 3 支针刀外侧 0.5cm~1cm 进针刀，刀口线与下肢纵轴平行，针刀体与皮肤呈 90° 角，按照四步规程进针刀，针刀经皮肤、皮下组织到达舟骨骨面，调转刀口线 90°，使弧形面与舟骨面相吻合，在骨面上向舟楔关节间隙铲剥 2 刀，范围 0.5cm。第 5 支针刀松解第 1 跗跖关节足底韧带及第 1 跗跖关节囊的粘连、瘢痕，使用专用弧形针刀，摸清楚内侧舟楔关节间隙，从第 1 跗跖关节内侧进针刀，刀口线与足纵轴平行，针刀体与皮肤呈 90° 角，按照四步规程进针刀，针刀经皮肤、皮下组织到达第 1 跗跖关节跖骨头，调转刀口线 90°，使弧形面与跖骨头骨面相吻合，在骨面上向第 1 跗跖关节间隙铲剥 2 刀，范围 0.5cm。第 6 支针刀松解第 1 跗跖关节背内侧韧带及第 1 跗跖关节囊的粘连、瘢痕，使用专用弧形针刀，摸清楚第 1 跗跖关节间隙，从第 1 跗跖关节背内侧进针刀，刀口线与足纵轴平行，针刀体与皮肤呈 90° 角，按照四步规程进针刀，针刀经皮肤、皮下组织到达第 1 跗跖关节跖骨头，调转刀口线 90°，使弧形面与跖骨头骨面相吻合，在骨面上向第 1 跗跖关节间隙铲剥 2 刀，范围 0.5cm。第 7 支针刀松解第 1 跗跖关节背外侧韧带及第 1 跗跖关节囊的粘连、瘢痕，使用专用弧形针刀，摸清楚第 1 跖趾关节间隙，从第 1 跖趾关节背外侧进针刀，刀口线与足纵轴平行，针刀体与皮肤呈 90° 角，按照四步规程进针刀，针刀经皮肤、皮下组织到达第 1 跖趾关节跖骨头，调转刀口线 90°，使弧形面与跖骨头骨面相吻合，在骨面上向第 1 跖趾关节间隙铲剥 2 刀，范围 0.5cm。针刀治疗术毕，碘伏棉签消毒针眼并贴敷创可贴，局部保持清洁干燥。

2021 年 10 月 8 日八诊：患者自述上次针刀松解治疗后右足趾屈曲、内收症状较前好转。行针刀松解治疗右踝关节外侧关节囊，相关韧带及周围的粘连、瘢痕，第 1 支针刀松解踝关节后侧关节囊、距腓后韧带起点的粘连、瘢痕，在外踝尖后上方 1cm 处定位，使用专用弧形针刀，刀口线与足纵轴平行，针刀体与皮肤呈 90° 角，按四步规程进针刀。针刀经皮肤、皮下组织到达外踝后侧腓骨骨面，调转刀口线 90°，使针刀的弧形面与外踝后缘骨面相吻合，贴骨面向后下铲剥 2 刀，当刀下有落空感时停止，然后分别向上、向下做扇形铲剥，范围 0.5cm。第 2 支针刀松解踝关节外侧关节囊、跟腓韧带起点的粘连、瘢痕，在外踝尖定位，使用专用弧形针刀，刀口线与足纵轴平行，针刀体与皮肤呈 90° 角，按四步规程进针刀，针刀经皮肤、皮下组织到达外踝尖骨面，调转刀口线 90°，使针刀的弧形面与外踝尖骨面相吻合，贴骨面向后下铲剥 2 刀，当刀下有落空感时停止，然后分别向前、向后外做扇形铲剥，范围 0.5cm。第 3 支针刀松解踝关节前侧关节囊、距腓前韧带起点的粘连、瘢痕，在外踝尖前上方 1cm 处定位。使用专用弧形针刀，刀口线与足纵轴平行，针刀体与皮肤呈 90° 角，按四步规程进针刀，针刀经皮肤、皮下组织到达外踝前侧腓骨骨面，调转刀口线 90°，使针刀的弧形面与外踝前缘骨面相吻合，贴骨面向前下铲剥 2 刀，当刀下有落空感时停止，然后分别向上、向下做扇形铲剥，范围 0.5cm。针刀治疗术毕，碘伏棉签消毒针眼并贴敷创可贴，局部保持清洁干燥。

2022 年 1 月 7 日随访：患者诉右下肢可自由活动，能配合相应康复训练，可基本完成行走、蹲起、上下楼梯等活动，生活能力得到明显提高。

按语：依据针刀医学关于下肢部弓弦力学系统的解剖结构，以及下肢痉挛的网状立体病理构架，对各下肢部弓弦力学单元（髋关节；腓骨长肌、腓骨短肌）之间的粘连、瘢痕，腓肠肌与比目鱼肌内外侧缘之间的纵形粘连、瘢痕，跟腱周围的粘连、瘢痕，以及踝关节等依次进行针刀松解，故可解除下肢痉挛状态。

该患者因脑卒中后致下肢各关节弓弦力学单元受损，下肢各关节弓弦结合部周围的肌肉、肌腱等软组织出现广泛挛缩、瘢痕从而导致功能障碍。根据网眼理论，对下肢部痉挛的各关节弓弦力学单元进行针刀松解以及针刀术后手法治疗，从根本上破坏了脑卒中后下肢各关节痉挛的病理构架，从而恢复了下肢各关节的力学平衡状态，故能明显改善下肢各关节功能。

第十章

脑卒中后痉挛性瘫痪针刀临床研究进展

一、对病因病理的探讨

痉挛状态是脑卒中后常见的并发症之一。脑卒中后痉挛状态的发生被认为是脊髓上驱动、脊髓节段处理和外周机械改变共同作用的结果。脊髓上水平的影响包括兴奋性和抑制性脊髓上通路失衡以及神经可塑性，脊髓节段处理与肌梭运动纤维驱动增加，递质释放相关性突触前机制，突触后抑制通路的改变，以及运动神经元固有性质的改变。外周生物力学改变主要是由于等多种因素影响下脑卒中患者部分肌肉固定于缩短位置，造成该部分肌肉肌纤维缩短，串联肌节数减少，结缔组织增生等，从而降低肌肉顺应性，增强肌肉对被动牵拉的抵抗力[1]。刘明辉等[2]认为，痉挛的发生机制目前多认为是牵张反射增强的结果。由于中枢神经损伤，中枢对相应脊髓节段 a 运动神经元和 r 运动神经元的抑制减少，主要是通过中间神经元对 r 神经元的抑制被释放，使肌梭兴奋性增高。当肌肉受到牵张时，众多同步兴奋的冲动沿着传入神经到达运动神经元，引起同步兴奋的运动神经元数量增加，牵张反射范围扩大，反射增强，出现痉挛。中医认为[3]，脑卒中后痉挛状态属于"筋病""痉证"的范畴，分外因和内因。外邪为患，如风邪外袭、风夹寒邪、风热外袭、风毒侵袭四肢等均可导致口眼㖞斜，半身不遂，筋脉不舒，筋骨疼痛，手足拘挛，肢体偏废。内为正虚邪中，如体虚邪中、肝虚邪中、血虚风中等，可发为脑卒中痉挛；正虚失养，表现为血虚不能滋养筋脉，筋脉挛缩，产生痉挛；内生寒热，寒则血液凝滞不畅，热则火盛煎熬血液，从而导致筋脉挛急；痰浊阻滞，如痰邪内生，阻滞经络，导致筋脉失养，也可引起筋挛骨痛，瘫痪偏枯。

二、影像学研究与诊断

陈茜茜等[4]认为脑卒中后痉挛性瘫痪脑成像研究主要在磁共振成像（MRI）数据的基础上开展。可分为脑结构与脑功能的影像研究。脑结构影像研究表明，首次发病、病程为 6 个月的脑卒中患者，基底神经节和丘脑的损伤与痉挛发生及严重程度相关，白质束完整性与脑卒中后痉挛性瘫痪严重程度相关。有研究表明，前运动皮质或其发出的纤维受损则会导致痉挛。而仅初级运动皮质或其发出的纤维损伤不会导致痉挛。脑功能成像研究目前多为任务态 fMRI 的分析研究，患者治疗前表现为非患侧脑区过度激活，治疗后非患侧脑相应区域的激活下降，对患侧半球相应区域抑制减弱，重建两半球平衡状态，可使患者痉挛得到缓解。

脑卒中在西医学中多归入急性脑血管意外中，脑 CT 或 MR 扫描是对其确诊的重要手段，通过头颅 CT 平扫、血管成像、灌注成像、MR 平扫等排除出血和其他缺血性病变，判断责任血管情况，评估血－脑屏障破坏情况进而进行诊断[5]。

三、治疗机制

丁敏等[6]认为，脑卒中后痉挛状态是脑损伤后中枢系统调节运动功能下降，出现以依赖性肌张力增高、肌肉过度活跃为特征的综合征，是由于上运动神经元损害引起的肢体瘫痪。痉挛状态是妨碍肢体运动功能好转的最大障碍，也使肌肉、肌腱等软组织缩短而致相应关节出现强直畸形。其使用针刀疗法，以针的方式刺入人体，在体内完成手术刀的功能，有切割腧穴、疏通经络、调节人体气血的综合作用。一方面通过"针"的作用，刺激局部穴位，从整体进行调节；另一方面，又可发挥外科手术"刀"的作用，对局部粘连剥离、松解，能针对病因，改善其症状。针刀医学既有中医的整体观，从宏观层面认识疾病的发生发展规律；又从西医的局部观，从微观层面认识疾病解剖结构的病理变化。针刀疗法在保留适当肌张力的前提下，对挛缩肌腱进行有选择的网状切割松解，在达到肌腱相对延长的同时，增加关节的活动范围。小针刀离断部分肌纤维，减少了力学单元数量，在降低主动肌肌张力的同时，建立了痉挛肌和拮抗肌新的力学平衡；通过切割松解，重新调整肌肉、关节的负重力线，对关节活动起到好的稳定作用。沈方伦等[7]认为，脑卒中后肢体痉挛属于筋病的范畴，发病乃脑卒中后正气已虚，邪留不去，痰瘀阻络，肢体筋脉失于濡养所致，其病机为虚、风、痰、瘀杂合为病。古代医家对于脑卒中半身不遂多从风从痰论治，往往采用开窍、清热、化痰、息风等方法，可取得一定疗效。直至《医林改错》提出从补气活血通络论治，效果显著，补阳还五汤就作为脑血管病后遗症的基础方被广泛加减使用，配伍柔肝缓急、行气化瘀之品，可有效缓解偏瘫肢体的痉挛症状。治疗所用补阳还五汤加减方由黄芪、桃仁、红花、川芎、丹参、赤芍、鸡血藤、土鳖虫等组成。针刀微创技术，依据针刀医学原理，结合脑卒中痉挛状态的生理病理及临床特点，分别从神经、肌肉、肢体畸形三方面着手，以针的形式刺入肌肤，然后又发挥刀在体内的切割松解作用，从而激发人体自身的防御保护能力，调节修复能力，纠正人体动态平衡，以达到自然重建的目的。

四、临床疗效观察

（一）针刀治疗脑卒中后上肢痉挛性瘫痪

孔林等[8]选取脑卒中后肱二头肌痉挛病人 100 例，按接诊顺序单双号分为治疗组（单号）和对照组（双号），每组 50 例。研究脑卒中针刀康复术治疗脑卒中后肱二头肌痉挛的临床效果。方法：对照组采取常规康复治疗；治疗组在康复治疗的基础上采用脑卒中针刀康复术，松解痉挛的肱二头肌。对比两种方法对脑卒中后肱二头肌痉挛的临床治疗效果。结果：分别于治疗 1 周、2 周、1 个月后对所选病人进行改良 Ashworth 及上肢 Fugl-meyer 评估，治疗组的改良 Ashworth 分级、上肢 Fugl-meyer 评分明显优于对照组，差异有统计学意义。表明脑卒中针刀康复术治疗脑卒中后肱二头肌痉挛上肢功能恢复快，治疗效果显著。

刘星等[9]选取脑卒中恢复期肘关节痉挛的 90 例患者，采用完全随机设计分组法分为两组，各 45 例，观察针刀治疗脑卒中恢复期肘关节痉挛的临床效果。方法：治疗组用针刀治疗（每周 1 次）。针刀松解患侧肘关节肱二头肌附着处为主，并配合松解连接肘 – 腕及肘 – 肩的肌腱高张力点。在肱二头肌止点定 A 点（相当于肱二头肌腱与桡骨粗隆结合部尺侧），肱二头肌腱腱膜与肌肉移行处尺侧定 B 点，在 A、B 两点中点定 C 点，A、B、C 三点为小针刀的进刀治疗点。在肱二头肌肌肉走行处、前臂屈肌走行处，再选取 3~4 处条索状最明显的阳性反应点。对照组采用针刺透刺拮抗肌治疗（每周 6 次，周日休息）。疗程均为 5 周。观察两组治疗前后改良 Ashworth 量表痉挛分级情况和临床疗效。治疗后，两组改良 Ashworth 量表痉挛分级均明显优于治疗前，差异均有统计学意义。治疗组总有效率为 88.89%，对照组为 73.33%；治疗组治愈率为 26.67%，对照组为 4.44%，两组比较差异均有统计学意义。证明针刀治疗脑卒中恢复期肘关节痉挛的临床效果优势明显。

孙士凯[10] 将临床治疗中经筛选收集到的 60 例脑卒中后手指痉挛的患者随机分为治疗组和对照组，每组患者各 30 例，探讨针刀治疗脑卒中后手指痉挛状态的临床治疗的可行性。方法：两组患者基础治疗均采用常规药物配合康复锻炼治疗，治疗组采用针刀对患者上肢部屈肌、伸肌进行治疗，前臂屈肌、前臂伸肌、手掌部刀刃方向与肌纤维呈垂直快速切入，切入皮肤后继续进针至刀扎穿整个肌腹，依据不同肌肉肌腹肥厚程度考虑在水平方向轻微移动刀刃进行切割，移动刀刃切割 2~3 刀，切割范围不超过 0.5cm，切割完毕后将刀刃移回原进针方向，缓慢将针刀拔出，出针后对治疗点进行压迫止血，无菌创可贴覆盖刀口。对每一标记点治疗结束后换用新的针具进行下一治疗点的治疗。所有治疗点治疗结束后，嘱患者放松上肢，适度休息。治疗结束 2h 后督促患者做肢体康复功能锻炼。治疗频率 1 周一次。对照组采用针灸针对患者上肢部进行针刺治疗。主穴：内关、极泉、尺泽；头针：顶颞前斜线、顶颞后斜线、顶旁 1 线及顶旁 2 线；配穴：上肢不遂配肩髃、曲池、手三里、合谷，手指不伸配腕骨，病侧肢体拘挛者肘部配曲泽，腕部配大陵。7 天为 1 疗程。对治疗前、治疗 1 天后、4 个疗程后及治疗后 1 个月随访进行改良 Ashworth 量表评分及 Fugl–Meyer 上肢运动功能评分，并在治疗结束后进行手指痉挛状态及上肢运动功能的疗效评价。结果：治疗结束后，治疗组总有效率 93.33%，对照组总有效率 83.33%，治疗组远大于对照组，统计学检验研究结果说明针刀治疗脑卒中后手指痉挛状态的效果要优于针灸治疗。结论：针刀治疗脑卒中后手指痉挛状态疗效优于针灸治疗。针刀治疗能明显缓解脑卒中后手指痉挛的症状，降低手指部及上肢部的痉挛程度，提高患者的手部及上肢部的运动功能，即时疗效显著，远期疗效稳定。

简青青[11] 运用针刀联合 rTMS 治疗缺血性脑卒中痉挛型偏瘫患者。方法：选取发病 6 个月以内的 18~75 岁的缺血性脑卒中痉挛型偏瘫患者 45 例，随机分为 A 组、B 组及 C 组，各 15 例。A 组采用 rTMS 联合 Bobath 运动疗法，B 组采用针刀联合 Bobath 运动疗法，C 组采用针刀联合 rTMS 和 Bobath 运动疗法治疗。单纯运动疗法即 Bobath 运动：针对瘫痪侧肩胛带下降，放松肩部周围肌张力过高的肌肉，调整肩胛的异常姿势，改善肩后缩及下沉；针对近端的肩胛带、上臂、远端的手掌、手指等，利用关键点控制调整姿势张力来促进正常的姿势反应。每次干预时间为 30min，每天 1 次，每周治疗 5 天，10 天 1 疗程。rTMS：健侧大脑初级运动皮层（M1）体表投影处。操作要点：线圈位置相切于颅骨表面，治疗前探查"运动热点"，然后将线圈中心与"运动热点"对齐后予以磁刺激治疗。针刀治疗选用切割纠畸术和神经触激术。切割纠畸术主要施术部位：肩关节周围以肩胛下肌、大圆肌、胸大肌的锁骨部分、肱桡肌、肱肌为主，前臂以旋前圆肌、旋前方肌、桡侧及尺侧屈腕肌为主，腕掌部以指浅屈肌、指深屈肌、拇长屈肌、拇内收肌、大鱼际肌为主。切割纠畸术部位有臂丛神经触激术分喙突下臂丛处、锁骨上臂丛处、锁骨下臂丛处、斜角肌间臂丛处肘部尺神经、桡神经、前臂正中神经、腕部正中神经、腕部桡神经。方法：先用左手拇指在定点处用力将神经和血管下压于拇指后方，然后右手持型号为 0.35mm×75mm 针刀，注意刀口线平行于血管走行方向，紧贴拇指边缘垂直刺入，直达骨面，当患者感拇指或示指背面酸、麻、胀后，再纵向、横向小幅度摆动针刀加强触激，以病人耐受为度。避免伤及血管和神经，动作应轻柔、熟练。操作结束后按压针刀孔 2~3min。注意有无渗血，以创可贴外敷。治疗周期：每 3天 1 次，9 天为 1 疗程。分析比较 3 组患者一般情况（年龄、性别、病程、偏瘫侧）有无差异，是否具有可比性，以及治疗 1 个月前后患侧上肢 Fugl-Meyer 运动功能量表上肢部分（FMA-UE）评定、手功能评定、改良 Ashworth 分级痉挛程度评定及运动阈值（MT）的变化。结论表明针刀联合重复经颅磁治疗（rTMS）和 Bobath 运动疗法能明显改善痉挛型偏瘫患者上肢肢体痉挛程度，促进肢体运动功能恢复，同时改善手功能的精细运动。此方案值得临床推广，为脑卒中偏瘫患者上肢功能康复提供新的选择方式。

刘强等[12]观察小针刀治疗脑卒中致肱二头肌痉挛的临床疗效。方法：将脑卒中后肱二头肌痉挛患者 100 例按就诊顺序单双号分为对照组、治疗组各 50 例。单号为对照组，采用常规康复治疗；双号为治疗组，在常规康复治疗的基础上加小针刀松解肱二头肌肌腱治疗。沿肱二头肌向下循按找到肱二头肌肌腱，在肌腱桡骨粗隆结合处内侧及肌肉与肌腱移行处内侧各定一点，在两点之间中点肌腱外侧定一点，此三点为小针刀的进刀治疗点。在治疗后 1 周、2 周、1 个月进行 Ashworth 及上肢 Fugl-Meyer 积分评估。结果：治疗后 2 组痉挛程度相比，1 周和 1 个月治疗组 Ashworth 分级比较对照组低（$P < 0.05$）；2 组上肢运动功能 Fugl-Meyer 积分比较，治疗组优于对照组（$P < 0.01$），经治疗 1 个月，治疗组上肢运动功能恢复效果更佳。结论：小针刀治疗可缓解脑卒中致肱二头肌痉挛。

刘宇恒[13]观察穴位透刺结合针刀松解方法对脑卒中上肢痉挛的影响。方法：选取缺血性脑卒中患者 80 例作为研究对象，按照随机对照原则将其分为对照组和治疗组，各 40 例。两组均予以内科常规治疗。对照组予以现代康复训练，主要包括上肢抗痉挛体位摆放、被动关节活动度训练、痉挛肢体牵张训练、手法按摩、平衡训练等。上述治疗每日 1 次，10 次为 1 个疗程；共治疗 3 个疗程。治疗组在现代康复训练基础上予以穴位透刺结合针刀松解治疗。具体针刀操作方法：选取患侧上肢肱桡肌、肱二头肌、旋前圆肌、喙肱肌上进行治疗。分别在上述肌肉的肌腹部选取 3~4 点，局部消毒后，选用 4 号针刀，刀口线与施术部神经、血管走向一致，进针后掉转刀口线，使刀口线方向与上述肌纤维呈 90°，切割 3~5 刀后出针，按压针孔 3min，然后局部无菌敷料覆盖。第二次治疗定点与第一次治疗定点间隔 2~3cm，进针方法同第一次治疗。针刀松解每 7 天治疗一次，共治疗 3 次。两组均采用 Ashworth 量表评分和 Barthel 指数评分等进行治疗前后的评价以及观察两组间的差异。结果：治疗组与对照组终期痉挛程度均较基线有显著改善，差异有统计学意义。治疗组有 17 例Ⅲ级痉挛的患者，全部降至Ⅱ级及以下，对照组也有 10 例Ⅲ级痉挛的患者转至Ⅱ级及以下。与此同时，治疗组有 7 例（17.5%）的患者转为 0 级，即无肌张力增加，而对照组只有 1 例（2.5%）转为 0 级。结论：穴位透刺结合针刀松解在改善脑卒中患者上肢痉挛方面优于单纯现代康复治疗。

陈广辉等[14]研究 A 型肉毒毒素结合针刀疗法治疗脑卒中上肢痉挛的疗效。方法：将 46 例脑卒中上肢痉挛患者随机分为对照组、肉毒毒素治疗组和肉毒毒素结合针刀治疗组，对照组采用常规康复训练（包括 Bobath、PNF 等神经肌肉促通技术）、运动疗法、牵伸技术及 ADL 训练等。1 次/天，6 次/周，连续治疗 4 周。肉毒毒素治疗组在对照组治疗措施基础上，应用超声结合神经肌肉电刺激器精准注射 A 型肉毒毒素在靶肌肉上，衡力肉毒毒素 100U 用 2ml 生理盐水溶解，浓度为 50U/ml，剂量依注射靶肌肉数量和痉挛程度而定，一般每块靶肌内注射 45~100U，总剂量不超过 400U。肉毒毒素结合针刀治疗组加予 A 型肉毒毒素注射及针刀技术，选择肉毒毒素治疗后 1 周执行针刀治疗。患者取合适体位，选择痉挛肌肉，一般在肌肉起止点定位标记，相当于上肢各关节周围定点消毒，以 2% 利多卡因局部麻醉，待麻醉生效后持针刀对上述各点进行切割松解，待手下有松动感后出针刀，无菌纱布压迫针眼并贴上创可贴送病房卧床休息，然后正常参加康复训练，每 2 周治疗 1 次，共 2 次。结论：单纯肉毒素治疗以及肉毒毒素结合针刀治疗在 4 周内均能改善脑卒中上肢痉挛患者的上肢功能，其中肉毒毒素结合针刀治疗的改善效果优于单纯肉毒毒素治疗。结论：单纯肉毒素治疗以及肉毒毒素结合针刀治疗在 4 周内均能改善脑卒中上肢痉挛患者的上肢功能，其中肉毒毒素结合针刀治疗的改善效果优于单纯肉毒毒素治疗。

马俊业[15]观察超微针刀治疗脑卒中后上肢痉挛性瘫痪的临床疗效。方法：选取脑卒中后上肢痉挛性瘫痪患者 60 名，采用随机数字法将患者分为治疗组和对照组，基础治疗为常规药物、康复训练。治疗组在基础治疗上增加超微针刀疗法，第 1 支针刀松解肱二头肌短头起点喙突顶点的外 1/3 处。针刀体与皮肤垂直，刀口线与肱二头肌短头肌纤维保持一致，按四步操作规程进针刀，直达喙突顶点外 1/3 骨面，纵疏横剥 3 刀，范围 0.5cm。第 2 支针刀松解肩胛下肌止点，肱骨小结节点，针刀体与皮肤垂直，刀口与肩胛下肌肌纤维保持一致，按四步操作规程进针刀，直达肱骨小结节骨面，纵疏横剥 3 刀。第 3 支针刀松解肱二头肌长头在结节间沟处的粘连。针刀体与皮肤垂直，刀口线与肱骨长轴一致，按四步操作规程进针刀，直达肱骨结节间沟前面的骨面，先用提插刀法松解 3 刀，然后顺结节间沟前壁，向后做弧形铲剥 3 刀。第 4 支针刀松解肘关节前侧肱二头肌腱外侧和腱膜的粘连、瘢痕点，从肱二头肌腱外侧进针刀，避免损伤肱动脉、静脉和正中神经，刀口线应与肱动脉走行方向一致。各治疗点出针后用无菌棉球按压止血，当不再出血后，予红外线灯垂直向下照射术口，距离 30~50cm，以患者舒适为度，时间 10min。治疗组于入组后第 1 天及第 8 天行针刀治疗，共治疗 2 次。每周治疗 1 次，共治疗 2 周。对照组在基础治疗上予普通针刺治疗。主穴：水沟、内关、三阴交、极泉、尺泽、委中、肩髃、手三里、合谷；头针：顶颞前斜线、顶旁 1 线及顶旁 2 线。每日治疗 1 次，一周治疗 6 次，中间间隔 1 天，共治疗 2 周。所有患者治疗前及治疗后进行改良 Ashworth 评分、Fugl-meyer 上肢运动功能评分以及疗效评价。结果：两组经治疗后无患者 MAS 分级较前加重，大部患者好转。两组治疗后 MAS 分级差异有统计学意义，且治疗组改善程度较对照组优。Fugl-meyer 上肢运动功能评分比较：两组治疗后 Fugl-meyer 上肢运动功能评分较治疗前均升高，组内差异存在统计学意义；治疗后，治疗组较对照组 Fugl-meyer 评分上升有优势，差异有统计学意义。疗效比较：两组总有效率分别为治疗组 80%、对照组 70%，治疗组优于对照组，差异有统计学意义。

（二）针刀治疗脑卒中后下肢痉挛性瘫痪

黄若桑[16] 进行针刀治疗脑卒中后膝关节屈曲型痉挛临床研究。方法：采用简单随机分组设计的方法，将符合纳入标准经排除标准筛选后的入选病人设为受试对象，共 67 例，随机分为两组：治疗组 33 例、对照组 34 例。治疗组采用针刀治疗，针刀治疗主要取屈膝装置与伸膝装置中的阿是穴（即明显压痛点）。皮下明显可触及瘢痕、条索处为操作点，操作者定位到对应操作点后用标记笔予以标记。患者首先取俯卧位，暴露腘窝和大腿后侧肌群，对术前所做标记点逐一进行操作治疗，每个标记点采用定点、定向、加压分离和刺入的进针手法，之后主要采用刀口垂直于肌纤维方向的横行分离手法，切断少量肌纤维，并利用"纵行疏通，横行剥离"的操作手法，逐层将瘢痕及粘连组织反复切割，力求全面松解。待所有标记点都按上述流程松解之后，术者握住患者小腿使膝关节尽量伸直至最大角度，再从之前操作过的施术点中筛选部分高应力点或粘连条索依旧明显的部位进行补充松解。对照组采用针刺治疗。头针：顶颞前斜线、顶颞后斜线、顶旁 1 线及顶旁 2 线，体针：水沟、内关、委中、三阴交、环跳、足三里、阳陵泉、太冲、风市、血海、浮郄、阴谷。治疗频率：每日 1 次，1 周为 1 个疗程，共 4 个疗程。结果：对照组有效率为 78.79%，治疗组有效率为 85.29%，治疗组总有效率明显大于对照组，说明针刀治疗脑卒中后膝关节屈曲型痉挛的整体疗效优于常规针刺治疗。

刘建明等[17] 进行针刀结合 Bobath 技术治疗脑卒中后踝关节痉挛临床研究。观察针刀结合 Bobath 技术治疗脑卒中后踝关节痉挛的临床疗效，并探讨其机制。方法：将 100 例脑卒中后踝关节痉挛患者随机分为治疗组和对照组，每组各 50 例，分别给予针刀结合 Bobath 技术治疗和针刺结合 Bobath 技术治疗。治疗组行针刀治疗：第 1~3 支针刀松解三角韧带起点后方、中部、前部及踝关节囊的粘连、瘢痕；第 4~6 支针刀松解胫跟韧带行经线路的粘连瘢痕，定位于第 2 支针刀下方 1.5~2cm 处、跟骨载距突后部、中部；第 7 支针刀松解胫舟韧带止点的粘连、瘢痕，定位于舟骨粗隆后上方 0.5cm；第 8 支针刀松解跟舟足底韧带止点的粘连、瘢痕，定位于第 7 支针刀上方 1cm。使用专用弧形针刀，刀口线与下肢纵轴平行，针刀体与皮肤呈 90° 角，按四步操作规范进针刀。针刀经皮肤、皮下组织到达内踝后部骨面，调转刀口线 90°，使针刀的弧形面与内踝后部骨面相吻合，贴骨面向内踝后下铲剥 3 刀，范围 0.5cm，然后针刀体分别向上、向下铲剥 3 刀，范围 0.5cm。施术完毕后，拔出针刀，局部压迫止血 3min，创可贴覆盖针眼。对照组行针刺治疗：取患侧足三里、阳陵泉、丰隆、昆仑、解溪、太冲，局部皮肤经

75% 酒精消毒后，采用 30 号一次性针灸针快速刺入皮下，并提插捻转，待患者有酸、麻、重、胀感，行平补平泻手法后，留着 30min 后取针，急压针孔。Bobath 技术治疗：针刺结束后，对患者患侧踝关节予以 Bobath 技术治疗。治疗方法如上。1 次 / 天，共治疗 28 天。分别观察治疗前后两组患者踝关节背伸 - 跖屈角度、改良 Ashworth 痉挛量表、Fugl-Meyer 下肢功能评定量表。结果：治疗组在治疗后在踝关节最大背伸、跖屈角度及踝关节屈伸 ROM 较治疗前均增大（$P < 0.01$），且治疗组在治疗后踝关节最大背伸角度与对照组相比明显增大（$P < 0.01$）；治疗组患者治疗后改良 Ashworth 痉挛分级与治疗前比较，差异有统计学意义（$P < 0.05$）；两组患者 Fugl-Meyer 运动评分均明显升高（P 均 < 0.01）；治疗后治疗组患者 Fugl-Meyer 运动评分高于对照组（$P < 0.05$）。结论：针刀结合 Bobath 技术对脑卒中后踝关节痉挛有很好的疗效。

邢尧丹[18] 进行针刀结合针刺对脑卒中偏瘫恢复期下肢痉挛状态及步行能力影响的临床观察。方法：将 50 例脑卒中恢复期下肢痉挛患者随机分为针刀结合针刺组（试验组）、单纯针刺组（对照组）两组，每组 25 例。试验组于患者痉挛下肢优势侧肌腹及肌肉起止点行针刀治疗，针刺参照《针灸学》教材取穴。针刀 1 点：位于股直肌与股内侧肌的止点，胫骨上端前面胫骨粗隆处；针刀 2 点：位于股直肌肌腹，髂前下棘与胫骨粗隆连线的中点处；针刀 3 点：位于股内侧肌与缝匠肌重叠点，胫骨内侧髁上约 7 寸处；针刀 4 点：位于长收肌肌腹处，腹股沟中点向下约 3 寸，向内旁开约 5 寸；针刀 5 点：位于腓肠肌的内侧头肌腹，股骨内上髁与跟骨结节连线的中点，俯卧位内侧肌肉最隆起处；针刀 6 点：位于腓肠肌的外侧头肌腹中点，大致横平 5 点，俯卧位外侧肌肉最隆起处。针灸部位：髀关、风市、血海、阳陵泉、阴陵泉、三阴交、足三里、解溪。对照组选穴及操作同试验组，连续治疗 4 个疗程，记录分析治疗前、后患者日常生活活动能力（ADL）、下肢 Fugl-Meyer 关节运动评分（FMA）、痉挛分级（MAS）、步态分析等指标，比较两组治疗前后各项指标及综合疗效的变化。结果：试验组总有效率为 88.00%，对照组总有效率为 72.00%，两组间比较差异具有统计学意义（$P < 0.05$），试验组总体临床疗效优于对照组。针刀结合针刺在治疗脑卒中恢复期下肢痉挛方面临床疗效较好，在提高患者日常生活活动能力、改善患者下肢运动功能、痉挛状态及步态方面均优于单纯针刺。

段渊[19] 对针刀结合康复训练治疗脑卒中后下肢痉挛性偏瘫的临床疗效进行评价。方法：从脑卒中痉挛性偏瘫的患者中选取患者 103 名，随机分为 2 组，针刀治疗组（46 例）、电针治疗组（57 例）。针刀组采用针刀治疗，下肢肌痉挛的治疗部位：股四头肌、缝匠肌、髂胫束、腘绳肌、小腿伸肌、小腿三头肌、胫前肌、趾长伸肌、趾短伸肌等。操作方法：针刀刀口线均与肢体纵轴平行，针刀体与皮肤呈 90° 角，按四步规程进针刀，从定位处刺入，经皮肤、皮下组织，达硬结处，纵疏横剥 3 刀，范围 0.5cm。针刀治疗每个部位一般只做 1 次，3 次为 1 个疗程。3 次 1 疗程，共 20 天。电针组采用电针治疗。选择合适针具，用 75% 酒精消毒后，分别在下肢（髀关、伏兔、风市、承山、曲泉、血海、阴陵泉、三阴交）行常规针刺。操作方法：提插捻转补法，弱刺激。肌张力出现增高者，拮抗肌群穴位以补法为主，非拮抗肌穴位泻法为主。针刺角度及深度按《经络腧穴学》进行，得气后用 G6805-2A 型电针治疗仪加电针，频率为 100Hz 连续波，以患者感觉适宜及患肢肌肉微颤为度，留针 30min。每日 1 次，共治疗 20 天。每个部位 1 次，3 次为 1 个疗程。两组患者均进行康复训练。对两组病人治疗前后均采用改良 Ashworth 痉挛量表、临床痉挛指数评分、残疾程度 RinkinScale 量表和日常生活能力评分进行评定。结果：针刀治疗组、电针治疗组治疗前后在各量表评分比较上，均有统计学意义。针刀治疗结合康复训练对于改善脑卒中后痉挛性偏瘫患者的情况具有较好的效果，值得临床推广使用。

（三）针刀治疗脑卒中后偏身痉挛性瘫痪

姚燚[20] 运用针刀神经触激术治疗脑卒中偏瘫患者，患者临床均表现为不同程度的一侧肢体瘫痪、语言障碍以及肌张力增高等症状，患者在纳入研究前 2 周内均接受镇静或肌肉松弛等药物治疗。将其随机分为两组，各 25 例。对照组：给予患者常规康复治疗，即基础药物 + 康复治疗。采用 Bobath 技术对患者进行康复训练，结合患者病情，指导患者对偏瘫肢体进行前伸躯干肌、坐位与立位平衡训练、步行功能锻炼以及日常生活如洗漱、穿衣等训练。1 次／天，每次训练时间为 30min，共连续治疗 30d。研究组：在基础药物治疗上，给予患者针刀神经触激术治疗，操作方法按照《针刀医学临床诊疗与操作规范》进行。间隔 4 天再行下一次治疗，治疗周期为 30 天。结果：研究组治疗总有效率（92.00%）高于对照组（68.00%），患者 Fugl–Meyer 评分亦优于对照组，差异有统计学意义。针刀神经触激术在脑卒中偏瘫中的应用中，治疗效果显著，有助于促进患者偏瘫改善，应用价值较高。

赵杨[21] 运用针刀联合针灸疗法选取 60 例分 3 组对比治疗脑卒中痉挛性瘫痪。方法：针刀组、针灸组给予对应治疗，针刀联合针灸组给予针刀和针灸两方面联合治疗。针刀治疗方法：采用直形针刀和弧形针刀行后颈部大"T"形针刀松解术；脊柱胸段周围软组织针刀行整体松解术；腰部行"口"字形针刀整体松解；跟腱针刀行整体松解术；踝关节周围韧带行针刀松解术；腓肠肌、比目鱼肌行针刀松解术；髋关节周围软组织行针刀松解术；内收肌行针刀松解术；股薄肌、髂胫束行针刀松解术。术后处理：跟腱针刀整体松解术后，踝关节功能位短腿石膏托固定 1 周。术后第 3 天开始进行主动脊柱、髋关节、踝关节的屈伸旋转锻炼，膝关节的屈伸锻炼，每天 3 次，每次 45min；针灸治疗方法：体针施于阴阳平衡针法。先取痉挛优势侧，上肢屈肌侧：针极泉、内关、尺泽、大陵；下肢伸肌侧：针承扶、血海、阳陵泉、大陵。结果：针刀组显效 4 例，有效 10 例，无效 6 例，总有效率为 70%；针灸组显效 2 例，有效 13 例，无效 5 例，总有效率 75%；针刀联合针灸组显效 9 例，有效 9 例，无效 2 例，总有效率为 90%。针刀联合针灸组与针刀组、针灸组分别比较，治疗效果显著，差异具有统计学意义。

洪慧毓[22] 将 78 例脑卒中后痉挛性瘫痪患者采用随机数字表法分为治疗组和对照组，各 39 例，观察小针刀松解肌筋膜触发点治疗脑卒中后痉挛性瘫痪的临床疗效。方法：治疗组予小针刀松解肌筋膜触发点治疗，2 天治疗 1 次，5 次为 1 个疗程，共治疗 3 个疗程；对照组予毫针针刺治疗，每日 1 次，连续治疗 10 天为 1 个疗程，共治疗 3 个疗程。治疗后比较 2 组的临床疗效及治疗前后的 Ashworth 肌张力分级、临床痉挛指数（CSI）、日常生活能力量表（ADL）评分、简易运动功能评定量表（FMA）评分。

结果：治疗组总有效率为 91.4%，对照组为 66.7%，两组比较差异有统计学意义；治疗后两组 Ashworth 肌张力分级、CSI 明显降低，FMA、ADL 评分明显升高，与同组治疗前比较差异均有统计学意义；且治疗组对各项指标的改善作用明显优于对照组，两组治疗后比较差异均有统计学意义。证明小针刀松解肌筋膜触发点可明显降低脑卒中后痉挛性瘫痪患者的肌张力及肢体痉挛程度，改善肢体运动功能，提高日常生活能力，作用优于毫针针刺治疗，疗效确切，值得临床推广应用。

曾强[23] 选取 120 例脑卒中后痉挛患者作为研究对象，将患者分成对照组和实验组，每组各 60 例，对照组接受康复治疗，实验组接受小针刀疗法，对比两组患者治疗效果。方法：对照接受基础药物配合康复治疗，采用 Bobath 技术进行，医生根据患者病症强弱制定针对性康复锻炼计划，患者借助手杖、平行杆等工具进行行走锻炼。实验组接受基础药物联合小针刀疗法，小针刀疗法共分为 3 次，第 1 次使用小针刀松解颈后侧以及枕后主要软组织。执行时，患者行俯卧低头位，医生在患者手术部位采用安尔碘消毒液进行消毒，消毒 2 遍。随后用浓度为 1% 的利多卡因进行局部麻醉。麻醉完成后，采用小针刀与患者皮肤呈垂直状态，使刀口线与患者纵轴一致。然后采用四步操作规程进行手术。手术完毕后，拔出小针刀并为患者止血，止血完毕后用创可贴遮盖伤口。第 2 次使用小针刀松解患者后面相关的弓弦结合部的瘢痕和粘连。患者同样呈俯卧位，随后与第 1 次手术一样的方式进行。第 3 次使用小针刀松解患者拮抗肌，在患者拮抗肌起始部位，肌腹部处松解，采用小针刀与患者皮肤呈垂直状态，使刀口线与患者纵轴一致。然后采用四步操作规程进行手术。取仰卧或者俯卧位，随后消毒方式、麻醉方式、治疗方式均与前两次相同。结果：实验组患者治疗总有效率明显高于对照组患者，实验组患者临床痉挛指数低于对照组患者，实验组患者简化 Fugl-Meyer 评分与对照组相比明显更高。结论：小针刀疗法治疗脑卒中后痉挛状态效果极为显著，值得临床上推广。

丁敏[6] 选择 79 例脑卒中后痉挛状态患者，观察小针刀疗法治疗脑卒中后痉挛状态的临床效果。将其分为两组，针刀组 40 例，采用小针刀疗法治疗；对照组 39 例，采用康复治疗。观察两组患者治疗前后肢体痉挛程度。刀组采用基本药物 + 小针刀治疗，第 1 次小针刀松解枕后及颈后侧主要软组织，包括头夹肌起点、斜方肌起点、颈夹肌起点及项韧带。第 2 次针刀松解人体后面相关弓弦结合部的粘连和瘢痕。俯卧位，体表定位为相关肢带骨软组织附着处，包括肩胛提肌止点、肱三头肌止点、桡腕背侧起点、韧带起点、臀中肌止点。第 3 次针刀松解人体前面相关弓弦结合部的粘连和瘢痕。仰卧位，体表定位包括肱二头肌短头的起点、肘关节前侧筋膜及肱二头肌腱膜的粘连瘢痕、腕掌掌侧韧带起点、缝匠肌起点、股直肌与股中间肌行经路线、髂胫束及股外侧肌行经路线、股四头肌止点。3 次治疗，每次中间间隔 4 天，整个周期为 15 天。②对照组采用基础药物 + 康复治疗。康复治疗方案以 Bobath 技术为主，根据患者病情选择进行偏瘫肢体功能训练、牵伸躯干肌、坐位平衡训练、立位平衡训练、步行功能训练、日常生活训练。由康复治疗师予康复训练，1 次 / 天，每次 30min，整个疗程为 15 天。结果：针刀组痊愈率及总有效率均高于对照组，两组 CSI 评分均低于治疗前，简化 Fugl-Meyer 评分均高于治疗前，且针刀组 CSI 评分明显低于对照组，简化 Fugl-Meyer 评分明显高于对照组，差异均有统计学意义。结论：小针刀疗法治疗脑卒中后痉挛状态具有肯定的临床效果，值得临床应用。

董国启[24] 运用可视化针刀神经触激术联合针刺观察治疗脑梗死后偏瘫肢体功能障碍。共纳入 60 例患者，随机分为可视化针刀组和针刺组，每组 30 例。两组患者均予以常规药物与康复治疗。基础针刺组予以基础针刺治疗，头面部取穴：百会、四神聪、廉泉、天柱（患侧）；上肢取穴：合谷（患侧）、外关（患侧）、曲池（患侧）、肩髃（患侧）；下肢取穴：太冲（患侧）、三阴交（患侧）、悬钟（患侧）、足三里（患侧）、环跳（患侧）。每日 1 次，每周治疗 5 日，连续治疗 4 周。可视化针刀组在入组当天予以肌骨超引导下针刀神经触激术 1 次，部位：上肢 1 点（桡神经点）、上肢 2 点（正中神经点）、上肢 3 点（尺神经点）、上肢 4 点（桡浅神经点）、上肢 5 点（桡深神经点）、下肢 1 点（坐骨神经点）、下肢 2 点（胫神经点）、下肢 3 点（股神经点）、下肢 4 点（腓总神经点）、下肢 5 点（腓深神经点）。根据不同患病部位，选择不同的探头，患者保持侧卧位，按照靶点处方确定进针部位，到达神经靶点附近位置后，实施精准刺激，患者出现放射性麻胀、支配肌群抽动等神经刺激体征，重复刺激 3 次，并接受基础针刺治疗。观察并记录两组首次治疗前、首次治疗后、治疗 4 周后的临床肌力学分级、改良 Ashworth 痉挛等级、上田敏肢体功能评分、美国国立卫生院神经功能缺损评分、日常生活活动能力评分。结果：可视化针刀组在改善上肢、下肢肌力方面，首次治疗后疗效均优于基础针刺组。可视化针刀组在改善上肢、下肢 MAS 等级方面，其首次治疗后、治疗 4 周后疗效相较于基础针刺组，均无统计学意义。首次治疗后及治疗 4 周后，可视化针刀组病患上肢评分；下肢评分相较于首次治疗前均有明显改善。可视化针刀组患者上肢评分、下肢评分在首次治疗后、治疗 4 周后均显著高于基础针刺组；可视化针刀组患者手部功能等级较之于基础针刺组，首次治疗后及治疗 4 周后改善程度不显。首次治疗后及治疗 4 周后，可视化针刀组病患评分相较于首次治疗前均有下降，治疗 4 周后，可视化针刀组评分明显低于基础针刺组，差异具有统计学意义。

沈方伦[7] 将脑卒中后肢体痉挛患者 80 例，随机分为对照组和观察组，各 40 例。观察补阳还五汤加减方联合针刀松解治疗脑卒中后肢体痉挛的临床疗效。方法：对照组采用针刀松解治疗，观察组在对照组基础上给予补阳还五汤加减治疗。对照组：根据软组织损伤病理构架的网眼理论，通过对弓弦力学系统进行分析及治疗。首次松解枕后及颈后侧主要软组织，包括头夹肌起点、斜方肌起点、颈夹肌起点及项韧带；第 2 次松解人体相关结合部位粘连、瘢痕；第 3 次松解人前面相关弓弦结合部位的粘连与瘢痕。3 次治疗，每次间隔 4 天，整个周期 2 周。观察组在对照组的基础上给予补阳还五汤加减方治疗。处方：黄芪 30~60g，桃仁、红花各 10g，川芎 12g，丹参、赤芍、鸡血藤各 15g，全蝎 6g。每天 1 剂，水煎服，治疗时间为 2 周。结果：治疗后，2 组的 NIHSS、MAS 评分较治疗前降低，MBI、下肢 FMA 评分较治疗前升高；观察组 NIHSS、MAS、MBI、下肢 FMA 评分改善均优于对照组。治疗前，2 组偏瘫肢体痉挛指数评分比较，差异无统计学意义；治疗后，观察组偏瘫肢体痉挛指数评分低于对照组。结论：补阳还五汤加减方联合针刀松解可有效缓解脑卒中后肢体痉挛，纠正异常运动模式，有效提高患者的日常生活能力。

参 考 文 献

［1］陈楠，华艳，白玉龙.卒中后痉挛状态发生机制的研究进展［J］.中国康复理论与实践，2021，27（5）：588–594.

［2］刘明辉，杨硕.针刀结合针刺治疗脑卒中后痉挛性瘫痪的研究现状［J］.中医临床研究，2013（9）：120–122.

［3］谢乐，伍大华，曹思佳，等.脑卒中后痉挛性瘫痪病因病机及治法［J］.中医学报，2019，34（9）：1850–1854.

［4］陈茜茜，徐曙天，李源莉，等.脑卒中后痉挛的脑成像研究应用进展［J］.中国康复，2022，37（2）：122–124.

［5］国家卫生健康委员会脑卒中防治工程委员会神经影像专业委员会，中华医学会放射学分会神经学组.脑血管病影像规范化应用中国指南［J］.中华放射学杂志，2019，53（11）：916–940.

［6］丁敏，冯骅，靳长旭，等.小针刀疗法治疗脑卒中后痉挛状态的临床效果［J］.中国医药导报，2018，15（3）：155–158.

［7］沈方伦，方晓亮，谢建平.补阳还五汤加减方联合针刀松解治疗脑卒中后肢体痉挛临床研究［J］.新中医，2021，53（5）：40–43.

［8］孔林，苟成钢.脑卒中针刀康复术治疗脑卒中后肱二头肌痉挛的临床疗效［J］.中西医结合心脑血管病杂志，2019，17（7）：1094–1095.

［9］刘星，邓慧明.针刀治疗脑卒中恢复期肘关节痉挛的临床效果［J］.中国医药导报，2018，15（21）：138–141.

［10］孙士凯.针刀治疗脑卒中后手指痉挛状态的临床研究［D］.哈尔滨：黑龙江省中医药科学院，2019.

［11］简青青.针刀联合rTMS治疗对缺血性脑卒中痉挛型偏瘫患者上肢运动功能障碍疗效评价［D］.南昌：南昌大学，2021.

［12］刘强，卢章琼，罗坚，等.小针刀治疗脑卒中致肱二头肌痉挛的研究［J］.西部中医药，2014，27（7）：102–104.

［13］刘宇恒.透刺法结合针刀疗法对脑卒中上肢痉挛的疗效观察［J］.临床医药文献电子杂志，2019，6（61）：53–55.

［14］陈广辉，李波霖，崔俊武，等.精准肉毒毒素注射结合小针刀治疗脑卒中上肢痉挛的临床观察［J］.中医药导报，2018，24（19）：53–55.

［15］马俊业.超微针刀治疗脑卒中后上肢痉挛性瘫痪的疗效观察［D］.广州：广州中医药大学，2021.

［16］黄若桑.针刀治疗脑卒中后膝关节屈曲型痉挛临床研究［D］.哈尔滨：黑龙江省中医药科学院，2021.

［17］刘建明，彭秀娟，黄斌，等.针刀结合Bobath技术治疗脑卒中后踝关节痉挛临床研究［J］.湖北中医药大学学报，2019，21（4）：90–93.

［18］邢尧丹.针刀结合针刺对脑卒中偏瘫恢复期下肢痉挛状态及步行能力影响的临床观察［D］.银川：宁夏医科大学，2021.

［19］段渊，廖迎春，余骏.针刀结合康复训练治疗脑卒中后下肢痉挛性偏瘫的临床疗效评价［J］.按摩与康复医学，2021，12（2）：38–41.

［20］姚燚.针刀神经触激术在脑卒中偏瘫中的应用与效果分析［J］.临床医药文献电子杂志，2019，6（4）：39–40.

［21］赵杨，浦创.针刀联合针灸疗法治疗脑卒中痉挛性瘫痪的临床研究［J］.中国冶金工业医学杂志，

2016，33（6）：628-629.

［22］洪慧毓，喻学春，刘婷．小针刀松解肌筋膜触发点治疗脑卒中后痉挛性瘫痪35例临床观察［J］．甘肃中医药大学学报，2019，36（3）：67-71.

［23］曾强，杨国强，杜元会，等．小针刀疗法治疗脑卒中后痉挛状态的临床效果观察［J］．临床医药文献电子杂志，2019，6（16）：12-13.

［24］董国启．可视化针刀神经触激术联合针刺治疗脑梗死后偏瘫肢体功能障碍的疗效观察［D］．南京：南京中医药大学，2021.

第十一章

脑卒中后痉挛性瘫痪针刀术后康复训练

第一节 脑卒中后上肢痉挛针刀术后康复训练

日常生活中，我们常常看到脑卒中患者的偏瘫上肢呈现"挎篮姿势"，主要由偏瘫上肢的屈肌痉挛所导致。痉挛会对脑卒中患者的日常生活造成极大的影响，痉挛是不自主的肌肉强收缩，患者会感到肢体沉重，难以运动。患者及其家属的错误认知与做法，如随意摆放肢体于不正确的位置，不恰当地过度用力练习痉挛肌肉的力量，常常导致偏瘫上肢的屈肌痉挛加重。

脑卒中后上肢痉挛行针刀术后 48~72h 可选用下列方法进行康复训练。

（一）抗上肢痉挛操

（1）起始位置

身体坐直，双足着地，双手交叉握住，放在面前的桌子上，注意患手的大拇指要放在上面，在后面的动作中手都是保持交叉握住手势（图 11-1）。

（2）双手牵伸

健手带动患手沿着桌面向前伸，手臂伸直，前伸的范围以不引起肩部不适或疼痛为宜，尽量做到最大范围，在最大范围处停留 6s，然后回到起始位置。（参与肌群，如三角肌、冈上肌、肱二头肌、肱肌、肱三头肌、拇长展肌、拇长伸肌、指伸肌、腕伸肌）（图 11-2）。

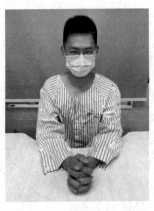

图 11-1 起始位置示意图

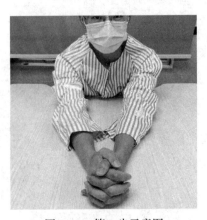

图 11-2 第 1 步示意图

（3）双手上举

双手慢慢向上举过头，手臂伸直，上举的范围以不引起肩部不适或疼痛为宜，尽量做到最大范围，在最大范围处停留 6s，然后回到起始位置。（参与肌群，如三角肌、冈上肌、肱二头肌、肱肌、肱三头肌）（图 11-3）。

（4）手臂旋转

双手向前伸，手臂伸直，然后分别向左边、右边旋转整个手臂，手背需碰到桌面，分别停留 6s，然后回到起始位置。（参与肌群，如三角肌、冈上肌、肱二头肌、肱肌、肱三头肌、掌长肌、旋前圆肌、旋后肌）（图 11-4）。

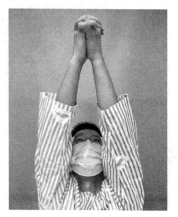
图 11-3　第 2 步示意图

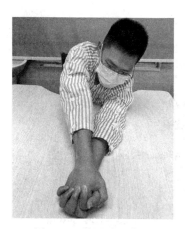
图 11-4　第 3 步示意图

（5）前臂旋转

肘部弯曲，分别向左边、右边旋转前臂，手背需碰到桌面，分别停留 6s，然后回到起始位置。（参与肌群，旋前圆肌、旋后肌、拇长展肌、拇长伸肌、指伸肌群、腕伸肌）（图 11-5）。

（6）手腕交替屈伸

患侧肘部弯曲支撑在桌面上，健手帮助活动患侧手腕使其交替屈伸。（参与肌群，如屈指肌群、掌长肌、旋前圆肌、拇长展肌、拇长伸肌、指伸肌、腕伸肌）（图 11-6）。

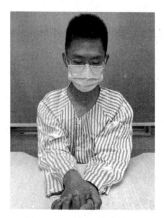
图 11-5　第 4 步示意图

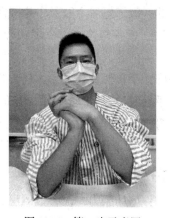
图 11-6　第 5 步示意图

（二）辅助直臂支撑训练

训练目的：改善患者腕关节及上肢运动功能

训练方法：患者取坐位，双脚与肩同宽，由一名治疗师站在患者偏瘫侧，一手固定患者肩部，一手固定患者腕部，患者手指打开，手掌背伸，肘伸直外展，肩屈曲90°，用手掌支撑于墙壁，身体重心略向前倾，维持3~5min，每天3组，可有效降低上肢肌群张力。（参与肌群，如三角肌、冈上肌、肱二头肌、肱肌、肱三头肌、掌长肌、旋后肌）（图11-7、图11-8）。

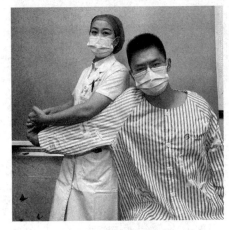 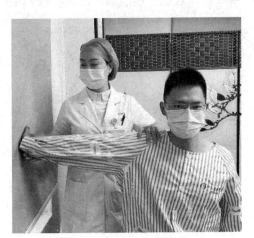

图 11-7　辅助直臂支撑 1　　　　　　　图 11-8　辅助直臂支撑 2

（三）滚筒训练

训练目的：缓解肌痉挛，扩大关节活动范围、改善平衡和协调能力及改善坐位平衡。

训练方法：患者 Bobath 握手，肘关节伸直，把双上肢置于滚筒之上，利用健侧上肢带动患侧上肢在滚筒上滚动（图11-9）。

（四）指插板训练

训练目的：锻炼患者上肢及手指灵活度。

训练方法：患者坐位，由一名治疗师或护士站在患者偏瘫侧，帮助被动活动患侧上肢，进行训练前的放松练习；木插板置于患者前面，双手手指自然伸开，抓住大号木棒，送入插槽；手自然抓住另一木棒，送进另一插槽中（若患肢不能进行，可用健手带动，进行双手转移物品训练）；用拇指的指腹和食指的指腹将中号木棒正确捏住并送入插槽中；用拇指尖和食指指尖捏起小号木棒并送入插槽中；拳心向上拔起木棒，拳心向下送入插槽。反复进行拔插训练（图11-10）。

（五）手摇上肢功率车训练

训练目的：增加肌力，改善偏瘫患者上肢运动能力。

训练方法：功率自行车固定在桌上，患者坐于手摇功率车前。将患者双上肢置于踏板上，一名治疗师或护士站在患者偏瘫侧，帮助上肢摆动，防止屈肘屈腕时出现肘关节外旋、腕关节外旋的状态，确保肘、腕在正常角度下与健侧交替运动。时间从 10min 开始，以后酌情增加至 20~30min，2 次 / 天，功率自行车的阻力输出为保持患者心率最大值的 60%~75%（图 11-11）。

（六）粗柄勺进食训练

用粗柄勺模拟进食（参与肌群，如拇对掌肌、拇外展肌、旋前圆肌、旋前方肌、三角肌、冈上肌、肱二头肌、肱肌、肱三头肌）（图 11-12）。

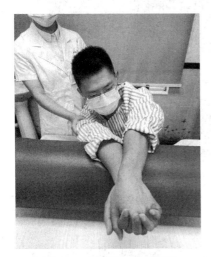

图 11-9 滚筒训练示意图

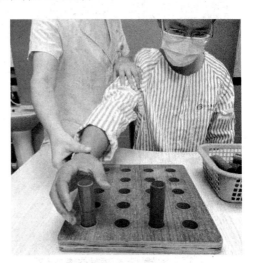

图 11-10 指插板示意图

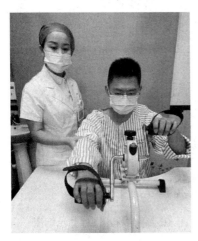

图 11-11 手摇上肢功率车示意图

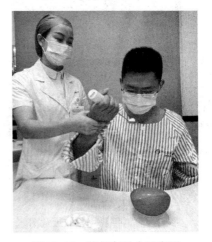

图 11-12 粗柄勺进食示意图

（七）协调上臂动作及手指抓放训练

患侧肩膀、手肘及手腕都能独立并协调的活动，但手指仍欠灵活，提杯饮用 3/4 饮用水。（参与肌群，三角肌、冈上肌、肱二头肌、肱肌、肱三头肌、旋前圆肌、旋前方肌、腕伸肌、指伸肌、屈指肌群）（图 11-13、图 11-14）。

（八）手掌小肌肉训练

训练目的：改善患者手掌肌肉活动。

训练方法：患者坐位，前臂伸直；由一名治疗师在患者偏瘫侧，一手握住上臂，一手拇指将患者患侧拇指伸直，其余四指放松，使其手掌中的物品自然滑落（图 11-15、图 11-16 ）。

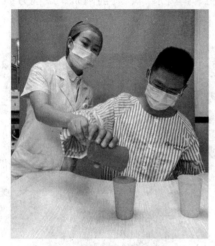
图 11-13　提杯饮用示意图

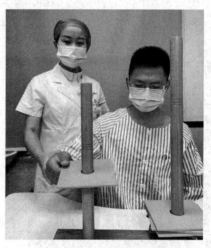
图 11-14　套彩盘训练示意图

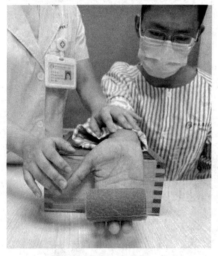
图 11-15　手放物品伸示意图

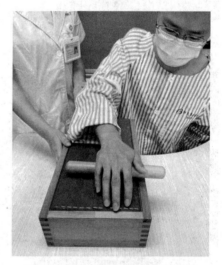
图 11-16　手掌推小圆柱体示意图

（九）上肢机器人训练

训练目的：提高患者肌力、耐力和协调能力，维持和增加上肢关节活动度，改善患者上肢运动功能，促进上肢功能的恢复。

训练方法：将患者转移至治疗椅上，先调整机器人本体位置，使机械臂上的标注线与患者肩峰处对齐，再把升降柱调整至适宜高度，将患者手臂放置在前臂支架上，绑紧前臂绑带。治疗师可以根据患者的上肢运动功能状况有针对性地选择训练模式，设置训练方案。在患者处于放松的状态下调节手臂减重辅助力并校准训练范围，避免各种代偿运动，保证在最大程度的全范围空间内运动。根据患者日常训练完成的程度进行难度调整，游戏难度随着通关升级循序渐进地增加，若患者无法完成游戏任务，治疗师可对游戏难度进行适当调整。1 次 / 天，30min/ 次，5 天 / 周，连续 4 周（图 11-17）。

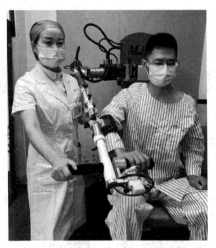

图 11-17　上肢机器人训练示意图

（十）抗痉挛手部矫形器

训练目的：训练后佩戴抗痉挛支具，控制和缓解肌张力，预防和矫正畸形。

训练方法：早期每次佩戴 20~30min，后面可以酌情增加佩戴时间（图 11-18）。

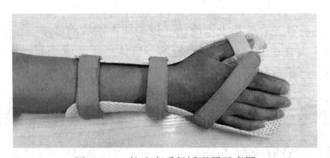

图 11-18　抗痉挛手部矫形器示意图

第二节　脑卒中后下肢痉挛针刀术后康复训练

脑卒中后下肢痉挛多为伸肌痉挛模式，表现为髋关节内收、内旋，膝关节过伸，踝关节跖屈、内翻，足趾屈曲畸形，造成步行过程中的足下垂、内翻，膝关节不稳定，步幅减小，步速缓慢和步行不对称等异常步行模式，严重影响脑卒中患者的生活。针刀松解脑卒中后下肢痉挛肌群，配合康复训练有效改善患者步行步态。

脑卒中后下肢痉挛行针刀术后 48~72h 可选用下列方法进行康复训练。

（一）抱膝运动训练

训练目的：在减少腿的伸肌痉挛的同时，使肩胛前伸，同时抑制上肢的屈肌痉挛。

训练方法：患者仰卧位，双腿屈曲，手指交叉抱住双膝。将头从枕头上抬起，身体轻轻地跷起，进一步屈曲保持 10s，然后放松，重复 10 次，同样的活动可单独用偏瘫下肢做，而把另一条腿平放在治疗床上（图 11-19、图 11-20）。

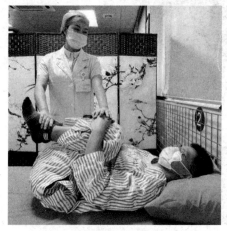 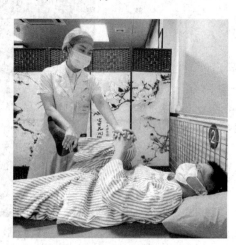

图 11-19　抱膝运动图示意图 1　　　　　　图 11-20　抱膝运动图示意图 2

（二）跪位交叉伸屈髋训练

训练目的：牵伸髂腰肌、股直肌、阔筋膜张肌等屈髋肌群，改降低髋肌群的张力。

训练方法：患者首先在软垫上取跪位。健侧腿再摆放前弓步，屈髋屈膝 90°，患侧腿位置不变。双手放在弓步髌骨上方，挺胸，身体下压，感受屈髋肌群有牵伸的拉紧感，保持 15~30s，还原放松，重复 4~6 次（图 11-21、图 11-22）。

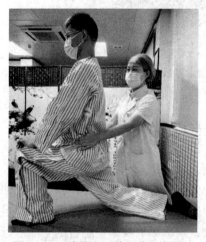 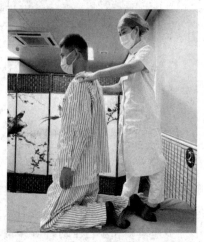

图 11-21　跪位交叉伸屈髋示意图 1　　　　图 11-22　跪位交叉伸屈髋示意图 2

（三）牵伸腘绳肌训练

训练目的：牵伸腘绳肌，降低屈膝肌肉张力，增加伸膝关节活动度。

训练方法：患者仰卧位，下肢伸直，治疗师站在患者患侧，内侧手臂环抱住患者下肢腿抬起并固定，外侧手握住患者足跟，前臂掌侧抵住前足掌，保持膝关节伸直，被动屈髋至最大角度，15~30s，还原放松，重复4~6次（图11-23）。

（四）伸膝训练

训练目的：增加伸膝肌肌力，抑制屈膝肌张力。

训练方法：患者仰卧位，治疗师站在患者患侧，在患者膝关节下方放置一个45°的楔形垫，嘱患者做伸膝动作，同时做踝背伸动作，保持10s，还原放松，重复，10次/组，4~6组（图11-24）。

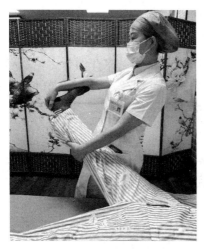 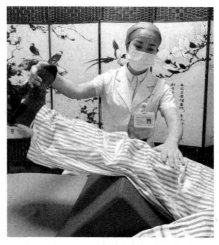

图11-23　牵伸腘绳肌示意图　　　　图11-24　伸膝训练示意图

（五）被动增加踝背伸

训练目的：降低小腿三头肌张力，增加踝背伸。

训练方法：嘱患者仰卧位，治疗师站在患者患侧下肢外侧，上方手握住内外踝固定小腿，下放手握住足跟，前臂掌侧抵住前足掌。此时，下方手将足跟向远处拉，前臂向近端运动，使踝背伸至最大角度，保持15~30s，还原放松，重复4~6次。因屈膝时主要牵伸比目鱼肌，伸膝时主要牵伸腓肠肌，所以以实际需求进行选择牵伸（图11-25）。

（六）足趾屈曲、背伸训练

训练目的：抑制踝关节跖屈和足趾屈曲，防止踝关节扭伤。

训练方法：患者端坐于床旁，在患者患侧足趾下放一适当大小的绷带卷，使其足趾保持背伸。然后足趾保持原位置不变，令患者站起，感受患侧腿负重，接下来把自身的重量缓慢向患侧腿转移，感受自身重量的转移。根据自身情况，转移到最大角度即可，保持15~30s，还原放松，重复4~6次。随着时间的练习，重心转移能力会越来越好，直至自身的重量完全转移到患侧腿为止（图11-26）。

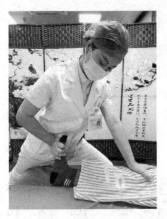
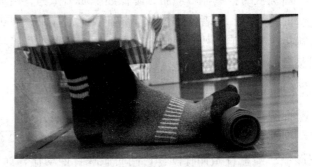

图 11-25　被动增加踝背伸示意图　　　　图 11-26　足趾屈曲、背伸训练示意图

（七）站立斜板训练

训练目的：缓解小腿三头肌痉挛，增加踝关节活动度，预防和矫正足内翻。

训练方法：斜板调整适宜角度，靠墙放置，患者靠墙站立在斜板上，双脚与肩同宽，足跟充分紧贴斜板面，膝关节稍微曲，髋关节充分伸展。每次 20~30min，要循序渐进，不可盲目增加斜板角度，以适宜为度（图 11-27）。

（八）坐位推巴氏球训练

训练目的：上肢和躯干前屈可以抑制痉挛，也可以促进患者的重心向前转移。不仅训练了手臂和躯干，同时其他的运动能力也受到再训练。将球推向偏瘫侧将促进患侧肢体自动负重。

训练方法：患者坐位，双手交叉握放在巴氏球上，治疗师双手放在患者两侧肩膀，辅助患者尽可能向前推球或健侧推球，来回 10 次（图 11-28）。

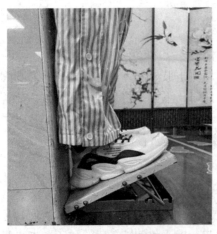
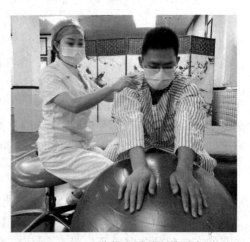

图 11-27　站立斜板示意图　　　　　图 11-28　坐位推巴氏球训练示意图

（九）巴氏球上坐位平衡训练

训练目的：提高躯干、骨盆的运动控制及腰腹部核心肌群肌力。

训练方法：患者垂直坐于球上，在治疗师的帮助下保持胸椎稳定，通过前后或左右的移动球，做腰部屈曲、伸展或侧屈运动（图11-29）。

（十）辅助屈伸下肢训练

训练目的：改善屈髋屈膝肌群控制能力。

训练方法：患者仰卧位，健侧下肢自然伸直，治疗师帮患者完成患侧下肢的屈伸活动。如患者能配合用力，则一起完成屈伸活动（图11-30）。

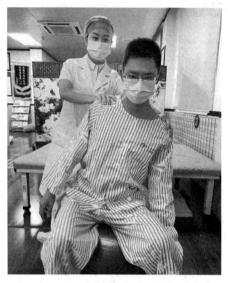 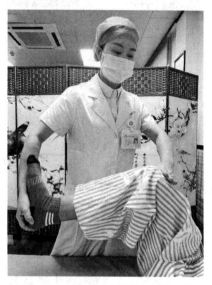

图11-29　巴氏球上坐位平衡训练示意图　　　图11-30　辅助屈伸下肢训练示意图

（十一）左右摆髋运动

治疗作用：改善髋关节活动度和灵活性，以及髋关节的控制能力。

治疗方法：患者仰卧于治疗床上，双腿弯曲、靠拢，双足支撑于床面，此时分别向左右两边缓慢摆动髋部，主动控制摆髋速度，以缓慢及节奏感为宜，重复10次（图11-31）。

（十二）双侧臀桥训练

训练目的：改善伸髋及骨盆控制能力

训练方法：患者仰卧位，双下肢屈髋屈膝，脚掌放在床上，双脚稍分开。治疗师一手固定患者患侧下肢膝盖，另一手拍打刺激臀大肌肌腹，同时嘱咐患者把臀部和腰抬起来，维持5~10s，注意不能憋气（图11-32）。

（十三）单侧臀桥训练

训练目的：强化骨盆带，促进骨盆前倾后倾的灵活性，加强下腰部核心肌群（竖脊肌、多裂肌、髂肋肌）及腿部肌肉的力量及稳定性。选择性伸髋和脊柱伸展，可提高运动控制及平衡。此动作属闭链运动，可增加关节中央压力，刺激本体感觉，提高关节内稳定性。

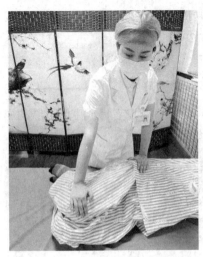
图 11-31　左右摆髋运动示意图

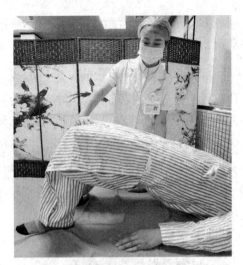
图 11-32　双侧臀桥训练示意图

训练方法：患者仰卧位，患侧下肢屈髋屈膝位，脚掌踩在床上，患者健侧下肢伸直抬高大约 30°，治疗师一手固定患者患侧下肢膝盖，另一手拍打刺激臀大肌肌腹，同时嘱咐患者把臀部和腰抬起来，维持 5~10s（图 11-33）。

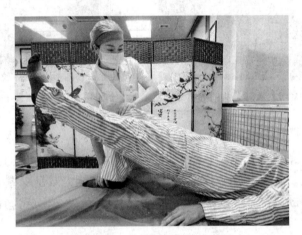
图 11-33　单侧臀桥训练示意图

（十四）起踵提膝训练

训练目的：锻炼臀大肌、臀中肌、髂腰肌，提高屈髋、伸膝、伸踝的能力。

训练方法：患者手扶横杆，双足前掌放于一本书（或较低的台阶）上，起始位足背屈使足跟着地，然后起踵，躯干保持直立，练习后期在起踵位时让患者健侧进行屈髋（图 11-34、图 11-35）。

（十五）上下台阶训练

训练目的：锻炼髂腰肌、臀大肌、臀中肌及屈髋、屈膝肌群。

训练方法：患者站立位，躯干保持直立，上台阶时患侧足先放于台阶上，下台阶时健侧足先下。要求上下台阶时躯干不前倾（图 11-36、图 11-37）。

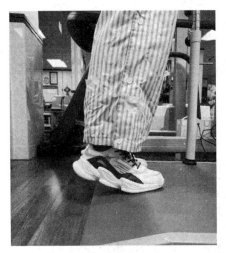

图 11-34　起踵提膝示意图 1

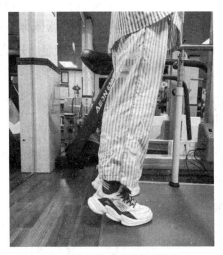

图 11-35　起踵提膝示意图 2

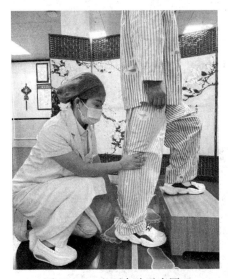

图 11-36　上下台阶示意图 1

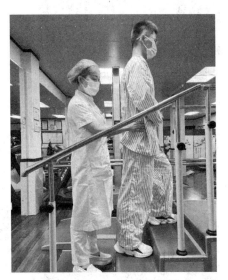

图 11-37　上下台阶示意图 2

（十六）站位平衡训练

训练目的：提高患者立位平衡能力，防止行走时跌倒。

训练方法：患者站于平衡板上，在左右平衡训练时，双脚分开大于肩宽，自身重心在左右脚之间来回转移；在前后平衡训练时，脚前后放置，自身重心在前后脚之间来回转移（图 11-38）。

（十七）跨障碍物行走训练

训练目的：纠正异常步态，提高步行能力。

训练方法：在治疗室的步行道上，在等距离长度上放置 5~10cm 高的障碍物，进行跨障碍物步行训练，两障碍物之间距离需符合患者步长。待功能提高后可进行手持重物跨障碍物行走训练，训练时长 10min（图 11-39、图 11-40）。

（十八）抗痉挛踝足矫形器佩戴

在脑卒中后期的康复中，踝足矫形器改善了踝关节背伸功能。踝足矫形器主要适用于存在足下垂、尖足、足内翻等步行异常的患者（图 11-41）。

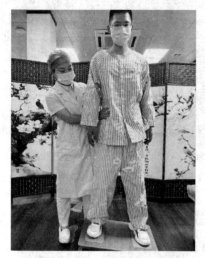

图 11-38　站位平衡训练示意图

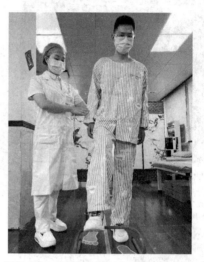

图 11-39　跨障碍物行走训练示意图 1

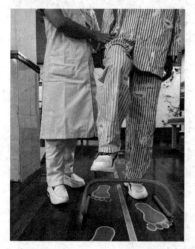

图 11-40　跨障碍物行走训练示意图 2

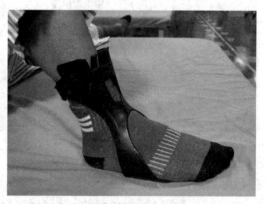

图 11-41　抗痉挛踝足矫形器佩戴示意图